国家卫生健康委员会"十三五"规划教材

全国高等职业教育教材

供临床医学专业用

生 理 学

第 8 版

主　编　白　波　王福青

副主编　苏莉芬　景文莉　涂开峰

编　者（以姓氏笔画为序）

王　珏（杭州医学院）

王福青（漯河医学高等专科学校）

白　波（济宁医学院）

白慧君（北京协和医学院）

刘文彦（济宁医学院）（兼编写秘书）

刘海青（山东第一医科大学）

苏莉芬（大庆医学高等专科学校）

李良东（赣南医学院）

张海峰（内蒙古医科大学）

郝　玲（江苏医药职业学院）

姚齐颖（大连医科大学）

晏廷亮（曲靖医学高等专科学校）

涂开峰（黄冈职业技术学院）

黄黎月（厦门医学院）

景文莉（天津医学高等专科学校）

舒安利（湖南医药学院）

人民卫生出版社

图书在版编目（CIP）数据

生理学 / 白波，王福青主编 . —8 版 . —北京：
人民卫生出版社，2018
ISBN 978-7-117-27787-7

Ⅰ.①生… Ⅱ.①白…②王… Ⅲ.①人体生理学 –
高等职业教育 – 教材 Ⅳ.①R33

中国版本图书馆 CIP 数据核字（2018）第 294294 号

| 人卫智网 | www.ipmph.com | 医学教育、学术、考试、健康，购书智慧智能综合服务平台 |
| 人卫官网 | www.pmph.com | 人卫官方资讯发布平台 |

生 理 学
第 8 版

主　　编：白　波　王福青
出版发行：人民卫生出版社（中继线 010-59780011）
地　　址：北京市朝阳区潘家园南里 19 号
邮　　编：100021
E - mail：pmph @ pmph.com
购书热线：010-59787592　010-59787584　010-65264830
印　　刷：北京汇林印务有限公司
经　　销：新华书店
开　　本：850×1168　1/16　印张：15　插页：8
字　　数：475 千字
版　　次：1980 年 11 月第 1 版　　2018 年 10 月第 8 版
　　　　　　2024 年 4 月第 8 版第 13 次印刷（总第 97 次印刷）
标准书号：ISBN 978-7-117-27787-7
定　　价：46.00 元
打击盗版举报电话：010-59787491　E-mail：WQ @ pmph.com
（凡属印装质量问题请与本社市场营销中心联系退换）

修 订 说 明

2014 年以来,教育部等六部委印发的《关于医教协同深化临床医学人才培养改革的意见》《助理全科医生培训实施意见(试行)》等文件,确定我国的临床医学教育以"5+3"(5 年本科教育 + 毕业后 3 年住院医师规范化培训)为主体,以"3+2"(3 年专科教育 + 毕业后 2 年助理全科医生培养)为补充,明确了高等职业教育临床医学专业人才培养的新要求。

为深入贯彻党的二十大精神,全面落实全国卫生与健康大会、《"健康中国 2030"规划纲要》要求,适应新时期临床医学人才培养改革发展需要,在教育部、国家卫生健康委员会领导下,由全国卫生行指委牵头,人民卫生出版社全程支持、参与,在全国范围内开展了"3+2"三年制专科临床医学教育人才培养及教材现状的调研,明确了高等职业教育临床医学专业(3+2)教材建设的基本方向,启动了全国高等职业院校临床医学专业第八轮规划教材修订工作。依据最新版《高等职业学校临床医学专业教学标准》,经过第六届全国高等职业教育临床医学专业(3+2)教育教材建设评审委员会广泛、深入、全面的分析与论证,确定了本轮修订的指导思想和整体规划,明确了修订基本原则:

1. **明确培养需求** 本轮修订以"3+2"一体化设计、分阶段实施为原则,先启动"3"阶段教材编写工作,以服务 3 年制专科在校教育人才培养需求,培养面向基层医疗卫生机构,为居民提供基本医疗和基本公共卫生服务的助理全科医生。

2. **编写精品教材** 本轮修订进一步强化规划教材编写"三基、五性、三特定"原则,突出职业教育教材属性,严格控制篇幅,实现整体优化,增强教材的适用性,力求使整套教材成为高职临床医学专业"干细胞"级国家精品教材。

3. **突出综合素养** 围绕培养目标,本轮修订特别强调知识、技能、素养三位一体的综合培养:知识为基,技能为本,素养为重。技能培养以早临床、多临床、反复临床为遵循,在主教材、配套教材、数字内容得到立体化推进。素养以职业道德、职业素养和人文素养为重,突出"敬佑生命、救死扶伤、甘于奉献、大爱无疆"的卫生与健康工作者精神的培养。

4. **推进教材融合** 本轮修订通过随文二维码增强教材的纸数资源融合性与协同性,打造具有时代特色的高职临床医学专业"融合教材",服务并推动职业院校教学信息化。通过教材随文二维码扫描,丰富的临床资料、复杂的疾病演进、缜密的临床思维成为了实现技能培养的有效手段。

本轮教材共 28 种,均为国家卫生健康委员会"十三五"规划教材。

教 材 目 录

序号	教材名称	版次	配套教材
1	医用物理	第7版	
2	医用化学	第8版	
3	人体解剖学与组织胚胎学	第8版	√
4	生理学	第8版	√
5	生物化学	第8版	√
6	病原生物学和免疫学	第8版	√
7	病理学与病理生理学	第8版	√
8	药理学	第8版	√
9	细胞生物学和医学遗传学	第6版	√
10	预防医学	第6版	√
11	诊断学	第8版	√
12	内科学	第8版	√
13	外科学	第8版	√
14	妇产科学	第8版	√
15	儿科学	第8版	√
16	传染病学	第6版	√
17	眼耳鼻喉口腔科学	第8版	√
18	皮肤性病学	第8版	√
19	中医学	第6版	√
20	医学心理学	第5版	√
21	急诊医学	第4版	√
22	康复医学	第4版	
23	医学文献检索	第4版	
24	全科医学导论	第3版	√
25	医学伦理学	第3版	√
26	临床医学实践技能	第2版	
27	医患沟通	第2版	
28	职业生涯规划和就业指导	第2版	

第六届全国高等职业教育临床医学专业（3+2）教育教材建设评审委员会名单

顾　　问

文历阳　郝　阳　沈　彬　王　斌　陈命家　杜雪平

主 任 委 员

杨文秀　黄　钢　吕国荣　赵　光

副主任委员

吴小南　唐红梅　夏修龙　顾润国　杨　晋

秘 书 长

王　瑾　窦天舒

委　　员（以姓氏笔画为序）

马存根　王永林　王明琼　王柳行　王信隆　王福青
牛广明　厉　岩　白　波　白梦清　吕建新　乔学斌
乔跃兵　刘　扬　刘　红　刘　潜　孙建勋　李力强
李卫平　李占华　李金成　李晋明　杨硕平　肖纯凌
何　坪　何仲义　何旭辉　沈国星　沈曙红　张雨生
张锦辉　陈振文　林　梅　周建军　周晓隆　周媛祚
赵　欣　胡　野　胡雪芬　姚金光　袁　宁　唐圣松
唐建华　舒德峰　温茂兴　蔡红星　熊云新

秘　　书

裴中惠

数字内容编者名单

主　编　白　波　王福青

副主编　苏莉芬　景文莉　涂开峰

编　者（以姓氏笔画为序）

王　珏（杭州医学院）

王海英（济宁医学院）

王福青（漯河医学高等专科学校）

白　波（济宁医学院）

白慧君（北京协和医学院）

刘文彦（济宁医学院）（兼编写秘书）

刘海青（山东第一医科大学）

苏莉芬（大庆医学高等专科学校）

李良东（赣南医学院）

张海峰（内蒙古医科大学）

房纯正（厦门医学院）

郝　玲（江苏医药职业学院）

胡志苹（赣南医学院）

姚齐颖（大连医科大学）

晏廷亮（曲靖医学高等专科学校）

涂开峰（黄冈职业技术学院）

黄黎月（厦门医学院）

景文莉（天津医学高等专科学校）

舒安利（湖南医药学院）

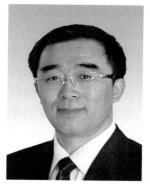

白波 博士,教授,博士研究生导师。济宁医学院院长。长期从事基础医学、行为医学的教学和科学研究工作。在 *Biochimica et Biophysica Acta*,*Cellular Signalling*,*Peptides*,《中华医学杂志》《生理学报》《中华医学教育杂志》等国内外学术期刊发表论文 200 余篇。主编《生理学》《正常人体功能》《行为医学》等普通高等教育"十一五""十二五"和"十三五"规划教材多部。主持承担多项国家自然科学基金、全球基金、省部级科技攻关项目、山东省教育教学改革重点项目等科研课题的研究工作。曾获得省部级科技进步二等奖、三等奖,山东省社会科学优秀成果和山东省软科学优秀成果一等奖、二等奖、三等奖,山东省优秀教学成果一等奖、二等奖。

学术兼职:中华医学会行为医学分会主任委员、国际行为医学会执委、山东省神经科学学会理事长、山东省生理学会副理事长、《中华行为医学与脑科学杂志》总编辑、教育部高等学校临床医学类专业教学指导委员会委员。曾被评为全国先进工作者、山东省劳动模范,荣获山东省富民兴鲁劳动奖章,是全国行为医学学科传播首席专家,山东省优秀教师、山东省教学名师。

写给同学们的话——

生理学是关于生命的科学,它是成就你实现医学家梦想的基石。

培养高素质"有爱心、会看病"的医务工作者,是百姓的期盼,也是我们的责任。

主编简介与寄语

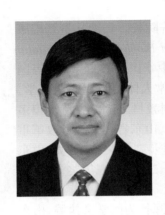

　　王福青　硕士,教授,硕士生导师。现任漯河医学高等专科学校副校长。从事基础医学教学和科学研究工作。在 *Oncol Rep*,*J Cancer Res Clin Oncol*,《中国临床解剖学杂志》《中华医学教育杂志》等国内外学术期刊发表论文 40 余篇,主参编教材多部,主持精品在线开放课程《生理学》,被评为国家级精品在线开放课程;主持承担多项省级教育教学改革项目、省级科技研究项目,获得国家级教学成果二等奖、省级教学成果一等奖、二等奖、市级科技成果二等奖等。

　　学术兼职:全国卫生职业教育教学指导委员会临床医学专业分委会副主任委员、中国"标准化病人"实践教学指导委员会副主任委员、河南省医学会教育学分会副主任委员、河南省生理科学会副理事长、河南省生理科学学会生理教学研究专业主任委员。河南省学术技术带头人、河南省优秀教师、漯河市政府津贴享受者、漯河市第七届专业技术拔尖人才。

写给同学们的话——

健康所系,性命相托。培养合格的健康守门人,从学习基础医学《生理学》起航!

前　言

《生理学》第 7 版教材框架结构基本合理,内容的深度、广度与培养目标和高职高专临床医学专业的人才培养规格适宜,得到全国各高等医药院校的普遍好评。随着我国医药卫生体制改革和教育教学改革的不断深入,以及生理学教学和科研工作的不断发展,部分内容已显陈旧,发现的错漏之处也需要尽快修订和增补。

根据第八轮全国高等职业教育临床医学专业(3+2)规划教材主编人会议精神,开展了《生理学》第 8 版的修订工作。《生理学》第 8 版保持了第 7 版教材的特色和优点,认真落实党的二十大精神,坚持“三基、五性、三特定”原则,注意与临床实践对接,与学科发展对接,与社会需求对接,与职业资格考试对接;体现临床思维与技能并重,专业知识与人文精神融通,学习与服务互动的特点,力求实现内容和形式的继承与创新。

根据近年来收集到的对《生理学》第 7 版教材的意见和对新一版教材修订的建议,对整体内容作了适当更新,部分章节结构作了局部调整。全书在整体结构和思路上更加顺畅清晰。为便于学生学习,体现“早临床、多临床、反复临床”,本教材以融合教材的形式编写,以纸质教材为基本载体,通过教材中二维码的链接,将纸质教材与数字内容和服务紧密融合。在纸质教材中除基本内容外,还包含学习目标、知识拓展、本章小结、思考题等内容;通过纸质教材中的二维码将章首 PPT、动画、视频、病例型思考题解析以及“扫一扫,测一测”等数字内容有机地融入教材中,使学生在阅读纸质教材的同时享受数字内容和更多的服务。对于提高学生的临床实践能力,开阔视野,启迪思维,培养独立思考、自主学习的能力和素养将起到积极作用。

本教材的编委来自全国各地十多个省、市、自治区的高等医学院校,均为第一线的骨干教师,具有丰富的教学和科研工作经验。编写过程中得到了各参编学校领导、教研室的大力支持和帮助。济宁医学院刘文彦教授担任本书的编写秘书。

由于时间及编者水平有限,疏漏之处在所难免。恳切希望读者对本教材中存在的问题和不足提出批评和意见,以便于今后修订和改正。

白　波　王福青
2023 年 10 月

目 录

第一章　绪　论

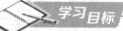 **学习目标**

1. 掌握:生理学、内环境、稳态的概念;神经调节、体液调节和自身调节的概念及特点。
2. 熟悉:生命活动的基本特征;行为调节、负反馈和正反馈的概念及意义。
3. 了解:生理学的研究对象及任务;免疫调节、非自动控制系统和前馈控制系统。

生理学(physiology)是生物科学的一个分支,是研究机体的功能活动及其活动规律的一门科学,属于实验科学的范畴。从广义上讲,生理学可以分为植物生理学、动物生理学、人体生理学等。本书主要涉及人体生理学的基本内容,它是医学教育中一门十分重要的基础课程。

生理学的形成和发展与医学科学有着极其密切的关系。人类在与疾病的长期斗争中,积累了大量的人体功能活动的知识和经验,同时也向生理学家提出了许多亟待解决的医学问题。生理学一方面为认识和了解疾病、有效的预防和治疗疾病提供理论基础,另一方面生理科学的迅猛发展,新知识、新理论、新技术的不断涌现,又迅速应用到医学临床实践中,有力促进了医学科学的不断发展。

生理学真正成为一门实验性科学是从 17 世纪开始的。1628 年,英国医生哈维(William Harvey)应用活体动物实验的方法,科学地阐明了血液循环的途径和规律,被公认为近代生理学的奠基人。20世纪初俄国生理学家巴甫洛夫研究大脑的功能,创建了高级神经活动学说,对生理学和医学的发展产生了深远的影响。1929 年美国生理学家坎农(W.B.Cannon)在内环境恒定理论的基础上,提出了"稳态"的重要概念。我国近代生理学形成的标志是 1926 年中国生理学会的成立。林可胜是我国近代生理学和中国生理学会的缔造者,也是中国消化生理学的先驱。著名的医学教育家蔡翘是我国近代生理学的创始人之一,他还是新中国航空、航天、航海医学的拓荒者。张锡钧在神经递质乙酰胆碱的研究中取得了一系列的创新性成果,朱鹤年有关神经内分泌和"怒叫中枢"领域的研究,为我国相关学科的发展奠定基础。中国生理科学的快速发展是几代生理学工作者长期辛勤劳动和无私奉献的结果。

拓展阅读:中国现代生理学的奠基人

生理学是以活的生命个体(人体)以及组成人体的各个系统、组织器官和细胞为研究对象,研究它们的活动规律和内部活动机制。研究不同系统、组织器官和细胞之间的相互关系、相互作用以及机体内外环境变化对它们的影响。

细胞是人体的基本结构和功能单位,不同的细胞构成不同的组织器官,相关器官有机联系组成了不同的功能系统。各个功能系统之间相互协调共同构成一个统一的整体。因此,学习人体生理学要把细胞和分子水平、器官和系统水平以及整体水平,有机结合起来,相互关联,相互补充,才能全面地掌握生理学的基本知识、基本理论和基本技能,为更好的学习和理解医学科学的专业知识和专业技能奠定坚实的基础。

随着生理科学的不断发展,如何把不同水平的研究结果相互关联、综合和整合,以获得对人体功能活动更为全面、深入和整体性的认识,已经引起生命科学界的广泛关注,并因此出现了整合生理学(integrative physiology)这一新的学术研究领域。

笔记

第一节　生命的基本特征

生命(life)与非生命的本质区别是生命科学最基本的问题。从生物的基本化学构成角度观察,不同生物之间有很大的同一性;无论从生物的基本结构还是生命的基本活动来看,生命都表现出严密的组织性和高度的秩序性;从进化论观点出发,生物又表现出明确的、不断演变和进化的趋势。我们从人体生理学的角度,分析和研究人类生命活动的基本特征主要包括以下几个方面。

一、新陈代谢

生物系统是一个开放的系统,生物体和周围环境之间不断地进行着物质和能量的交换。

新陈代谢(metabolism)是指机体不断进行自我更新,破坏和清除已经衰老的结构,重新构筑新结构的吐故纳新的生物过程。新陈代谢包括两个相辅相成的过程:①机体从环境中摄取营养物质,合成为自身物质的过程称为合成代谢(anabolism);②机体分解其自身成分并将其分解产物排出体外的过程称为分解代谢(catabolism)。物质合成需要摄取和利用能量,而物质分解又需要将蕴藏在物质化学键内的能量释放出来,是维持体温和机体各种生理活动的能量来源。新陈代谢是一切生物体最基本的生命特征,新陈代谢一旦停止,就意味着生命的结束。

人体内物质的合成、分解、转化和利用,都是各种生物分子在水溶液(体液)中进行的一系列生物化学反应的结果。这些反应都是由生物催化剂——酶所催化的。体内绝大多数的酶是蛋白质,酶促反应既符合无机物化学反应的一般规律,又具有复杂的特殊表现形式。例如,1g糖在体内氧化和在体外燃烧所消耗的氧、产生的二氧化碳及释放的能量相同,但是,体内的氧化过程是在生理体温条件下,通过一系列复杂的酶促反应完成的。酶的催化作用对于底物具有高度的特异性,因而,细胞同一部分内可以同时进行多种不同的、互不干扰的反应。从机体内所进行的各种各样生物化学反应看,生物体内的新陈代谢实际上是一种高级、复杂的物质运动形式,生命活动就是这种高级运动形式的表现。

二、兴奋性

兴奋性(excitability)是指机体感受刺激并产生反应的能力。它是机体生命活动的基本特征之一。生理学中将能够引起机体发生一定反应的内、外环境的变化称为刺激(stimulus)。而将刺激引起机体的变化称为反应(reaction)。按照刺激性质的不同可以将刺激划分为:物理性刺激、化学性刺激、生物性刺激和社会心理性刺激等。而机体的反应有两种表现形式,即兴奋(excitation)和抑制(inhibition)。组织和细胞由相对静止状态转化为活动状态或活动状态加强称为兴奋。组织和细胞由活动状态转化为相对静止状态或活动状态减弱称为抑制。

刺激引起机体反应需要具备三个基本条件,分别是刺激强度、刺激作用的时间和刺激强度-时间变化率。刺激必须达到一定的强度才能引起组织或细胞的兴奋。但是如果刺激作用的时间太短,即使刺激强度再大也不能引起组织的兴奋。因此,刺激作用于可兴奋组织的时间也是引起兴奋的必要条件。除了刺激强度和刺激时间以外,强度-时间变化率也是引起组织兴奋必不可少的基本条件之一。把刺激的三个要素作不同的组合,可以得到各种各样的刺激。因此,在实际测量中,常把刺激作用的时间和刺激强度-时间变化率固定,把刚刚引起组织细胞产生反应的最小刺激强度称为阈强度,简称阈值(threshold)。相当于阈强度的刺激称为阈刺激,大于阈强度的刺激称为阈上刺激,小于阈强度的刺激称为阈下刺激。不同组织或同一组织在不同的功能状态下,会有不同的阈值。要引起组织兴奋,刺激的强度必须大于或等于该组织的阈值。

阈值的大小和组织兴奋性的高低呈反变关系,即兴奋性∝1/阈值。说明引起组织兴奋的阈值愈大其兴奋性愈低;相反,阈值愈小,说明该组织的兴奋性愈高。神经组织、肌肉组织和腺体组织的兴奋性较高,对刺激产生的反应迅速而明显,生理学中习惯上将这些组织称为可兴奋组织。

三、生殖

生殖(reproduction)是指生物体生长发育成熟后,能够产生与自己相似的子代个体的功能。生命靠生殖得以延续。因此,生殖是维持生物绵延和种系繁殖的重要生命活动。每一个生命的个体终究都会死亡,但是生命永存。

四、适应性

机体根据内、外环境变化不断调整机体各部分的功能活动和相互关系的功能特征称为适应性(adaptability)。正常生理功能条件下,机体的适应分为行为性适应和生理性适应两种情况。行为性适应是生物界普遍存在的本能反应。生理性适应是指身体内部的协调性反应,以体内各器官、系统的协调活动和功能变化为主。人类的行为性适应更具有主动性。

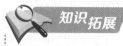

威廉·哈维与近代生理学的诞生

1578 年 4 月 1 日哈维出生于英国的肯特郡。早年就读于剑桥大学,1597 年到意大利帕多瓦(Padua)大学医学院留学。1615 年 8 月哈维被选为英国皇家医学院伦姆讲座主持人。

1616 年 4 月,哈维在一次讲座中第一次提出了关于血液循环的理论,讲座手稿至今收藏在大英博物馆。1628 年哈维出版《心与血的运动》,系统总结了血液循环的运动规律,成为近代历史上第一部基于实验研究的生理学著作。

哈维是和伽利略同时代的科学巨匠,恩格斯对哈维的历史性研究给予高度评价:"哈维由于发现了血液循环,而把生理学确立为科学"。

图片:威廉·哈维(William Harvey,1578—1657)

第二节 人体与环境

一、人体与外环境

人体所处的不断变化着的外界环境称为外环境(external environment),包括自然环境和社会环境。自然环境中各种变化(如温度、气压、光照、湿度等)不断作用于人体,机体能够对这种外环境的变化作出适应性反应以维持正常生理活动。剧烈的外环境变化,超过人体适应能力时将会对机体造成不良影响。

社会环境变化(如社会制度、居住条件、文化教育、经济状况、生活习惯、人际关系等)也是影响人体生理功能的重要因素之一,都可能对人体的身心健康产生影响。优越的社会制度、适宜的居住条件、良好的文化教育、安全的生活氛围、和谐的人际关系等可促进健康。

二、内环境及其稳态

(一)内环境

人体内的液体称为体液,约占成年人体重的 60% 左右(表 1-1),其中分布在细胞内的称为细胞内

表 1-1 人体内体液分布

	占成人体重(%)	占新生儿体重(%)
体液	60	75
细胞内液	40	40
细胞外液	20	35
组织液	16	30
血浆	4	5

液,分布于细胞外的称为细胞外液。细胞外液主要包括组织液和血浆。人体内绝大多数细胞是不与外环境直接接触的,而是浸浴于机体内部的细胞外液中。生理学中将细胞直接接触和赖以生存的环境,即细胞外液,称为机体的内环境(internal environment)。

内环境是细胞进行新陈代谢的场所,细胞代谢所需要的 O_2 和各种营养物质只能从内环境中摄取,细胞代谢产生的 CO_2 和代谢终末产物也直接排到内环境中。此外,内环境还必须为细胞生存和活动提供适宜的理化条件。因此,内环境对于细胞的生存以及维持细胞的正常功能具有十分重要的作用。

(二) 稳态

正常功能条件下,机体内环境的各项理化因素(如温度、酸碱度、渗透压、各种离子和营养成分等)保持相对的恒定状态。我们把内环境理化性质相对稳定的状态称为稳态(homeostasis)。内环境稳态一方面是指细胞外液的理化特性在一定范围内保持相对稳定。另一方面由于细胞不断地进行新陈代谢并且和内环境进行物质交换,也就不断地扰乱或破坏内环境的相对稳定状态。外界环境的变化也会干扰内环境稳态。机体通过不同的功能变化或调节活动,恢复和维持内环境的稳态。

人体生命活动是在内环境稳态不断被破坏和不断恢复过程中进行的,并保持其动态平衡。保持内环境稳态是一个复杂的生理过程,如果内环境稳态被破坏,细胞外液的理化特性发生较大变化,超出人体最大调节能力时,就会损害机体的正常生理功能,进而发生疾病。广义上讲,稳态不仅指内环境理化特性的动态平衡,也泛指从细胞到整个人体各个层次功能状态的相对稳定。

第三节 人体生理功能的调节

机体各个器官、系统的功能活动随着内、外环境的变化及时调整,以维持内环境的相对稳定状态。当内、外环境发生改变时,全身各种功能活动发生相应变化的过程,称为人体生理功能的调节。

一、人体生理功能的调节方式

人体生理功能的调节有多种不同的方式,主要包括神经调节、体液调节、自身调节、行为调节和免疫调节。

(一) 神经调节

神经调节(nervous regulation)是体内最重要、最普遍的一种调节方式,它是通过神经系统的各种活动实现的。神经调节最基本的方式是反射。在中枢神经系统参与下,机体对刺激产生的规律性应答称为反射(reflex)。反射活动的结构基础是反射弧(reflex arc)。反射弧由感受器、传入神经、神经中枢、传出神经和效应器五个部分组成。感受器感受内、外环境变化的刺激,将各种刺激的能量转化为神经冲动,沿传入神经纤维传向中枢。中枢是反射弧的整合部分,对传入神经信息进行分析、整合处理,并发出传出信号,沿传出神经纤维到达效应器,改变效应器的功能状态(图 1-1)。例如:当肢体皮肤受到外界伤害性刺激时,皮肤感受器兴奋,将信息通过传入神经传递到中枢。中枢经过分析和整合作用后,发出神经冲动沿传出神经纤维到达肢体有关肌肉,使屈肌收缩产生逃避反应。

只有保证反射弧各部分结构和功能的完整性,反射活动才能完成。反射弧任何一个部分的结构或功能受到破坏,反射活动都会减弱或消失。

反射分为条件反射和非条件反射两种。非条件反射出生后便存在,其反射弧和反应方式是机体固

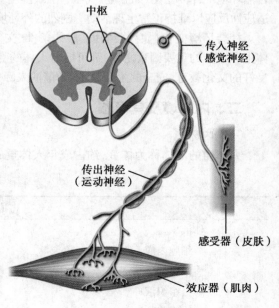

图 1-1 反射弧模式图

有的,如吸吮反射、逃避反射、减压反射等。条件反射是在非条件反射基础上,人和高等动物在生活过程中,在一定条件下通过后天学习产生的。巴甫洛夫在这一领域研究中做出了杰出贡献。

神经调节的特点是反应快、精细而准确、作用时间短暂。

(二) 体液调节

通过体液中某些化学物质的作用对细胞、组织器官的功能活动进行调节的过程称为体液调节(humoral regulation)。体液调节的化学物质主要指内分泌细胞分泌的激素,如生长素、肾上腺皮质激素、性激素等;另外还包括人体某些组织细胞产生的特殊化学物质或代谢产物,如组胺、细胞因子、CO_2、腺苷等。随着现代生物技术的发展,发现能够调节机体活动的化学物质种类越来越多(如心房钠尿肽、一氧化氮等),方式也越来越复杂。体液调节的方式也由经血液循环的远距分泌扩展到旁分泌、自分泌和神经分泌等。各种化学物质对人体功能的作用和作用机制将在今后各章的体液调节和内分泌章节中详细讨论。

体液调节的特点是作用缓慢、广泛、持续时间长。

有时我们很难将机体内的神经调节和体液调节两种调节方式截然分开。人体的内分泌腺体或内分泌细胞大多受神经系统的支配和调节。从某种意义上讲,体液调节实际上是神经调节的一个传出环节,是反射传出通路的一种延伸。例如交感神经兴奋时,一方面直接作用于心脏、血管、胃肠道等功能器官,另一方面引起肾上腺髓质激素分泌增多(见第十一章)。生理学家将这种复合的调节方式称为神经 - 体液调节(neuro-humoral regulation)(图 1-2)。

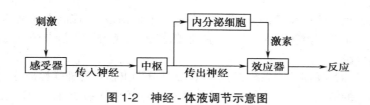

图 1-2 神经 - 体液调节示意图

(三) 自身调节

自身调节(autoregulation)是指细胞和组织器官不依赖于神经和体液因素的一种调节方式。它是由于细胞和组织器官自身特性而对刺激产生适应性反应的过程。这种调节方式目前只在部分组织和器官内发现。例如心肌的自身调节和肾血流量的自身调节等。这些调节的具体内容将在血液循环和肾的排泄功能等章节中详细介绍。自身调节在维持某些器官和组织的功能稳定中具有一定的生物学意义。

自身调节的特点是调节幅度小、灵敏度低、影响范围比较局限。

(四) 行为调节

行为调节(behavioral regulation)是指人们通过行为活动或行为方式的变化,调节机体的生理活动和活动规律,从而对个体健康或疾病产生重要影响的调节方式。行为调节存在于多种组织和器官的功能调节过程中,具有十分重要的调控作用。目前认为,行为调节包括本能行为调节和社会(习得)行为调节。

1. 本能行为调节 机体的本能行为调节是正常生理功能调控的重要方式之一。例如人体在不同温度环境中采取不同的姿势和活动方式来调节体热平衡,也就是人体通过有意识地行为活动来调节体温的过程,称为行为性体温调节(见第七章)。行为性体温调节是在自主性体温调节基础上,在更大范围内调控体温的一种重要补充。睡眠和觉醒是人类重要的本能行为,科学、规律、良好的睡眠行为是机体精力恢复、体力恢复和免疫功能平衡的重要前提条件。

2. 社会(习得)行为调节 社会(习得)行为调节对于人类健康的影响和个体疾病的发生、发展和转归具有举足轻重的影响。一方面个体的不良行为习惯或生活方式是导致疾病发生发展的重要因素,如吸烟、酗酒、网瘾等;另一方面健康科学的生活方式和行为习惯可以预防或减少疾病的发生,提高健康水平。同时,利用行为调节手段,可以治疗某些疾病。例如临床工作中常用的生物反馈疗法、松弛疗法、系统性脱敏、自我控制技术等。在很大程度上行为医学领域的治疗方法是其他治疗方式所不能取代的。

行为调节的特点是灵敏度低、时间长、需要反复训练。行为调节在人体生理功能调控中的作用和作用机制,应当引起生命科学界的高度重视。

(五) 免疫调节

人体的免疫系统由免疫器官和免疫细胞共同组成。免疫系统是体内重要的功能调节系统。免疫调节(immunoregulation)包括免疫自身调节(免疫系统内部的免疫细胞、免疫分子的相互作用)、整体调节和群体调节。实验证实,免疫调节也可以形成典型的条件反射,如玫瑰花过敏反应等。

免疫调节的特点是调控范围宽泛、发挥作用相对缓慢。既有急性免疫调控,也有影响时间持久的慢性反应。免疫调节将在后续的《免疫学》课程中详细讨论。

近年来,由神经调节、内分泌调节和免疫调节共同构成的神经 - 内分泌 - 免疫调节网络系统,已经引起人们的高度关注。

二、人体功能调节的控制系统

拓展阅读:控制论的诞生

运用控制论理论来研究、分析人体功能的调节,发现人体内从分子、细胞水平到系统、整体功能调节都存在各种各样的"控制系统"。因此可以借用工程技术领域中控制论的理论,解释和分析人体功能调节的控制调节问题。控制系统由控制部分和受控部分组成,可以把中枢神经系统和内分泌腺看作控制部分,效应器或靶细胞看作受控部分。多数情况下,控制部分和受控部分之间并不是单向信息联系。按照它们的作用方式和作用机制可以将控制系统分为以下几种不同情况。

(一) 非自动控制系统

控制部分发出的信息影响受控部分,而受控部分不能返回信息,控制方式是单向的"开环"系统,即非自动控制系统。非自动控制系统没有自动控制的特征,在人体功能调节中一般比较少见。

(二) 自动控制系统

自动控制系统又称为反馈控制系统,是指在控制部分发出指令管理受控部分的同时,受控部分又反过来影响控制部分的活动。这种控制方式是一种双向的"闭环"系统(图 1-3)。在控制系统中,由受控部分发出并能够影响控制部分的信息称为反馈信息。受控部分的活动反过来影响控制部分活动的过程称为反馈(feedback)。

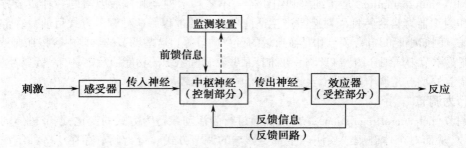

图 1-3　自动控制系统和前馈控制系统模式图

受控部分发出的反馈信息调整控制部分的活动,最终使受制部分的活动朝着与它原先活动相反的方向改变,称为负反馈(negative feedback)。例如,血压突然升高时,对于压力感受器的刺激信息通过反馈回路传回心血管中枢(控制部分),后者发出指令到达心脏和血管(受控部分),使心排出量减少,外周阻力降低,血压降低恢复到正常水平。正常人体内大多数功能活动的调节是通过负反馈调节实现的。负反馈调节是维持机体稳态的一种重要调节方式。

正反馈(positive feedback)是指受控部分发出的反馈信息促进与加强控制部分的活动,最终使受制部分的活动朝着与它原先活动相同的方向改变。例如排尿过程中,尿液通过尿道时,对尿道感受器的刺激信息返回排尿中枢,后者发出信息使膀胱平滑肌进一步收缩,直到将尿液全部排出体外。在正常人体功能调节过程中正反馈控制为数不多。

(三) 前馈控制系统

正常人体功能调节过程中,除了常见的反馈控制系统外,前馈(feed forward)是另一种形式的调节方式。即在控制部分向受控部分发出信息的同时,通过监测装置对控制部分直接调控,进而向受控部分发出前馈信号,及时调节受控部分的活动,使其更加准确、适时和适度。

前馈控制系统可以使机体的反应具有一定的超前性和预见性。一般说来,反馈控制需要的时间要长些,而前馈控制更为精确、迅速和稳定。例如,大脑通过传出神经向骨骼肌(屈肌)发出收缩信号的同时,又通过前馈控制系统制约(抑制)相关肌肉(伸肌)的收缩,使它们的活动适时、适度,从而使肢体活动更加准确、更加协调。某些条件反射也是一种人体调节的前馈控制,如进食前胃液的分泌,胃液分泌的时间比食物进入胃中直接刺激胃黏膜腺体分泌的时间要早得多。

(白 波)

图片:反馈控制系统和前馈控制系统

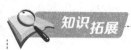

知识拓展

获得诺贝尔生理学或医学奖的首位中国女科学家

1930年12月30日屠呦呦出生于浙江省宁波市,父亲给她起名"呦呦",源自《诗经·小雅·鹿鸣》中的诗句"呦呦鹿鸣,食野之萍"。屠呦呦因发现治疗疟疾的新药物疗法成为首位获得诺贝尔生理学或医学奖的中国女科学家。2015年12月7日,她在卡罗琳医学院诺贝尔大厅做了题为《青蒿素的发现:中国传统医学对世界的礼物》的演讲。屠呦呦曾寄语年轻科技工作者:"一个科研的成功不会很轻易,要做出艰苦的努力。我也没想到40多年后,青蒿素研究能被国际认可。总结这40年的工作,我觉得科学要实事求是,不是为了争名争利。"质朴的语言中,有着深刻的哲理,值得学习和深思。

本章小结

医学是关于疾病的科学,生理学是关于生命的科学。生理学属于实验科学的范畴,其研究机体的正常功能活动规律及产生机制,包括细胞和分子水平、器官和系统水平以及整体水平的研究。新陈代谢、兴奋性、生殖和适应性是生命活动的基本特征。细胞外液是细胞直接生存的环境,被称为内环境;内环境理化性质相对稳定的状态称为稳态,其通过神经调节、体液调节、自身调节、行为调节和免疫调节等方式,保持相对恒定,维持生命活动的正常进行。反馈调节是维持机体稳态的重要调节机制。

扫一扫 测一测

思考题

1. 生理学研究为何必须分别在细胞和分子水平、器官和系统水平以及整体水平进行?

2. 为什么说稳态是生理学中最重要的基本概念之一?

3. 试举例说明正常情况下机体通过哪些功能调节的方式来适应环境的变化?

4. 请通过网络查询 William Harvey、Claude Bernard、W.B.Cannon、林可胜、蔡翘、朱鹤年等在生理学领域中的主要贡献。这些中外生理学家的故事,对你有何启迪?

第二章 细胞的基本功能

学习目标

1. **掌握**:细胞膜的跨膜转运;静息电位和动作电位的概念及其形成机制;极化、去极化、复极化、超极化、阈电位的概念;兴奋在同一细胞上传导的特点;骨骼肌神经 - 肌接头处的兴奋传递,骨骼肌的兴奋 - 收缩耦联。
2. **熟悉**:受体的概念和功能;肌细胞的收缩原理、影响肌肉收缩效能的因素。
3. **了解**:细胞的跨膜信号转导功能;局部电位;兴奋在神经纤维上的传导机制。

细胞是人体的基本结构和功能单位。人体的细胞有两百多种,分布于不同的部位,执行特定的功能,但许多基本的功能活动具有普遍性。本章主要介绍细胞具有共性的基本功能,即细胞的跨膜物质转运功能、细胞的信号转导功能、细胞的生物电现象和肌细胞的收缩功能。

第一节 细胞的跨膜物质转运功能

细胞膜是将细胞内容物与细胞外液分隔开来的膜性结构。关于细胞膜的结构,目前为学术界所接受的是 1972 年 Singer 和 Nicholson 提出的液态镶嵌模型(fluid mosaic model)。其基本内容是:细胞膜是以液态的脂质双分子层为基架,其间镶嵌着许多具有不同结构和功能的蛋白质(图 2-1)。脂质分子的亲水端分别朝向细胞膜内表面和外表面,而疏水端朝向细胞膜内部,共同构成细胞的屏障,支持和保护细胞;镶嵌的膜蛋白决定了细胞膜所具有的各种功能。根据蛋白质在膜上的存在形式,可以将膜蛋白分为表面蛋白和整合蛋白两类,表面蛋白数量较少,主要附着于膜的内表面;整合蛋白数量多,特征是肽链一次或反复多次穿越膜的脂质双分子层。与跨膜物质转运功能有关的功能蛋白,如通道蛋白和载体蛋白等,都属于整合蛋白的范畴。

细胞膜的脂质双分子层是一个天然屏障,理论上只允许脂溶性小分子的物质通过,各种离子和水溶性分子都很难穿越脂质双分子层的疏水区,从而使细胞内液与细胞外液的溶质成分和浓度都显著不同。但在机体新陈代谢的过程中,细胞需从外界摄入氧和营养物质、同时排出代谢产物,这些物质的进出都需要经过细胞膜的跨膜转运。依据进出细胞物质的分子大小、脂溶性以及带电性的不同,细胞跨膜物质转运的形式主要有以下几种。

一、单纯扩散

脂溶性小分子物质从高浓度一侧向低浓度一侧跨膜转运的过程称为单纯扩散(simple diffusion)。单纯扩散是一种简单的物理扩散。一般来说,以单纯扩散方式转运的物质只有脂溶性物质和少数分子量很小的水溶性物质。例如:O_2 从氧分压较高的细胞外液通过膜脂质进入细胞内;CO_2 从分压较高的细胞内经膜脂质扩散至细胞外液;此外,N₂、乙醇、尿素和甘油等低分子量极性分子,也可以单纯扩散方式跨膜转运。单纯扩散的特点是不需要膜蛋白的参与也不需消耗额外的生物能量。影响单纯扩散的因素主要有两个:①通透性:指物质通过细胞膜的难易程度。脂溶性高而分子量小的物质容易穿越脂质双分子层,即通透性较大,其单位时间被转运的量也就较多。②浓度差:这是物质扩散的动力。物质在细胞膜两侧的浓度差越大,扩散的量也越多。水分子虽然是极性分子,但因分子小且不带电,也能以单纯扩散的方式转运。另外,水分子也可以通过水通道(water channel)进行跨膜转运。

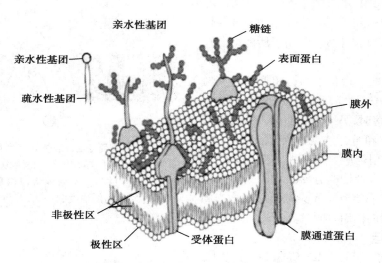

图 2-1　细胞膜液态镶嵌模型示意图

水　通　道

　　水分子可以通过单纯扩散的方式通过细胞膜,但膜脂质对水的通透性很低,扩散速度很慢。事实上,某些细胞对水的转运速率可以达到惊人的程度。例如:将红细胞移入低渗溶液后,水很快进入细胞内,使之膨胀而发生溶血。研究发现,在某些细胞的细胞膜上,存在着大量对水高度通透且总是开放的水通道,组成水通道的蛋白质称为水孔蛋白。由于细胞膜水通道的发现,2003 年 Peter Agre 被授予诺贝尔化学奖。

二、易化扩散

　　非脂溶性或难溶于脂质的物质,需借助细胞膜上蛋白质的帮助,从细胞膜高浓度一侧向低浓度一侧转运的过程称为易化扩散(facilitated diffusion)。易化扩散和单纯扩散一样也是顺浓度梯度转运,故也不消耗生物能量。但它与单纯扩散不同的是需借助膜蛋白才能进行。参与易化扩散的膜蛋白主要是载体蛋白(或称转运体蛋白)和通道蛋白两种。

　　(一)载体转运

　　水溶性小分子物质经载体蛋白的介导,顺浓度梯度的跨膜转运称为经载体介导的易化扩散(carrier-mediated facilitated diffusion)。葡萄糖、氨基酸等物质进入细胞内就是以载体转运方式进行的。载体是一些贯穿脂质双分子层的整合蛋白,它与溶质的结合位点随构象的改变而交替暴露于膜的两侧。当它在溶质浓度高的一侧与溶质结合后(图 2-2A),即引起膜蛋白构象的改变,把物质转移到浓度低的一侧,然后与物质分离(图 2-2B),由此完成跨膜转运。在转运过程中载体蛋白并不消耗,可以反复使用。

　　载体转运具有以下特点:

　　1. 结构特异性　各种载体仅能识别和结合具有特定化学结构的底物。例如体内的葡萄糖载体只能转运葡萄糖(六碳糖),木糖(五碳糖)则不能被转运,而且同样浓度下,右旋葡萄糖的跨膜通过量大大超过左旋葡萄糖。说明载体的结合位点与被转运物质之间具有严格的化学结构上的适配性。

2. **饱和现象** 被转运的物质在细胞膜两侧的浓度差超过一定限度时,扩散量保持恒定,转运速率就会出现饱和,不再随浓度差的增加而增大。其原因是由于载体蛋白质分子的数目和与物质结合位点的数目相对固定,限制了所能结合物质的最大量。

3. **竞争性抑制** 指化学结构相似的溶质经同一载体转运时出现的相互竞争现象。表现为一种物质扩散量增多时,另一种物质的扩散量就会减少,这也与载体和结合位点数量有限有关。竞争性抑制在临床用药中具有实用意义,如:丙磺舒和青霉素在肾小管处的分泌表现为竞争性抑制,故在治疗时用青霉素抗感染的同时使用丙磺舒,可延长青霉素的作用时间。

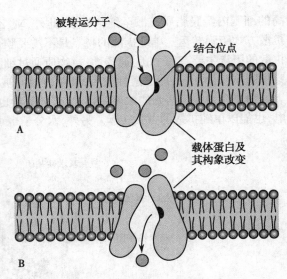

图 2-2 载体转运示意图
A. 被转运物质在高浓度一侧与载体蛋白上的特异性结合位点结合;B. 载体蛋白构象发生变化,使被转运物质朝向低浓度的一侧,并与物质分离

(二) 通道转运

各种带电离子(如 Na^+、K^+、Ca^{2+}、Cl^- 等)借助于通道蛋白的介导,顺浓度梯度或电位梯度的跨膜扩散,称为经通道介导的易化扩散(channel-mediated facilitated diffusion)。通道蛋白是细胞膜上的一种具有跨膜结构的整合蛋白,当通道蛋白受到某种刺激而发生构型改变时,分子内部便形成允许某种离子通过的亲水性孔道,即通道开放,相应的离子在浓度梯度或电位梯度的推动下由膜的高浓度一侧转移到低浓度一侧(图 2-3)。细胞膜上有 20~40 种离子通道。

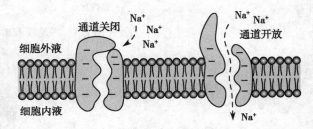

图 2-3 通道转运示意图
图左:通道蛋白的闸门关闭时离子不能通过;图右:通道蛋白的闸门开放时,离子顺浓度差通过通道蛋白中央的亲水性孔道

经通道中介的易化扩散具有以下特点:

1. **转运速度快** 据测定,经通道扩散的转运速率可达每秒 10^6~10^8 个离子,远大于载体的转运速率。离子扩散速率的大小,不但取决于膜两侧离子的浓度差,而且还受到膜两侧电位差的影响。因此,离子的跨膜转运受电 - 化学梯度影响,电 - 化学梯度越大,驱动力就越大。

2. **离子选择性** 每种通道只对一种或几种离子有较高的通透能力,而对其他离子的通透性很小或不通透。根据通道对离子的选择性,可将通道分为钠通道、钾通道、钙通道、氯通道和非选择性阳离子通道等。

3. **门控特性** 在通道蛋白分子内有一些可移动结构或化学基团,在通道内起"闸门"作用。许多因素可刺激"闸门"运动,导致通道的开放和关闭。在静息状态下,多数"闸门"处于关闭状态(图 2-3图左),即使细胞膜两侧存在浓度差或电位差,离子也不能通过;只有受到刺激时才发生分子构象的变化,引起"闸门"开放(图 2-3 图右),离子才能顺电 - 化学梯度通过通道实现跨膜转运。"闸门"的实质就是通道蛋白分子中位于"孔道"内或"孔道"附近的对某种因素特别敏感的一些氨基酸序列。

根据对不同刺激的敏感性,离子通道可分为受膜电位调控的电压门控通道,受膜外或膜内化学物质调控的化学门控通道,以及受机械刺激调控的机械门控通道等。需要指出的是,经通道转运的各种离子,其主要意义并不是用于物质代谢,而是参与跨膜信号转导和细胞生物电活动。例如,骨骼肌细胞终板膜上具有化学门控通道即乙酰胆碱门控通道,乙酰胆碱分子和它结合后可引起通道开放和 Na^+ 内流,产生终板电位;神经纤维上具有电压门控 Na^+ 通道和电压门控 K^+ 通道,细胞膜两侧膜电位发生改变即去极化时可打开这些通道,产生动作电位;血管平滑肌细胞具有机械门控 Ca^{2+} 通道,在血压升高对管壁造成牵张时激活,引起 Ca^{2+} 内流和血管收缩,从而实现血流的自身调节。

单纯扩散和易化扩散的动力都来自膜两侧存在的浓度差(或电位差)所含的势能,不需要细胞另外提供生物能量,因而这类转运称为被动转运(passive transport)。

三、主动转运

某些物质可在膜蛋白的参与下,细胞通过本身的生物耗能过程,将其逆浓度梯度或电位梯度进行跨膜转运,这种过程称为主动转运(active transport)。主动转运又可按照膜蛋白是否直接消耗能量,分为原发性主动转运和继发性主动转运。一般所说的主动转运是指原发性主动转运。

(一)原发性主动转运

细胞直接利用代谢产生的能量将物质逆浓度梯度或逆电位梯度转运的过程称为原发性主动转运(primary active transport),介导这一过程的膜蛋白称为离子泵。离子泵可将细胞内的 ATP 水解为 ADP,并利用高能磷酸键打开后释放的能量完成离子的跨膜转运。离子泵具有水解 ATP 的能力,所以也把它称作 ATP 酶。由于离子泵活动时消耗的能量直接来源于细胞的代谢过程,所以当细胞代谢发生障碍时,将直接影响离子泵的功能,进而影响物质的主动转运。离子泵种类很多,常以它们转运的物质而命名,例如:转运 Na^+ 和 K^+ 的钠 - 钾泵,转运 Ca^{2+} 的钙泵,转运 H^+ 的质子泵等。

哺乳动物细胞膜上普遍存在的离子泵是钠 - 钾泵,简称钠泵(sodium pump),也称为 Na^+-K^+ 依赖式 ATP 酶(图 2-4)。钠泵是由 α 和 β 两个亚单位组成的二聚体蛋白质,属于细胞膜上具有跨膜段的整合蛋白。钠泵每分解 1 分子 ATP 释放的能量可以将 3 个 Na^+ 移出胞外,同时将 2 个 K^+ 移入细胞内。当细胞内的 Na^+ 浓度升高或细胞外的 K^+ 浓度升高时,可使钠泵激活,使 α 亚单位上结合的 ATP 分解为 ADP,分解释放的能量用于 Na^+ 和 K^+ 的主动转运,从而维持细胞内外的 Na^+ 和 K^+ 浓度差。由于钠泵的活动,可使细胞内液中 K^+ 浓度为细胞外液中的 30 倍以上,而细胞外 Na^+ 浓度为胞质中的 10 倍以上。

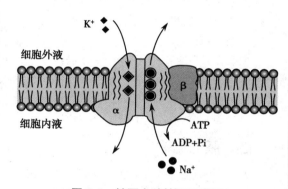

动画:钠泵

图 2-4 钠泵主动转运示意图

激活后的钠泵,逆浓度差将细胞内 Na^+ 转运到细胞外,并将细胞外的 K^+ 转运到细胞内

细胞能量代谢产生的 ATP,有大约 1/3 以上用于维持钠泵的活动,因此钠泵的活动具有重要的生理意义:①钠泵活动造成的细胞内高 K^+,是胞质内许多代谢反应所必需的。②维持细胞内渗透压和细胞容积。在静息状态下钠泵将漏入到细胞内的 Na^+ 不断转运到胞外,可维持胞浆渗透压和细胞容积的相对稳定,防止细胞水肿。③钠泵活动造成的膜内外 Na^+ 和 K^+ 的浓度差,是细胞生物电活动的前提条件(见本章第三节)。④建立 Na^+ 的跨膜浓度梯度,为继发性主动转运提供势能储备。⑤钠泵活动是生电性的,可直接影响膜电位。钠泵活动增强,可使细胞膜内电位的负值增大。

体内广泛分布的另一种离子泵是钙泵(calcium pump),也称 Ca^{2+}-ATP 酶,广泛分布于质膜、内质网或肌浆网膜上。质膜钙泵每分解一分子 ATP 可将 1 个 Ca^{2+} 从胞质内移出胞外,内质网或肌浆网钙泵则每分解一分子 ATP 而将 2 个 Ca^{2+} 从胞质内转移到内质网或肌浆网内。其作用是逆浓度梯度转运 Ca^{2+},使胞质内的游离 Ca^{2+} 浓度仅为细胞外浓度的万分之一左右。这种胞浆低钙的维持,为细胞发生 Ca^{2+} 触发的生理调节过程,如肌细胞收缩、神经递质释放等提供了条件。

(二)继发性主动转运

有些物质在进行逆浓度梯度或电位梯度的跨膜转运时,所需的能量不是直接由 ATP 分解供给,而是利用原发性主动转运所形成的离子浓度梯度进行的逆浓度梯度或电位梯度的跨膜转运,这种间接利用 ATP 能量的主动转运过程称为继发性主动转运(secondary active transport),也称为联合转运。根据联合转运物质的转运方向不同,继发性主动转运又分为两种形式:

1. 同向转运 是指联合转运的物质为同一方向。例如葡萄糖在小肠黏膜上皮处的吸收就是通过

Na⁺- 葡萄糖联合转运体的同向转运实现的。Na^+- 葡萄糖联合转运体位于肠黏膜上皮细胞朝向肠腔的顶端膜,钠泵和葡萄糖载体位于上皮细胞面向组织液的基底侧膜区(图 2-5);钠泵活动造成细胞内低 Na^+,并在顶端膜的膜内、外形成 Na^+ 浓度差;膜上的同向转运体则利用 Na^+ 的浓度势能,将肠腔中的 Na^+ 和葡萄糖分子一起转运至上皮细胞内。这一过程中 Na^+ 的转运是顺浓度梯度进行的,是转运过程的驱动力,而葡萄糖分子的转运是逆浓度梯度的,属于继发性主动转运。氨基酸在小肠也是以同样的模式被吸收的。

2. 逆向转运 指联合转运的物质方向相反,也称交换。例如,心肌细胞上的 Na^+-Ca^{2+} 交换就是利用钠泵活动造成的膜两侧 Na^+ 浓度势能,将细胞内的 Ca^{2+} 外移,以维持胞浆内低游离 Ca^{2+} 的状态。这在心肌细胞有着特别重要的意义,在兴奋 - 收缩耦联过程中流入细胞内的 Ca^{2+},大部分是经 Na^+-Ca^{2+} 交换排出的(图 2-5)。

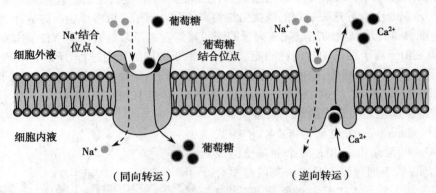

图 2-5 继发性主动转运示意图
图左:Na^+ 和葡萄糖同向转运;图右:Na^+-Ca^{2+} 交换

四、膜泡运输

大分子和颗粒物质不能直接穿过细胞膜,而是由膜包围形成囊泡,通过膜包裹、膜融合和膜离断等一系列过程完成转运,称为膜泡运输(vesicular transport)。膜泡运输是一个主动的过程,需要消耗能量,也需要多种蛋白质的参与。膜泡运输包括入胞和出胞两种方式。

(一) 入胞

细胞外大分子物质或物质团块如细菌、死亡细胞和细胞碎片等,被细胞膜包裹后以囊泡的形式进入细胞的过程称为入胞(endocytosis)。物质在入胞时,首先要与细胞膜接触,引起该处的细胞膜发生内陷或伸出伪足,将团块或颗粒包裹起来,经膜融合、离断后进入胞内,形成直径较大的吞噬泡。吞噬泡与溶酶体融合后,溶酶体中的蛋白水解酶将被吞入的物质消化分解(图 2-6A)。入胞有两种形式——吞噬和吞饮。如果进入细胞的物质是固态,称为吞噬(phagocytosis)。吞噬只发生在一些特殊的细胞,如巨噬细胞、中性粒细胞等。如果进入细胞的物质是液态,则称为吞饮(pinocytosis)。吞饮是体内大分子物质(如蛋白质分子)进入细胞的唯一途径。

(二) 出胞

细胞内大分子物质或物质团块以分泌囊泡的形式排出细胞的过程称为出胞(exocytosis)。出胞主要见于腺细胞的分泌以及神经末梢递质的释放等。分泌物通常是在粗面内质网的核糖体上合成、再转移到高尔基体加工成分泌囊泡,囊泡逐渐移向细胞膜的内侧,并与细胞膜发生融合、破裂,最后将囊泡内

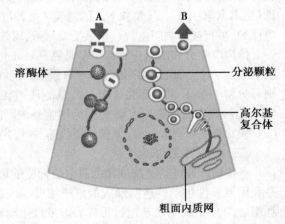

图 2-6 膜泡运输示意图
A. 入胞过程;B. 出胞过程

容物释放到细胞外(图 2-6B)。不同细胞的出胞形式不同。有持续进行的,如小肠黏膜杯状细胞持续分泌黏液的过程;也有调节性的,如神经末梢递质的释放就是动作电位到达神经末梢时才引起的出胞过程。

第二节 细胞的信号转导功能

多细胞生物体中的每一个细胞,都在一定的部位执行特定专门的功能。机体为适应内、外环境变化所完成的任何生命活动,需要许多细胞相互协调、相互配合,这就使各种细胞之间形成复杂的信号交流机制。这是机体实现各种功能活动包括功能活动调节的重要基础。细胞间传递信息的物质多达几百种,包括神经递质、激素、细胞因子等。它们通常是由特定的细胞合成和释放,作用于与它接触的邻近的靶细胞,或通过血液循环作用于远距离的靶细胞,被细胞膜上具有特殊感受结构的蛋白质即受体识别后,通过膜上的信号转换系统,引起细胞内信号的改变,进而调节细胞功能的过程称为信号转导(signal transduction)。

大多数信息都是首先作用于细胞膜上的受体,才能引起细胞功能的相应改变。受体(receptor)是指存在于细胞膜上或细胞内,能识别并结合特异性化学信息,进而引起细胞产生特定生物学效应的特殊蛋白质。按照分布部位的不同,受体可分为膜受体、胞浆受体和核受体。通常所说的受体主要指膜受体,膜受体在细胞的跨膜信号转导过程中发挥重要作用。目前已被克隆的膜受体有数百种,根据分子结构和信号转导方式不同,大致可分为三类,即 G 蛋白耦联受体、离子通道受体和酶联型受体。

一、G 蛋白耦联受体介导的信号转导

G 蛋白耦联受体(G protein-linked receptor)分布于所有的真核细胞,是最大的细胞表面受体家族之一。所有 G 蛋白耦联受体都由一条包含七次跨膜的 α 螺旋的肽链构成,因此也称为七次跨膜受体。由于这类膜受体要通过与膜上的 G 蛋白耦联才能发挥作用,故称为 G 蛋白耦联受体。同时,G 蛋白耦联受体主要是通过改变细胞内代谢活动而发挥作用,故又称为促代谢型受体。

G 蛋白耦联受体介导的信号转导过程复杂,涉及膜上和膜内多种蛋白质或信号分子。首先,G 蛋白耦联受体与细胞外的信号分子(第一信使)发生特异性结合,激活位于细胞膜内侧面由三个亚单位组成的 G 蛋白(鸟苷酸结合蛋白);活化的 G 蛋白进一步激活膜上的 G 蛋白效应器(酶和离子通道);效应器酶又可进一步催化生成第二信使(second messenger),将细胞外信号分子携带的信息转导至细胞内,后者通过蛋白激酶系统影响细胞内生理过程(图 2-7)。如腺苷酸环化酶催化细胞内的 ATP,产生环 - 磷酸腺苷(cyclic adenosine monophosphate,cAMP);第二信使在细胞内可以激活相应的蛋白激酶,

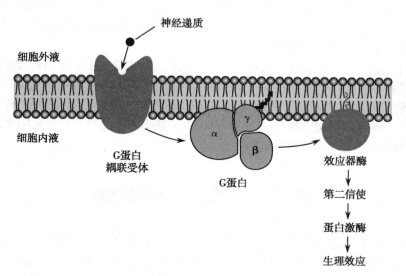

图片:G 蛋白耦联受体介导的信号转导

图 2-7 G 蛋白耦联受体介导的信号转导示意图

如 cAMP 可以激活 cAMP 依赖性的蛋白激酶 A；激活的蛋白激酶使其底物功能蛋白（如离子通道、受体等）发生磷酸化，从而调节细胞功能。

目前认为，细胞内较重要的第二信使除 cAMP 外，还包括三磷酸肌醇（inositol triphosphate，IP3）、二酰甘油（diacylglycerol，DG）、环 - 磷酸鸟苷（cyclic guanosine monophosphate，cGMP）和 Ca^{2+} 等。

典型的 G 蛋白耦联受体如肾上腺素能 α 受体、肾上腺素能 β 受体和胆碱能 M 受体等。视网膜接收光量子的视紫红质（与光信号转导和视觉产生有关）也属于 G 蛋白耦联受体范畴。临床上许多药物是通过 G 蛋白耦联受体发挥作用的。例如，胆碱能 M 受体的阻断剂——阿托品，临床上可以用于扩瞳和解除胃肠痉挛。

二、离子通道受体介导的信号转导

离子通道受体（ion channel receptor）是一种同时具有受体和离子通道功能的蛋白质分子，属于化学门控通道。这类受体与某些特定的化学物质结合后，受体蛋白的分子构型发生改变，引起通道快速开放和离子的跨膜流动，导致效应细胞的膜电位变化，引发细胞的功能状态改变（生理效应），从而实现化学信号的跨膜转导。因而这一途径称为离子通道型受体介导的信号转导。终板膜上的乙酰胆碱受体是这类通道蛋白质的典型代表。当神经末梢释放的乙酰胆碱（ACh）与骨骼肌细胞终板膜上的胆碱能受体（AChR）结合后，受体构型发生改变，通道开放，Na^+、K^+ 等离子跨膜移动，由此引起终板电位的产生（详见本章第四节）。此外，离子通道还包括电压门控性通道和机械门控性通道。电压门控性通道通常不称为受体，但事实上它们是接受电信号或机械信号的刺激，通过通道的开闭和离子的跨膜流动把信号转导到细胞内部。电压门控性通道不仅是离子的跨膜转运通路，也在体内各种电信号的转导中起重要作用。

离子通道受体介导的信号转导的特点是路径简单，速度快，从递质结合到产生电效应的时间仅约0.5毫秒，这与神经电信号的快速传导是相适应的。

三、酶联型受体介导的信号转导

酶联型受体（enzyme linked receptor）是指细胞膜上一些既有受体作用又有酶活性的蛋白质，受体的膜外侧面有信号分子的结合位点，起受体作用；受体的膜内侧面具有催化酶的作用，通过这种双重作用来完成信号转导功能。酶联型受体主要有以下三种：

1. 酪氨酸激酶受体（tyrosine kinase receptor，TKR） 这类受体在膜外侧有结合配体的位点，伸入胞浆的一端具有酪氨酸激酶活性，能够使底物在酪氨酸残基上发生磷酸化。大部分生长因子是这类受体结合的主要配体。

2. 酪氨酸激酶结合型受体（tyrosine kinase associated receptor，TKAR） 这类受体与上述酪氨酸激酶受体不同的是，伸入胞浆的一端不具有蛋白激酶活性，与胞外的配体结合后可以结合并激活胞浆内的某种酪氨酸激酶。这类受体可接受的细胞外信号主要是由巨噬细胞和淋巴细胞产生的各种细胞因子和一些肽类激素，如干扰素、白细胞介素等。

3. 鸟苷酸环化酶受体（guanylyl cyclase receptor，GCR） 这类受体的膜外侧有结合配体的位点，伸入胞浆的一端具有鸟苷酸环化酶（guanylyl cyclase，GC）活性。一旦配体结合于受体，激活的 GC 可使胞浆内的三磷酸鸟苷（GTP）生成环—磷酸鸟苷（cGMP），后者是一种特定第二信使。心房钠尿肽（atrial natriuretic peptide，ANP）和脑钠尿肽（brain natriuretic peptide，BNP）是鸟苷酸环化酶受体的重要配体，可刺激肾脏排泄钠和水，并使血管平滑肌松弛。

第三节　细胞的生物电现象

机体所有的活细胞在进行生命活动时都伴随有电现象，这种电现象称为生物电（bioelectricity）。临床上用作诊断的心电图、脑电图和肌电图等都是利用体表电极将各器官的生物电活动引导至放大器和描记装置后记录到的。细胞生物电发生在细胞膜的两侧，故称为跨膜电位，简称膜电位（membrane potential)。膜电位包括细胞处于安静状态时的静息电位和受到刺激后产生的动作电位。

一、静息电位

(一)静息电位的概念

静息电位(resting potential,RP)是指安静状况下细胞膜两侧存在的外正内负且相对平稳的电位差。图 2-8 是记录神经纤维静息电位的示意图。图中一只电极(参考电极 A)置于细胞外液,并将其接地,使之保持在零电位水平;另一只电极(测量电极 B)是尖端极细的微电极,能够插入到细胞内。通过测量两个电极之间的电位差能够反映细胞外两点之间或细胞内外的电位差。当参考电极 A 和测量电极 B 均置于细胞膜的外表面时,示波器荧光屏上的光点在零电位水平扫描,说明细胞膜外两点之间没有电位差。当把电极 B 插入到细胞内时,荧光屏上的扫描线立即向下移动,并停留在一个较稳定的负值水平,即静息电位水平。绝大多数细胞的静息电位都是负电位,范围在 -10~-100mV 之间。例如,骨骼肌细胞的静息电位约 -90mV,神经细胞约 -70mV,平滑肌细胞约 -55mV,红细胞约 -10mV。静息电位的大小通常以负值的大小来判断,负值越大表示膜两侧的电位差越大,即静息电位越大。例如从 -70mV 变化到 -90mV,称为静息电位增大,反之则称为静息电位减小。人们通常把安静时细胞膜两侧处于外正内负的状态称为极化(polarization)。静息电位增大的过程或状态称为超极化(hyperpolarization);静息电位减小的过程或状态称为去极化(depolarization);去极化至零电位后膜电位若进一步变为正值,使膜两侧的极性与原来的极化状态相反,称为反极化(reverse polarization),膜电位高于零电位的部分称为超射(overshoot);细胞膜去极化后再向静息电位方向恢复的过程称为复极化(repolarization)。静息电位与极化状态是一种现象的两种表达方式,它们都是细胞处于静息状态的标志。

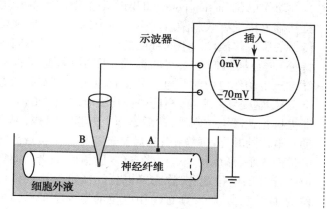

图 2-8 神经纤维静息电位测定示意图
A:参考电极;B:测量电极

(二)静息电位产生的机制

静息电位形成的基本原因是离子的跨膜扩散形成的,而离子的跨膜扩散决定于两个因素:即膜内外两侧离子的浓度差和细胞膜在不同状态下对该离子的通透性。如前所述,细胞膜上钠-钾泵的活动使得膜两侧 Na^+ 和 K^+ 的分布明显不均衡,细胞外具有大量的 Na^+,细胞内则存在大量的 K^+。如表 2-1 所示,哺乳动物骨骼肌细胞外 Na^+ 浓度是细胞内 Na^+ 浓度的 12 倍左右,而细胞内的 K^+ 浓度则是细胞外 K^+ 浓度的 39 倍。如果细胞膜允许这些离子自由通过的话,将出现顺浓度差移动的 Na^+ 内流和 K^+ 外流。但是,细胞处于静息状态时,细胞膜对 K^+ 的通透性较大,对 Na^+ 的通透性很小,而对胞内的有机负离子几乎没有通透性。假定细胞膜只对 K^+ 有通透性,K^+ 受浓度差的驱动力向外扩散,此时,细胞膜外侧带正电荷、细胞膜内侧带负电荷,膜两侧出现了电位差。这种由于 K^+ 外流形成的外正内负的电位差会阻止带正电荷的 K^+ 继续外流。当两种力量即浓度差形成的驱动力与电位差形成的电场力达到平衡时,K^+ 不再有跨膜的净移动。此时的跨膜电位称为 K^+ 平衡电位(K^+ equilibrium potential,E_K)。

表 2-1 哺乳动物骨骼肌细胞内外离子浓度(mmol/L)和平衡电位比较

离子	细胞内	细胞外	细胞内外浓度比	平衡电位
Na^+	12	145	1:12	+67mV
K^+	155	4	39:1	-95mV
Cl^-	4.2	116	1:29	-89mV
有机负离子	155			

简言之,静息电位主要是 K⁺ 外流形成的电 - 化学平衡电位。静息电位接近但不完全等于或略低于 K⁺ 平衡电位,是因为安静情况下细胞膜对 Na⁺ 也具有一定的通透性,少量的 Na⁺ 内流也参与了静息电位的形成。

钠 - 钾泵的活动本身具有生电作用,每次活动时将 3 个 Na⁺ 转运到细胞外,只将 2 个 K⁺ 转运到细胞内,造成细胞内负电位。因此钠 - 钾泵的活动在一定程度上也参与了静息电位的形成。

综上所述,静息电位的产生主要是 K⁺ 外流形成的,也有少量的 Na⁺ 内流和钠 - 钾泵的生电作用参与。因此,影响这三方面的因素都可以影响细胞的静息电位。例如,细胞外 K⁺ 浓度增高时(如高血钾),可使细胞内外 K⁺ 浓度差减小,K⁺ 外流减少,结果是静息电位减小;Na⁺ 通透性加大时,Na⁺ 内流增加,可使膜电位向 Na⁺ 平衡电位方向移动,静息电位减小;钠 - 钾泵活动受到抑制时(如细胞缺血、缺 O_2 导致代谢障碍或使用钠 - 钾泵的抑制剂哇巴因),其生电作用下降,也会导致静息电位减小。

二、动作电位

(一) 动作电位的概念和特点

动作电位(action potential,AP)是指细胞在静息电位基础上接受有效刺激后产生的一个迅速的可向远处传播的膜电位波动。不同细胞的动作电位具有不同的特征,它是细胞产生兴奋的标志。图 2-9 显示了神经纤维产生动作电位时膜电位的变化过程。在安静状态下,当细胞受到一个有效刺激时,其膜电位从 –70mV 逐渐去极化达阈电位水平,此后迅速上升至 +30mV,形成动作电位的升支(去极相);随后又迅速复极至接近静息电位的水平,形成动作电位降支(复极相)。两者共同形成尖锋状的电位变化,称为锋电位。锋电位是动作电位的主要组成部分,具有动作电位的主要特征。锋电位持续约 1 毫秒,随后出现膜电位低幅缓慢的波动,即后电位(after potential)。后电位包括两部分,前一个部分的膜电位仍小于静息电位,称为负后电位(negative afterpotential),后一部分大于静息电位,称为正后电位(positive afterpotential)。后电位持续的时间比较长,后电位结束之后膜电位才恢复到稳定的静息电位水平。

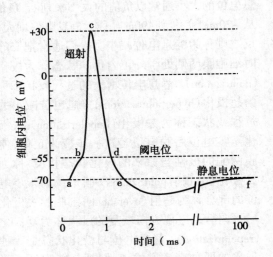

图 2-9　神经纤维动作电位模式图
ab. 膜电位逐渐去极化到达阈电位水平;bc. 动作电位快速去极相;cd. 动作电位快速复极相;bcd. 锋电位;de. 负后电位;ef. 正后电位

动作电位具有以下特点:

1. "全或无"现象　动作电位的产生需要一定的刺激强度,刺激强度未达到阈值,动作电位不会产生(无);刺激强度达到阈值后,即可触发动作电位,同时幅度也达到该细胞动作电位的最大值,也不会因刺激强度的增大而继续增大(全)。这一特性称为动作电位的"全或无"现象。

2. 不衰减式传播　动作电位一旦在细胞膜的某一部位产生,它就会立即向周围传播,直至整个细胞都依次产生一次动作电位,这称为动作电位的可传播性,而且传播的过程中,其幅度和波形始终保持不变。

3. 脉冲式发放　连续刺激产生的多个动作电位之间总是有一定的间隔,不会发生融合,呈现为一个个分离的脉冲式动作电位发放。这是因为动作电位的整个锋电位过程中细胞兴奋性降低到零,在这段时间里给任何强大的刺激,细胞不会再产生动作电位,所以动作电位总是各自分离。

(二) 动作电位的产生机制

当可兴奋细胞受到一个有效刺激时,首先引起的是膜上大量电压门控钠通道开放,细胞膜对 Na⁺ 通透性迅速增加,Na⁺ 在很强的电 - 化学驱动力作用下发生 Na⁺ 内流,结果造成膜内负电位的迅速消失,并且由于膜外 Na⁺ 较高的浓度势能作用下,Na⁺ 在膜内负电位减小到零电位时仍可继续内移,直至内移的 Na⁺ 在膜内形成的正电位足以阻止 Na⁺ 的净移入时为止。细胞膜发生迅速去极化和反极化,形成动作电位的上升支,此时膜两侧的电位差称为 Na⁺ 的平衡电位。Na⁺ 通道开放的时间很短,随后迅速关闭,电压门控钠通道失活,细胞膜对 Na^+ 通透性迅速减小,而同时细胞膜上的电压门控 K^+ 通道受去极化影响而开放,使得细胞膜对 K^+ 通透性增大,K^+ 在电 - 化学驱动力作用下大量快速外流,使膜出现迅速复极化,细胞内正电荷迅速减少,膜内电位急剧下降至零电位,此时电位差消失,但浓度差继续推动 K^+ 外流,当促使 K^+ 外流的浓度差和阻止 K^+ 外流的电位差这两种相互拮抗的力量达到平衡时,K^+ 净外流停止,膜电位基本恢复到静息水平,形成动作电位的下降支。动作电位是组织或细胞产生兴奋的标志。在动作电位发生期间,Na^+ 内流和 K^+ 外流都属于经通道的易化扩散,不需细胞代谢供能。但随后离子分布状态的恢复,即将流入细胞内的 Na^+ 重新转运到细胞外和将流出细胞的 K^+ 重新转运回细胞内却需要消耗能量,这是由细胞膜上的钠泵逆浓度差转运 Na^+ 和 K^+ 实现的。

总之,动作电位的上升支主要是由于电压门控 Na^+ 通道激活后 Na^+ 大量快速内流形成的;动作电位的下降支则是电压门控 Na^+ 通道失活使得 Na^+ 内流停止以及电压门控 K^+ 通道激活后 K^+ 快速外流的结果。因此,改变电压门控 Na^+、K^+ 通道本身的特性或者改变细胞膜两侧两种离子的浓度差或膜两侧的电位差,均可影响动作电位。例如,临床上用普鲁卡因作为局部麻醉药,普鲁卡因能够可逆性阻断神经纤维上引起动作电位的电压门控 Na^+ 通道;实验中用氯化胆碱或葡萄糖替代细胞外液中的氯化钠,将使动作电位幅度下降甚至消失,主要是改变了细胞外液中的 Na^+ 浓度。

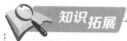

知识拓展

生物电的临床应用

生物电是一切活细胞普遍存在的生命现象。人体许多生理活动都与生物电变化有密切关系,器官结构和功能的改变也可通过其生物电反映出来。临床上,检测和分析生物电是否正常可以帮助诊断疾病,如检测大脑神经细胞电活动的脑电图,检测心肌细胞电活动的心电图,检测肌细胞电活动的肌电图。另外,通过对生物电的干预还能起到一定的治疗作用,例如电击除颤对心脏骤停的抢救、残疾肢体特定部位埋藏电子芯片对促进患者的功能康复等,都已经获得了成功。

(三) 动作电位的产生条件

1. **阈电位**　刺激作用于细胞可以引起动作电位,但不是任何刺激都能触发细胞产生动作电位。在某些情况下,刺激引起的改变是细胞膜的超极化(图 2-10a),此时细胞产生的不是兴奋,而是抑制。只有当某些刺激引起膜内正电荷增加,即负电位减小(去极化)并减小到一个临界值时,细胞膜中大量钠通道才能开放而触发动作电位的产生,这个能触发动作电位的膜电位临界值称为阈电位(threshold potential,TP)。因此,去极化达到阈电位水平是细胞产生动作电位的必要条件。一般来说,阈电位的数值约比静息电位小 10~20mV,如神经纤维的静息电位为 –70mV,其阈电位为 –55mV(图 2-10)。前面曾经提到,引起细胞产生兴奋或动作电位需要给予细胞一个有效刺激,这个有效刺激就是指作用于细胞后能使静息电位发生去极化达到阈电位的刺激,它包括阈刺激和阈上刺激。所谓阈刺激就是刚刚能够使组织或细胞的静息电位发生去极化达到阈电位水平的刺激。只要膜的去极化达到阈电位水平,膜电位变化就不再依赖于刺激而成为一种自动过程,与施加到细胞的刺激强度的变化无关。

2. **局部兴奋和总和**　单个阈下刺激虽不能触发动作电位,但可使受刺激的局部细胞膜少量 Na^+ 通道开放,膜对 Na^+ 的通透性轻度增加,少量 Na^+ 内流,造成静息电位数值减少,从而产生较小的去极化。这种由少量 Na^+ 通道激活而产生的去极化膜电位波动称为局部电位(local potential)或局部兴奋(local excitation)(图 2-10b)。局部兴奋的特征是:①等级性电位,即其幅度与刺激的强度有关,不表现为 "全或无" 的特征;②衰减式传导,局部电位随传播距离的增加而减小,最后消失,因此不能在膜上作远距离传导;③没有不应期,反应可以叠加总和,其中相距较近的多个局部兴奋同时产生的叠加称为空间总和,由连续刺激产生的多个局部兴奋先后产生的叠加称为时间总和。较大的局部兴奋和较小的局部兴奋经总和后可使细胞膜去极化达到阈电位,从而引发动作电位(图 2-10c,d)。因此,动作电位可以由一次阈刺激或阈上刺激引起,也可以由多个阈下刺激产生的局部兴奋经总和而引发。

3. **组织的兴奋性及其周期性变化**　动作电位是组织或细胞产生兴奋的标志。受刺激后能够产生动作电位的细胞,称为可兴奋细胞。神经细胞、肌细胞和腺细胞都属于可兴奋细胞。细胞发生兴奋后,

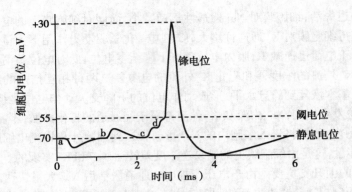

图 2-10 刺激引起的超极化、局部兴奋、局部兴奋总和及阈电位
a. 超极化；b. 局部兴奋；c、d. 局部兴奋的时间总和

其兴奋性会出现一系列变化(图 2-11)。在兴奋后最初的一段时间内，无论施加多强的刺激也不能使细胞再次兴奋，这段时间称为绝对不应期(absolute refractory period)。处于绝对不应期的细胞，阈值无限大，兴奋性为零，其原因为大部分 Na^+ 通道已进入失活状态，不可能再次接受刺激而激活。在绝对不应期之后，细胞的兴奋性逐渐恢复，在一定时间内，只有受到阈上刺激后方可发生兴奋，这段时期称为相对不应期(relative refractory period)。相对不应期是细胞的兴奋性从无到有直至恢复到正常的一个恢复过程。相对不应期过后，有的细胞还会出现兴奋性轻度增高的时期，此期称为超常期(supranormal period)；随后又出现兴奋性的轻度降低的时期，此期称为低常期(subnormal period)。细胞的动作电位与它兴奋时兴奋性的变化有一定的时间关系，锋电位相当于绝对不应期，所以锋电位不会发生融合。负后电位的前段相当于相对不应期，负后电位的后段相当于超常期，正后电位相当于低常期。

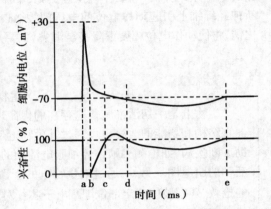

图 2-11 动作电位与兴奋性变化的时间关系
ab. 锋电位(上图)/绝对不应期(下图)；bc. 负后电位的前部分/相对不应期；cd. 负后电位的后部分/超常期；de. 正后电位/低常期

(四)动作电位的传导

细胞的某一部分产生的动作电位可沿细胞膜不衰减地传播到整个细胞，这一过程称为传导(conduction)。动作电位传导的原理可用局部电流学说来解释(图 2-12)。在无髓神经纤维上(图 2-12A)，兴奋部位的细胞膜两侧电位呈现内正外负的反极化状态，而与它相邻的未兴奋部位仍处于内负外正的极化状态。因此，兴奋部位与未兴奋部位之间出现了电位差，并由此产生了由正电位到负电位的电流。这种在兴奋区与邻近未兴奋区之间的电流称为局部电流(local current)。局部电流流动的方向是：在细胞膜内，局部电流由兴奋部位流向未兴奋部位；在细胞膜外，局部电流由未兴奋部位流向兴奋部位。这种局部电流形成对未兴奋部位的有效刺激，使未兴奋部位去极化，当去极化达到阈电位水平时，即可触发该部位爆发动作电位，使它成为新的兴奋部位。这样，兴奋部位与相邻未兴奋部位之间产生的局部电流将不断地向周围移动(图 2-12B)，使动作电位迅速地向四周传播，直到整个细胞膜都发生动作电位为止。在神经纤维上传导的动作电位称为神经冲动(nerve impulse)。由于局部电流可以同时在神经纤维兴奋部位的两端产生，因此动作电位可以从受刺激的兴奋点向两侧传导，称为双向传导。

在有髓神经纤维上(图 2-12C、D)，髓鞘具有绝缘作用，动作电位不能在髓鞘部位的神经细胞膜上发生。但是郎飞结处的细胞膜是裸露的，此处膜上的 Na^+ 通道密集。动作电位传导时，兴奋的郎飞结能够与它相邻的安静的郎飞结之间形成局部电流，使相邻的郎飞结的细胞膜达到阈电位而发生动作电位。这样，动作电位就从一个郎飞结传给相邻的郎飞结，这种传递方式称为跳跃式传导。有髓神经纤维的传导速度比无髓纤维或一般细胞的传导速度快得多。在有髓神经纤维，最高的传导速度可达120m/s，而许多无髓神经纤维的传导速度尚不足1m/s。由于有髓神经纤维的动作电位只发生在郎飞结，

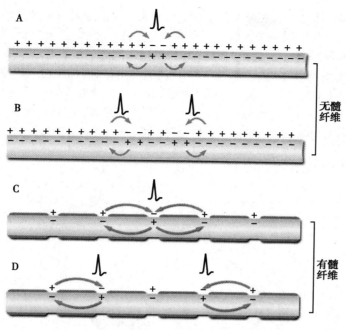

图 2-12　动作电位在神经纤维上的传导示意图
A、B. 动作电位在无髓神经纤维上的传导；C、D. 动作电位在有髓神经纤维上的传导

因而跨膜流入或流出的离子数量将减少，它们经主动转运返回时所消耗的能量也将减少。因此，有髓神经纤维不仅能提高神经纤维的传导速度，同时可减少能量消耗。

第四节　肌细胞的收缩功能

根据人体内肌肉组织的结构和收缩特性的不同，人体的肌组织可分为骨骼肌、平滑肌和心肌三种，其主要活动方式为收缩与舒张。骨骼肌受躯体运动神经的支配称为随意肌；平滑肌和心肌受自主神经的支配称为非随意肌。本节以骨骼肌为例，阐述肌细胞的收缩功能。

一、神经 - 肌接头处的兴奋传递

骨骼肌的收缩是在中枢神经系统控制下完成的，只有支配骨骼肌的神经纤维发生兴奋时，兴奋经神经 - 骨骼肌接头传递给肌肉，才能引起肌肉的兴奋和收缩。

（一）神经 - 肌接头的结构特征

神经 - 肌接头（neuromuscular junction）是运动神经末梢与其所支配的骨骼肌细胞之间的特化结构，由接头前膜、接头后膜和接头间隙三部分组成（图 2-13）。接头前膜是神经末梢在接近肌细胞处失去髓鞘，形成膨大并嵌入到肌细胞膜凹陷中的轴突末梢的细胞膜。轴突末梢中含有大量囊泡，称为突触小泡。一个突触小泡含有约 1 万个乙酰胆碱（acetylcholine, ACh）分子。接头后膜是与接头前膜相对应的凹陷的肌细胞膜，又称运动终板或终板膜。接头后膜又进一步向细胞内凹陷，形成许多皱褶，用以扩大它与接头前膜的接触面积，有利于兴奋的传递。接头后膜上有与 ACh 特异结合的 N_2 型 ACh 受体，其本质是一种化学门控通道。接头前膜与接头后膜之间有一个宽约 20~30nm 的间隙称接头间隙，其中充满细胞外液。

（二）神经 - 肌接头处兴奋的传递过程

兴奋传递是指动作电位由一个细胞传给另一个细胞的过程。神经 - 肌接头处兴奋的传递是将运动神经上的动作电位传给肌细胞，是典型的化学门控通道介导的信号转导。神经 - 肌接头处兴奋的

动画:神经肌肉接头处结构示意图

传递过程:由运动神经纤维传到轴突末梢的动作电位触发接头前膜发生去极化,引起接头前膜上电压门控 Ca^{2+} 通道开放, Ca^{2+} 从细胞外进入轴突末梢内,触发突触小泡向接头前膜移动,与接头前膜发生融合并破裂,通过出胞作用将 ACh 分子"倾囊"释放到接头间隙。ACh 通过接头间隙扩散到终板膜,与终板膜上的 N_2 型 ACh 受体结合,引起 Na^+ 和 K^+ 通透性增高,因细胞对 Na^+ 的通透性远大于对 K^+ 的通透性,因此膜电位呈现以 Na^+ 内流为主的去极化,这一电位改变称为终板电位(end-plate potential,EPP);终板电位是一种局部电位,可以总和。当终板电位的总和足以引起邻近肌膜去极化达到阈电位时,肌膜爆发动作电位引起肌细胞兴奋,从而完成神经纤维和肌细胞之间的信息传递(图 2-13)。

动画:神经肌肉接头处传递过程简介

动画:神经肌肉接头处兴奋传递过程

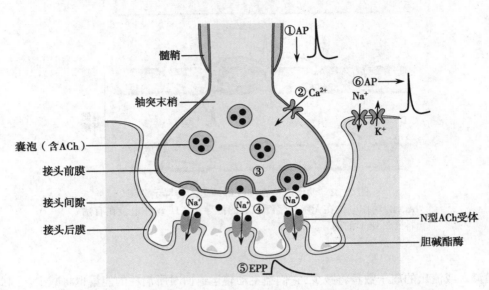

图 2-13　神经 - 肌接头的结构及其传递过程示意图

神经 - 肌接头处兴奋的传递是通过化学性的神经递质介导完成的,因此该过程可简单概括为电 - 化学 - 电过程。其中,神经递质 ACh 从接头前膜的释放属于出胞过程,是由 Ca^{2+} 内流触发的。Ca^{2+} 是兴奋 - 分泌耦联的重要因子。ACh 发挥传递信息的作用后,很快被接头间隙中和终板膜上的胆碱酯酶分解而失去作用,从而保证了一次神经冲动只能引起一次肌细胞兴奋,因此神经 - 肌接头处的兴奋传递是 1:1 的。即运动神经纤维每有一次冲动到达末梢,只能使肌细胞兴奋一次,产生一次收缩。

(三) 神经 - 肌接头处兴奋传递的特点

神经 - 肌接头处的兴奋传递与动作电位在神经纤维上的传导不同,它有以下特点:

1. 单向传递　即兴奋只能由接头前膜传向接头后膜,而不能反向传递。ACh 存在于运动神经轴突末梢的囊泡中,从接头前膜释放,与接头后膜的受体结合,引起接头后膜去极化。

2. 时间延搁　兴奋通过神经 - 肌接头大约需要 0.5~1.0 毫秒,远比神经冲动通过同样距离的神经纤维要慢得多。兴奋经神经 - 肌接头传递的过程属于电 - 化学 - 电过程,化学性神经递质从接头前膜的释放和经突触间隙的扩散耗时较长。

3. 易受内环境变化的影响　细胞外液的离子成分、pH 值、药物等容易影响神经 - 肌接头的传递过程。接头间隙本身就是细胞外液的一部分,释放 ACh 的接头前膜和接受 ACh 的终板膜都暴露于细胞外液的环境下。因此,许多药物或病理变化可作用于神经 - 肌接头兴奋传递中的不同环节,影响兴奋的正常传递和肌肉的收缩。例如,筒箭毒(tubocurarine)可特异性阻断终板膜上的 N_2 型 ACh 受体,使神经 - 肌接头的传递功能丧失,临床上用来作为肌肉松弛药;重症肌无力病人的发病是由于自身免疫性抗体破坏了终板膜上的 N_2 型 ACh 受体而引起的;肉毒杆菌中毒导致的肌无力则是由于毒素抑制了接头前膜 ACh 释放的结果;有机磷农药中毒时,由于有机磷使胆碱酯酶磷酰化而丧失活性,造成 ACh 在接头间隙过多蓄积,可引起骨骼肌出现自发性纤颤;药物解磷定能恢复胆碱酯酶的活性,可用做有机磷中毒的特效解毒剂。

拓展阅读:重症肌无力

笔记

二、骨骼肌的兴奋 - 收缩耦联

骨骼肌细胞的兴奋表现为细胞膜上出现了可传导的动作电位,骨骼肌的收缩则是肌细胞内部肌丝滑行的结果。肌细胞的兴奋不能直接引起收缩,两者之间存在一个耦联过程。将骨骼肌细胞的电兴奋与肌丝滑行的机械收缩联系起来的中介过程,称为兴奋 - 收缩耦联(excitation-contraction coupling)。实现兴奋 - 收缩耦联的组织结构是肌管系统,起关键作用的物质是 Ca^{2+}。

(一)肌管系统

骨骼肌细胞有两套独立的肌管系统分别是横管和纵管(图 2-14)。横管是走行方向与肌原纤维垂直的膜管道,它是肌膜在明暗带交界处或 Z 线附近向内凹陷形成的,并包绕在肌原纤维上,所以横管实质上是肌膜的延续,管中的液体就是细胞外液。当肌膜兴奋时,动作电位可沿横管传入肌细胞内部。纵管是走行方向与肌原纤维平行的管道,也就是肌浆网,它包绕在肌原纤维周围。纵管在靠近横管附近形成的膨大叫做终池,它是细胞内贮存 Ca^{2+} 的场所,终池内 Ca^{2+} 的浓度比肌浆高 1000 倍左右,膜上有 Ca^{2+} 释放通道,有丰富的钙泵,分别起着顺浓度或逆浓度转运 Ca^{2+} 的作用。在骨骼肌,80% 的横管两侧都有终池,三者共同构成一个三联管结构。在三联管处,横管膜与终池膜之间有一定的间隙,横管与终池并不相通。三联管的作用是把从横管传来的动作电位转换为终池 Ca^{2+} 的释放,终池释放的 Ca^{2+} 是引起肌细胞收缩的直接动因。三联管是实现骨骼肌兴奋 - 收缩耦联的重要结构基础。

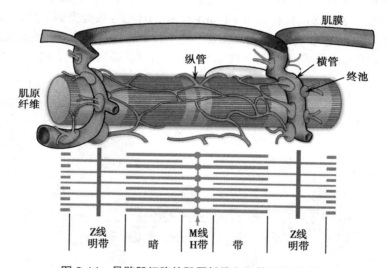

图 2-14 骨骼肌细胞的肌原纤维和肌管系统模式图

(二)骨骼肌兴奋 - 收缩耦联的过程

骨骼肌兴奋 - 收缩耦联的基本过程包括:

1. 骨骼肌细胞膜上的动作电位沿肌膜和横管膜扩布至三联管处,激活横管膜上的电压敏感 L 型 Ca^{2+} 通道。

2. L 型 Ca^{2+} 通道通过变构作用激活终池膜上的 Ca^{2+} 释放通道,终池中 Ca^{2+} 释放入胞浆,胞浆内 Ca^{2+} 浓度升高达静息时的 100 倍,引发肌肉收缩。

3. 细胞质内 Ca^{2+} 浓度升高激活肌浆网膜上的钙泵,细胞质中 Ca^{2+} 被回收至肌浆网,细胞质 Ca^{2+} 浓度降低,出现肌肉舒张。

把肌细胞的兴奋和收缩过程耦联在一起的关键物质是来自肌浆网的 Ca^{2+},故将 Ca^{2+} 称为兴奋 - 收缩耦联因子。如果肌浆中缺少 Ca^{2+},即使肌细胞的兴奋仍可以发生,但因为缺少 Ca^{2+} 而不能引起肌细胞的收缩,这种只产生兴奋不能引发收缩的现象称为"兴奋 - 收缩脱耦联"。值得注意的是,骨骼肌细胞横管膜上的 L 型 Ca^{2+} 通道实际上并没有真正发挥通道的作用,即没有介导细胞外 Ca^{2+} 的内流,而是作为一个电压敏感分子将信号转导给终池膜上的 Ca^{2+} 通道来发挥作用的,这与心肌的兴奋 - 收缩耦联明显不同。

三、骨骼肌的收缩机制

骨骼肌细胞兴奋后,经兴奋 - 收缩耦联过程胞浆内 Ca^{2+} 浓度显著提高,由此诱发肌肉收缩。下面结合骨骼肌的微细结构和分子组成,介绍骨骼肌的收缩机制。

(一) 肌原纤维和肌小节

肌细胞除了具有丰富的肌管系统外,细胞质内还含有大量的肌原纤维。肌原纤维平行排列,纵贯肌细胞全长。每条肌原纤维由若干肌小节组成。在显微镜下观察,肌原纤维沿长轴呈现明、暗交替,被称为明带和暗带(图 2-14)。明带中央有一条与肌原纤维垂直的横线称为 Z 线。暗带中央也有一条横线称为 M 线。暗带中央相对透亮的区域称为 H 带。两条相邻 Z 线之间的区域称为一个肌小节,包括一个位于中间部位的暗带和其两侧各 1/2 的明带。肌小节是肌细胞收缩的基本功能单位。肌细胞的收缩或舒张,实际上就是肌小节的缩短或伸长。肌小节中的明带、暗带,包括暗带中间的 H 带实际上是由不同粗细的肌丝发生不同程度的重叠形成的。明带只有细肌丝,Z 线是联结许多细肌丝的结构;暗带主要由粗肌丝组成,M 线是把许多粗肌丝联结在一起的结构,暗带中比较透亮的 H 带只有粗肌丝,而 H 带两侧的暗带则是粗、细肌丝重叠区。

(二) 肌丝的分子组成

1. 粗肌丝　粗肌丝由肌球蛋白,或称为肌凝蛋白(myosin)分子组成(图 2-15A)。肌球蛋白呈杆状,杆的一端有两个球形的头(图 2-15B)。许多肌球蛋白杆部朝向 M 线聚合成束,形成粗肌丝的主干,头部有规律的裸露于主干表面形成横桥(cross-bridge)。头和杆的连接处类似关节,可以活动。当肌肉安静时,横桥与主干垂直。横桥有两个特性:①在一定条件下可以和细肌丝上的肌动蛋白分子呈可逆性的结合;②具有 ATP 酶的作用,可分解 ATP 提供能量,引起横桥向 M 线方向摆动,拉动细肌丝向 M 线方向滑行。

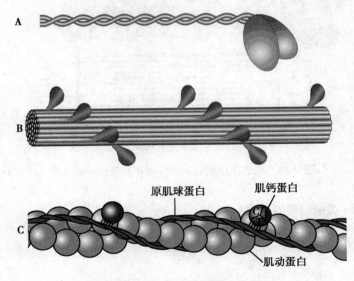

图 2-15　肌丝分子结构示意图
A. 肌球蛋白;B. 粗肌丝;C. 细肌丝

2. 细肌丝　细肌丝由三种蛋白质分子组成,即肌动蛋白或称为肌纤蛋白(actin)、原肌球蛋白或称为原肌凝蛋白(tropomyosin)和肌钙蛋白(troponin)(图 2-15C)。肌动蛋白单体呈球形,许多肌动蛋白分子聚合在一起构成螺旋状,成为细肌丝的主体。在肌动蛋白分子上有与横桥结合的位点。原肌球蛋白呈长杆状,由两条肽链缠绕成双螺旋结构。在细肌丝中,许多原肌球蛋白分子首尾相连而形成长链,沿肌动蛋白双螺旋浅沟旁走行,能阻止肌动蛋白与横桥头部的结合,在肌肉收缩中起调节作用。每个原肌球蛋白分子上还结合有另一个调节蛋白,即肌钙蛋白。肌钙蛋白是一个球形分子,由三个亚单位组成,分别是肌钙蛋白 T、肌钙蛋白 I 和肌钙蛋白 C。静息时,肌钙蛋白 T 和肌钙蛋白 I 分别与肌球蛋白和肌动蛋白结合,将原肌球蛋白保持在遮盖肌动蛋白上结合位点的位置,发挥其"位阻效应";肌钙蛋白 C 具有 Ca^{2+} 结合位点,当肌钙蛋白与 Ca^{2+} 结合后,其构象发生改变,可牵拉原肌球蛋白位移,暴露出肌动蛋白上与横桥结合的位点,使横桥与肌动蛋白上的位点结合引起肌肉收缩。肌球蛋白和肌动蛋白是直接参加肌细胞收缩的蛋白质,故称为收缩蛋白;原肌球蛋白和肌钙蛋白不直接参加肌细胞收缩,而是对收缩过程起调控作用,故称为调节蛋白。

(三) 肌肉收缩的过程

肌细胞的收缩机制目前公认的是肌丝滑行理论。肌丝滑行理论的实验证据是:肌肉收缩时,暗带的长度不变,而明带长度缩短,同时暗带中央的 H 区也相应地变窄。这种现象说明肌肉收缩时,粗肌丝和细肌丝本身并没有缩短、折叠或卷曲,只是细肌丝更进一步的伸入暗带中央,与粗肌丝发生了更大程度的重叠,导致肌节缩短。这种粗细肌丝之间的相对运动称为肌丝滑行。

肌丝滑行的基本过程:当终池内的 Ca^{2+} 进入肌浆后,Ca^{2+} 与细肌丝的肌钙蛋白 C 结合,引起肌钙蛋白构型变化,造成原肌球蛋白发生位移,暴露出肌动蛋白与横桥的结合位点,这个过程称为原肌球蛋白"位阻效应"的解除。这时,粗肌丝上的横桥即与细肌丝上的肌动蛋白结合,于是横桥的 ATP 酶激活,分解 ATP 释放能量,引发横桥向 M 线方向的摆动,将细肌丝拉向粗肌丝内(图 2-16)。横桥一次摆动后便与肌动蛋白解离,并再次将 ATP 水解后复位,如果这时胞浆中的 Ca^2 浓度仍然保持较高,肌动蛋白上的结合位点仍然暴露,横桥就再与细肌丝上的下一个结合位点结合。粗肌丝上的横桥与细肌丝上的肌动蛋白结合、摆动、复位,如此反复的过程,使细肌丝持续向 M 线方向滑行,肌小节逐渐缩短,表现为肌肉收缩。

当肌浆中的 Ca^{2+} 被泵回终池使肌浆内 Ca^{2+} 降低时,Ca^{2+} 与肌钙蛋白分离,原肌球蛋白恢复原来的构型,肌动蛋白上与横桥结合的位点再次被原肌球蛋白掩盖,横桥与肌动蛋白分离,细肌丝从肌小节中央滑出,回到原来的位置,肌小节恢复原有的长度,表现为肌肉舒张。

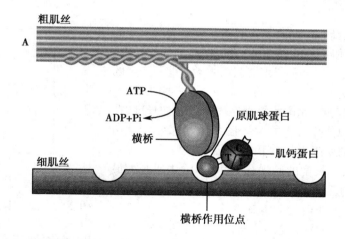

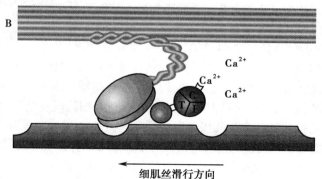

图 2-16 肌丝滑行机制示意图
A. 肌肉舒张;B. 肌肉收缩

肌肉的收缩需要不断消耗 ATP,用于横桥的摆动;肌肉的舒张也要消耗 ATP,用于钙泵活动,将肌浆中的 Ca^{2+} 泵回到肌浆网内。肌肉的收缩和舒张都要消耗能量,都属于主动过程。

四、骨骼肌收缩效能及影响因素

(一)骨骼肌的收缩效能

骨骼肌收缩效能(performance of contraction)是指肌肉收缩时产生的张力大小、缩短程度以及产生张力或缩短的速度。根据肌肉收缩的外部表现,可将骨骼肌收缩分为等长收缩和等张收缩。

1. 等长收缩　肌肉收缩时长度保持不变而只有张力增加的收缩称为等长收缩(isometric contraction)。等长收缩是在阻力负荷较大,肌肉收缩产生的张力不足以克服后负荷时产生的一种收缩形式。如提重物但没能提起时,上肢肌肉的收缩属于等长收缩。这时虽然横桥产生的力作用于细肌丝,但由于阻力过大,没有发生肌丝滑行,因而肌肉的长度没有缩短,但肌肉产生了很大的张力。

2. 等张收缩　肌肉收缩时张力不变而长度缩短的收缩称为等张收缩(isotonic contraction)。等张收缩是当肌肉收缩产生的张力等于或大于后负荷时出现的肌肉收缩形式。它的主要作用是使物体位移,完成肌肉做功。

人体骨骼肌的收缩大多数情况下是混合式的,既有张力的增加又有长度的缩短,而且总是张力增加在前,长度缩短在后。当肌肉开始收缩时,一般只有肌张力的增加,当肌张力等于或超过阻力负荷时,肌肉才会出现缩短。有些肌肉主要表现为等长收缩,例如人体抗重力肌的收缩就是以产生张力为主,用来持续性抵抗重力,维持一定的姿势;有些肌肉则表现出明显的等张收缩,例如四肢的骨骼肌常常表现有明显的缩短,用于改变肢体的位置,完成某个动作。

(二)影响骨骼肌收缩效能的因素

肌肉收缩效能受到前负荷、后负荷、肌肉收缩能力以及收缩总和的影响。对骨骼肌而言,影响或改变收缩效能最主要的是通过收缩的总和即改变参与收缩的骨骼肌细胞的数量和肌肉收缩的复合程度实现的。

1. 前负荷　前负荷(preload)是指肌肉在收缩前所承受的负荷。前负荷决定了肌肉在收缩前的长度,即肌肉的初长度。在等长收缩条件下,测定不同初长度时肌肉主动收缩所产生的张力,可得到主动张力与肌肉长度的关系曲线(图 2-17),肌肉长度-张力关系曲线表明,肌肉收缩存在一个最适初长度,在此初长度下收缩,可以产生最大的主动张力,大于或小于此初长度,肌肉收缩产生的肌张力都会下降。肌肉长度-张力关系曲线的这一特点与肌节长度的变化有关,图 2-17 中肌张力最高的 B-C 段所对应的肌节长度为 2.0~2.2μm。由于整个肌肉的初长度决定了收缩前肌肉每个肌节的长度和肌丝间的相互关系。因此能维持最适肌节长度的肌肉初长度,就是肌肉的最适初长度,这时的前负荷称为最适前负荷。骨骼肌的最适前荷或最适初长度时,粗、细肌丝处于最适重叠状态,粗肌丝的横桥与细肌丝结合位点的结合数量最多,所以作功效率最高,

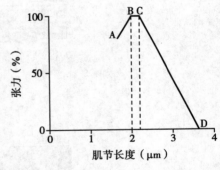

图 2-17　肌节长度和肌张力的关系示意图

B-C 点之间对应的肌节长度为最适初长度,产生张力最大;小于或大于最适初长度时(A,D)张力下降

进行等长收缩时产生的肌张力可达到最大值;当前负荷过小时如图中的 A 点,这时肌节过短,细肌丝穿过 M 线造成两侧细肌丝相互重叠和发生卷曲,影响了部分横桥与细肌丝的接触,有效结合点数量减少,肌肉收缩的张力相应减小;前负荷过大时,肌节被拉长,粗、细肌丝重叠程度降低,横桥与细肌丝结合位点的结合数量也减少,收缩时产生的张力也会下降。图 2-17 中 D 点所示肌节长度超过了正常肌节的最大长度,细肌丝完全从粗肌丝中拉出,横桥与细肌丝上的位点完全不能结合,这时肌肉就不能发生收缩,产生的张力为零。

2. 后负荷　后负荷(afterload)是指肌肉在收缩后所承受的负荷。后负荷是肌肉收缩的阻力或作功对象,它影响肌肉收缩产生的张力和速度。肌肉在有后负荷作用的情况下收缩,总是先有张力的增加以克服后负荷的阻力,然后才有长度的缩短。在等张收缩的条件下,测定不同后负荷时肌肉产生的张力和

缩短的速度,可得到张力-速度关系曲线(图2-18)。随着后负荷的增加,收缩张力增加而缩短速度减小。当后负荷为零时,肌肉可产生最大的缩短速度(V_{max});当后负荷增加到肌肉完全不能缩短时,便可产生最大的收缩张力(P_0)。显然,后负荷过小或过大都会降低肌肉作功的效率。因为后负荷过小,虽然肌肉的缩短速度可以很快,但是它的肌张力会同时下降;反之,后负荷过大,在肌张力增加的同时,肌肉缩短速度会减慢。适度的后负荷才能获得肌肉作功的最佳效率。后负荷加大引起肌张力增大,是因为同一时间内与肌动蛋白结合的横桥数目增加的结果,用以克服增大的后负荷;后

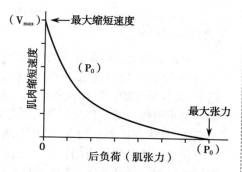

图2-18　骨骼肌的张力-速度关系曲线

负荷加大使肌肉缩短速度减小是由于在后负荷加大的情况下横桥摆动速度减慢所致。

3. 肌肉收缩能力　肌肉收缩能力(contractility)是指与前负荷和后负荷均无关的影响肌肉收缩效能的肌肉内在特性。肌肉收缩能力提高后,收缩时产生的张力和缩短的速度都会提高,使肌肉作功效率增加。肌肉收缩能力提高的表现是,长度-张力曲线上移和张力-速度曲线右上移。前者表明,在前负荷不变时肌肉进行等长收缩时产生的最大张力可以增加;后者表明,当后负荷一定时,肌肉缩短的速度可以增加。肌肉收缩能力降低,则有相反的表现。肌肉收缩能力属于肌肉的内在特性,主要是由兴奋-收缩耦联期间肌浆中 Ca^{2+} 浓度的变化和横桥的 ATP 酶活性所决定的。许多神经递质、体液因子、病理因素和药物,都可以通过上述途径影响肌肉收缩能力,对于心肌,肌肉收缩效能的改变具有重要的生理意义。

4. 收缩的总和　通过收缩总和,骨骼肌可快速调节其收缩强度。骨骼肌收缩的总和是在神经系统调节下完成的。骨骼肌收缩的总和有以下两种形式:

(1)多纤维总和:指多根肌纤维同步收缩产生的叠加效应。中枢神经系统通过改变参与运动的运动单位数量来改变肌肉收缩强度的一种调节方式。运动单位是指一个运动神经元(如脊髓前角运动神经元)及其所支配的肌纤维。一块骨骼肌内有数量不等的运动单位,当少量的运动单位活动时,可以使肌肉发生较弱的收缩;当较多的运动单位活动时,收缩就可以进一步总和,产生更大的肌张力。

(2)频率总和:指提高骨骼肌收缩频率而产生的叠加效应,这是运动神经通过改变发放冲动的频率调节骨骼肌收缩形式和效能的一种方式(图2-19)。当骨骼肌受到一次短促刺激时,可发生一次动作电位,随后出现一次完整的收缩和舒张过程,这种收缩形式称为单收缩(twitch)。当动作电位的频率增加到一定程度时,由前后两个动作电位所触发的两次收缩就可能叠加起来,产生收缩总和。如果刺激的频率相对较低,后一次收缩过程叠加在前一次收缩过程的舒张期,所产生的收缩总和称为不完全强直收缩(incomplete tetanus),记录的收缩曲线呈锯齿状;如提高刺激频率,后一次收缩过程叠加在前一次收缩过程的收缩期,所产生的收缩总和称为完全强直收缩(complete tetanus),记录的收缩曲线平滑而连续,无舒张造成的痕迹。通常所说的强直收缩是指完全强直收缩。在等长收缩条件下,完全强直收缩产生的肌张力可达单收缩的3~4倍。在生理条件下,支配骨骼肌的传出神经总是发出连续的冲动,所以骨骼肌的收缩都是强直收缩。即使在静息状态下,中枢神经也经常发放低频率的神经冲动至骨骼肌,使之产生一定程度的强直收缩,这种微弱而持续的收缩称为肌紧张(见第十章)。

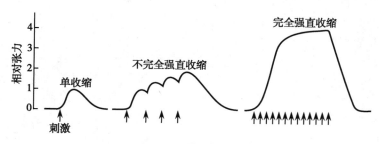

图2-19　骨骼肌收缩的频率效应总和

(苏莉芬　郝　玲)

本章小结

　　细胞是构成人体最基本的结构和功能单位。它的基本功能包括细胞的跨膜物质转运功能、信号转导功能、生物电现象和细胞的收缩功能等。细胞的跨膜物质转运功能包括单纯扩散、易化扩散、主动转运和膜泡运输四种方式。细胞的信号转导功能包括 G 蛋白耦联受体介导的信号转导、离子通道受体介导的信号转导和酶耦联受体介导的信号转导。细胞在进行生命活动时都有生物电现象，称为细胞的生物电，主要表现为静息状态下的静息电位和受刺激后产生的动作电位。动作电位是细胞产生兴奋的标志，它的产生是"全或无"式的，能够进行不衰减的脉冲式传导。骨骼肌的收缩包括神经 - 肌接头处的兴奋传递、兴奋 - 收缩耦联和肌丝滑行三个过程。

扫一扫　测一测

思考题

　　1. 细胞膜进行跨膜物质转运的方式有哪些？各有何特点？

　　2. 请比较局部电位与动作电位有何不同？

　　3. 用阈刺激或阈上刺激神经干时产生的动作电位幅度有何不同？同样的两种刺激分别刺激单根神经纤维时情况如何？

　　4. 为什么说解磷定是治疗有机磷酯类药物中毒的特效解毒剂？

　　5. 试比较神经冲动在神经纤维上的传导与在神经 - 肌肉接头处的传递有何不同？

　　6. 当给蛙坐骨神经一个阈上刺激时，与之相连的腓肠肌产生了收缩，试分析经历了哪些生理反应过程？

　　7. 患者女性，30 岁，近 3 个月来感觉全身乏力和易疲劳。近 1 周，上述症状明显加重，梳头困难伴有眼睑下垂，上楼时多次跌倒在地，但上述症状休息后可缓解。使用新斯的明治疗后肌力有所恢复。体格检查：血中抗胆碱能受体数量增多；肌电图重复刺激运动神经元时骨骼肌的反应下降。诊断：重症肌无力。请思考：①神经 - 肌接头处的兴奋传递的过程和特点。②根据临床检查分析患者肌无力以及为什么新斯的明能恢复肌力。

病例型思考题：思路解析

第三章　血　液

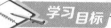

学习目标

1. 掌握：血液的组成及理化特性、红细胞的生理特性和功能、红细胞的生成与破坏、白细胞和血小板的生理功能、血液凝固的概念及基本步骤、ABO 血型的分型及临床输血的基本原则。
2. 熟悉：血液凝固的机制及影响血液凝固的因素。
3. 了解：纤维蛋白溶解、Rh 血型及临床意义。

血液(blood)是存在于心血管系统内的流体组织,由血浆(plasma)和悬浮于其中的血细胞(blood cells)组成。血液具有运输功能,运输 O_2、CO_2、营养物质、激素及代谢产物等;血液具有防御和保护功能,参与机体的生理性止血、抵抗细菌、病毒等微生物引起的感染和各种免疫反应;血液具有调节功能,血液中存在多组缓冲物质,可调节酸碱平衡;血液参与体温的调节,在维持机体内环境稳态中发挥非常重要的作用。

当血液总量或组织、器官的血流量不足时,可造成组织损伤,严重时甚至危及生命。很多疾病可导致血液的成分或性质发生特征性的变化,临床血液检查在医学诊断上具有重要价值。

动画:人体血液流动动画

第一节　血液的组成及理化性质

一、血液的组成

血液包括血浆和悬浮于其中的血细胞。血细胞分为红细胞、白细胞和血小板三类。取一定量的血液经抗凝处理后,置于比容管中,以每分钟 3000 转的速度离心 30 分钟后,由于比重不同,可见血液分为三层(图 3-1):上层淡黄色透明液体为血浆,占总体积的 50%~60%;下层为深红色不透明的红细胞,占总体积的 40%~50%;上下两层中间是一薄层灰白色的白细胞和血小板,约占总体积的 1%。

血细胞在全血中所占的容积百分比称为血细胞比容(hematocrit)。正常成年男性的血细胞比容为 40%~50%,成年女性为 37%~48%,新生儿约为 55%。由于血液中白细胞和血小板所占容积百分比很小,故血细胞比容主要反映血液中红细胞的相对浓度,亦称红细胞比容。例如,贫血患者红细胞数量减少,血细胞比容降低;严重呕吐腹泻和大面积烧伤患者,血浆水分丧失过多,导致血细胞比容升高。

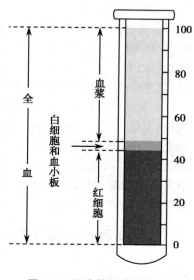

图 3-1　血液的组成示意图

血浆是由 91%~92% 的水和 8%~9% 的溶质组成的混合溶液。水的含量与循环血量的相对恒定密切相关。溶质中小分子物质约占血浆总量的 2%,包括多种电解质和小分子有机物(如营养物质、代谢产物及激素等)。血浆蛋白是血浆中多种蛋白质的总称。用盐析法可将血浆蛋白分为白蛋白(albumin)、球蛋白(globulin)、纤维蛋白原(fibrinogen)三类。正常成人的血浆蛋白含量约 60~80g/L,其中白蛋白为 40~50g/L,球蛋白为 20~30g/L,纤维蛋白原仅为 2~4g/L,白蛋白 / 球蛋白(A/G)的比值约为(1.5~2.5) : 1,少数球蛋白由淋巴系统产生,白蛋白和大多数球蛋白主要由肝脏产生,肝脏疾病时,常致 A/G 比值下降,甚至倒置。

血液的组成如下:

$$
\text{血液}
\begin{cases}
\text{血浆}(50\%{\sim}60\%)
\begin{cases}
\text{水}(91\%{\sim}92\%) \\
\text{溶质}(8\%{\sim}9\%)
\begin{cases}
\text{血浆蛋白}
\begin{cases}
\text{白蛋白} \\
\text{球蛋白} \\
\text{纤维蛋白原}
\end{cases} \\
\text{电解质}
\begin{cases}
Na^+, K^+, Ca^{2+}, Mg^{2+} \\
HCO_3^-, Cl^-, HPO_4^{2-}, SO_4^{2-}
\end{cases} \\
\text{其他:激素、代谢产物、营养物}
\end{cases}
\end{cases} \\
\text{血细胞}(40\%{\sim}50\%)
\begin{cases}
\text{红细胞} \\
\text{白细胞} \\
\text{血小板}
\end{cases}
\end{cases}
$$

血浆蛋白的主要功能有:①运输功能,协调运输激素、脂类物质、离子、维生素及多种代谢产物;②形成血浆胶体渗透压,调节血管内外水的分布;③参与凝血、抗凝血以及纤溶功能;④免疫功能,抵抗病原微生物;⑤营养功能;⑥缓冲功能,血浆白蛋白及其钠盐组成的缓冲对具有缓冲作用(表 3-1)。

表 3-1 血浆蛋白的正常值及主要功能

蛋白质	血浆中的浓度(g/L)	主要功能
白蛋白	40~50	形成胶体渗透压;转运 Ca^{2+}、脂肪酸及其他亲脂物质
α_1- 球蛋白	2~4	转运脂质、甲状腺素、肾上腺皮质激素;胰蛋白酶和糜蛋白酶的抑制物
α_2- 球蛋白	4~9	氧化酶功能、纤溶酶抑制物、结合游离的血红蛋白
β- 球蛋白	6~11	转运脂质和铁;补体蛋白质
γ- 球蛋白	13~17	循环抗体
纤维蛋白原	2~4	血液凝固;血小板聚集

二、血量

血量(blood volume)指人体内血液的总量。正常成年人的血量约占体重的 7%~8%,即每千克体重约有 70~80ml 血量,其中大部分在心血管系统中快速循环流动称为循环血量,小部分滞留在肝、肺、腹腔静脉以及皮下静脉丛内等储血库中,流动很慢,称为储存血量。剧烈运动、情绪紧张以及应急状态时,储血库中血液可释放进入循环,补充循环血量的不足,适应机体需要。

相对稳定的血量有助于维持正常的血压和血流,保证组织、器官的血液供应。如果人体一次少量失血(不超过全身血量的 10%)时,由于心脏活动增强,血管收缩和储血库中血液释放等代偿作用,血管充盈度变化不明显,机体可无明显临床症状。丢失的水、电解质可在 1~2 小时内恢复,血浆蛋白由肝迅速合成,红细胞由于骨髓造血功能加强,在一个月内可得到补充而恢复。如果一次失血量较多(达全身血量 20%)时,机体的代偿功能将不足以维持正常血压,便出现脉搏细速、四肢冰冷、口渴、乏力、眩晕等症状。严重失血(达全身血量 30% 以上)时,如不及时抢救,将危及生命。

三、血液的理化特性

(一)颜色

血液的颜色主要取决于红细胞内血红蛋白的颜色。动脉血中红细胞含氧合血红蛋白较多,呈鲜红色;静脉血中红细胞含去氧血红蛋白较多,呈暗红色。空腹血浆清澈透明,进餐后,尤其摄入较多的脂类食物,血浆中悬浮着脂蛋白微滴而变得混浊。临床上进行某些血液化学成分检测时,要求空腹采血,以避免食物对检测结果产生影响。

(二) 比重

正常人全血比重为 1.050~1.060,其高低主要取决于红细胞数量,血液中红细胞数越多血液的比重越大。血浆的比重为 1.025~1.030,主要取决于血浆蛋白的含量,血浆中蛋白质含量越多,血浆比重越大。可通过测定全血或血浆比重间接估算红细胞数量或血浆蛋白含量。

(三) 黏滞性

液体的黏滞性是由其内部分子或颗粒间的摩擦而产生。血液包含血细胞和血浆,全血的黏滞性为水的 4~5 倍,主要取决于红细胞的数量;血浆的黏滞性为水的 1.6~2.4 倍,主要取决于血浆蛋白的含量。长期生活在高原地带,红细胞数增多,血液的黏滞性增大;大面积烧伤的病人,由于血浆的大量渗出,红细胞数相对增多,血液的黏滞性增高;此外,血液流速小于一定速度时,红细胞发生叠连,血液黏滞性亦增高。血液的黏滞性是形成血流阻力的重要因素之一。

(四) 渗透压

1. 渗透现象和渗透压　溶液中溶质分子从高浓度区域到低浓度区域转移,直至均匀分布的现象,称为扩散;如果在不同浓度的溶液间用半透膜隔开,由于半透膜只允许溶剂分子通过,不允许溶质分子通过,结果会出现溶剂分子通过半透膜进入较高浓度溶液的过程,称为渗透现象。导致这种现象的根本原因在于不同浓度的溶液其渗透压不同。

渗透压(osmotic pressure)是指溶液中溶质分子吸引水分子透过半透膜的能力。渗透压的大小与溶质颗粒的数目成正比,与溶质的种类和分子大小无关。通常用压力(mmHg)或浓度(mOsm)作为渗透压的单位。

2. 血浆渗透压的组成及正常值　正常人的血浆渗透压为 300mOsm/L(280~320mOsm/L)。血浆渗透压由两部分组成:①血浆晶体渗透压(crystal osmotic pressure),由血浆中小分子物质形成,80% 来自 Na^+ 和 Cl^-。由于晶体物质分子量小,溶质颗粒数较多,晶体渗透压约占血浆总渗透压的 99.6%。②血浆胶体渗透压(colloid osmotic pressure),由血浆蛋白分子颗粒形成。由于血浆蛋白中白蛋白的分子数量远多于球蛋白,故血浆胶体渗透压主要由白蛋白形成。胶体渗透压仅占血浆总渗透压的 0.4%,一般不超过 1.5mOsm/L,相当于 25mmHg。

知识拓展

等渗溶液和等张溶液

在临床或生理学实验中使用的各种溶液,其渗透压与血浆渗透压相等的溶液称为等渗溶液,高于或低于血浆渗透压的溶液称为高渗溶液或低渗溶液。0.85% NaCl 溶液和 5% 葡萄糖溶液均为等渗溶液。但并非所有的等渗溶液均能使悬浮于其中的红细胞保持正常形态和大小,例如 1.9% 的尿素溶液与血浆等渗,而红细胞置于其中时,很快即发生破裂溶血。这是因为尿素能够自由通过红细胞膜,不能在溶液中保持与红细胞内相等张力的缘故。所谓"张力"是指溶液中不能通过红细胞膜的溶质颗粒所产生的渗透压。1.9% 的尿素溶液,虽与血浆等渗,但因尿素能够透入红细胞而不能保持其张力,故它虽是等渗溶液但不是等张溶液。临床上把能使悬浮于其中的红细胞保持正常形态和大小的溶液,称为等张溶液。NaCl 不能自由透过红细胞膜,所以 0.85% NaCl 溶液既是等渗溶液也是等张溶液。

0302

图片:红细胞在不同溶液中的形态

3. 血浆渗透压的作用　血浆中大部分的晶体物质不易通过细胞膜,而水分子能自由通过。正常状态下细胞内外溶液的渗透压相等,水分子出入细胞的量保持动态平衡,若改变一侧溶液的渗透压,膜内外就会出现渗透压差而发生渗透现象(图 3-2)。例如高渗性脱水,血浆晶体渗透压高于血细胞内晶体渗透压,水就会从红细胞内到细胞外,红细胞体积变小,甚至细胞膜出现皱褶,进而影响其功能。血浆晶体渗透压对维持血细胞内外水的平衡以及血细胞的正常形态起重要作用。

毛细血管壁通透性很高,允许除蛋白质以外的其他小分子物质自由进出,在血管内外不形成晶体

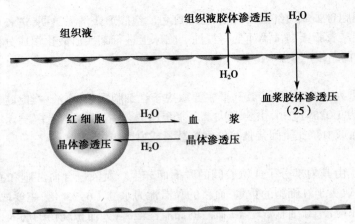

图 3-2 血浆晶体渗透压与胶体渗透压作用示意图

渗透压差,因此晶体渗透压不会影响血管内外水的交流。而血浆蛋白一般不能通过毛细血管壁,能够在血管内外形成胶体渗透压差,所以血浆胶体渗透压虽然很小,但在调节血管内外的水平衡和维持正常的血浆容量中起重要作用。当肝、肾疾病或营养不良导致血浆蛋白含量降低时,可因血浆胶体渗透压降低,导致毛细血管漏出液体增多而出现组织水肿。

（五）酸碱度

正常人血浆呈弱碱性,pH 值为 7.35~7.45。血液 pH 值低于 7.35,为酸中毒;高于 7.45,为碱中毒,如果血浆 pH 值低于 6.9,或高于 7.8,将危及生命。血液的酸碱平衡主要取决于血浆中的缓冲对,如血浆中的 $NaHCO_3/H_2CO_3$、蛋白质钠盐 / 蛋白质、Na_2HPO_4/NaH_2PO_4 ;红细胞中的血红蛋白钾盐 / 血红蛋白、氧合血红蛋白钾盐 / 氧合血红蛋白、K_2HPO_4/KH_2PO_4、$KHCO_3/H_2CO_3$ 等,其中 $NaHCO_3/H_2CO_3$ 是血液中最重要的缓冲对。当机体代谢产酸或产碱增多时,通过缓冲作用维持酸碱平衡。肺和肾在排出体内过剩的酸和碱中发挥重要作用。

四、血液的免疫学特性

机体在日常活动中不断暴露于细菌、病毒、真菌、寄生虫等环境中,这些病原生物的入侵可引起组织器官的损害和生理功能的异常,甚至死亡。机体抵御病原体感染的关键系统是免疫系统。免疫系统由免疫器官、免疫细胞和免疫分子组成。血液中有许多成分参与了免疫系统,免疫细胞(如各类白细胞)和免疫分子(如血浆中各种 γ- 球蛋白)等,因此,血液与免疫系统的功能密不可分。免疫可分为固有免疫和获得性免疫两类。

（一）固有免疫

固有免疫(innate immunity)是指生物体在长期的种系发育和进化过程中逐渐建立的一种防御功能。这类免疫功能由遗传获得,且因不具有针对某一类抗原的特异性,故又称非特异性免疫。固有免疫细胞及固有免疫分子(如血浆中的补体等)是实现非特异性免疫功能的重要效应细胞和效应分子。固有免疫细胞包括吞噬细胞(如中性粒细胞和单核 - 巨噬细胞系统)、树突状细胞(dendritic cell,DC)、自然杀伤细胞(natural killer,NK)、自然杀伤 T 细胞等。当有细菌入侵时,骨髓生成大量的中性粒细胞、单核细胞并释放增多,经血液运送到入侵部位附近,中性粒细胞、单核细胞相继穿越毛细血管壁,游走到入侵局部,然后识别、吞噬并杀灭细菌或进行抗原呈递,以激活 T 淋巴细胞。NK 细胞能够非特异性地杀伤肿瘤细胞和被病毒及胞内病原体感染的靶细胞。补体是人或动物正常新鲜血清和组织液中存在的一组与免疫有关、且具有酶活性的球蛋白,可被细菌脂多糖或抗原 - 抗体复合物等激活物激活。激活的补体可导致细胞和细菌溶解。因此,固有免疫是机体抵御病原微生物入侵的第一道防线,并启动和参与获得性免疫应答。

（二）获得性免疫

获得性免疫(acquired immunity)是指个体出生后与抗原物质接触后产生或接受免疫效应因子后获得的可专一性地与某种抗原物质起反应的防御功能,又称特异性免疫(specific immunity)。获得性免疫是通过免疫系统产生针对某种抗原的特异性抗体或活化的淋巴细胞而攻击破坏相应入侵的病原生物或毒素,前者称为体液免疫,后者称为细胞免疫。获得性免疫主要依赖特异性免疫细胞包括 T 淋巴细胞和 B 淋巴细胞的参与。抗体是由 B 细胞发育而来的浆细胞产生的能与抗原进行特异性结合的免疫球蛋白(immunoglobulin,Ig)。Ig 按其重链结构可分为 IgM、IgG、IgA、IgD 和 IgE 五类。抗体可与侵入机体的病毒或细菌毒素结合,可使病毒失去进入细胞的能力或中和细菌毒素的毒性(称为中和作用)。B 淋巴细胞通过分化为具有抗原特异性的浆细胞产生抗体而引起体液免疫。T 淋巴细胞通过形成活化的效应淋巴细胞以及分泌细胞因子引起细胞免疫。

综上所述,血液中的各种白细胞如中性粒细胞、嗜酸性粒细胞、嗜碱性粒细胞、单核细胞和淋巴细胞及血浆中的各种抗体和补体是机体免疫细胞和免疫分子的重要成分,在机体的免疫防御中发挥重要作用。

第二节 血 细 胞

血细胞包括红细胞、白细胞和血小板,它们均起源于造血干细胞。在个体发育的过程中,造血中心不断迁移,逐渐由胚胎早期的卵黄囊造血转移到肝、脾,并过渡到骨髓造血。出生后血细胞几乎都是在骨髓生成,在造血需要增加时,骨髓外造血组织仍具有一定的代偿作用。到 18 岁左右,只有椎骨、髂骨、肋骨、胸骨、颅骨和长骨近端骨骺处有造血骨髓,其造血组织总量完全能够满足正常需要。若成年人出现骨髓外造血,是造血功能紊乱的表现。

一、红细胞

(一) 红细胞的形态、数量和功能

1. 形态　红细胞(red blood cell,RBC)在正常时呈双凹圆碟形,直径约为 $7\sim8\mu m$,中央较薄,周边较厚,无核。

2. 数量　红细胞是血液中数量最多的细胞,我国成年男性红细胞的数量为 $(4.0\sim5.5)\times10^{12}/L$,平均为 $5.0\times10^{12}/L$;女性为 $(3.5\sim5.0)\times10^{12}/L$,平均为 $4.2\times10^{12}/L$;新生儿为 $6.0\times10^{12}/L$ 以上。红细胞内的蛋白质主要是血红蛋白(hemoglobin,Hb),我国成年男性血红蛋白的浓度为 120~160g/L;成年女性为 110~150g/L;新生儿血红蛋白浓度可达 170~200g/L。

生理情况下,红细胞数量和血红蛋白含量,随年龄、性别、体质、生活环境不同而有一定差异,如:孕妇妊娠后期由于血浆量相对增多,血红蛋白浓度相对减少。高原居民红细胞数量和血红蛋白含量均高于海平面居民。在末梢血液中,单位容积内的红细胞数或血红蛋白含量低于正常,称为贫血。

3. 功能　红细胞的主要功能是运输 O_2 和 CO_2,这一功能主要是由血红蛋白完成的。血红蛋白只有存在于红细胞内才具有携带 O_2 和 CO_2 的功能。当红细胞破裂时,血红蛋白逸出,其携带 O_2 和 CO_2 的功能丧失。当血红蛋白与一氧化碳结合形成一氧化碳血红蛋白,或分子中所含 Fe^{2+} 被氧化为 Fe^{3+},形成高铁血红蛋白时,其携带 O_2 和 CO_2 的功能亦丧失。此外红细胞还参与对血液中的酸、碱物质的缓冲作用。

(二) 红细胞的生理特性

1. 可塑变形性　红细胞在全身血管中循环运行时,常要通过直径比它小的毛细血管和血窦孔隙,这时红细胞将发生卷曲变形,通过之后又恢复原状,这种特性称为红细胞的可塑变形性(图 3-3)。红细胞的可塑变形能力与红细胞膜的弹性、流动性、表面积成正变关系,与红细胞黏度(血红蛋白浓度增加或变性时,黏度增加)成反变关系。因此,衰老的红细胞、球形红细胞、血红蛋白异常均可降低红细胞的可

图片:正常红细胞扫描电镜图

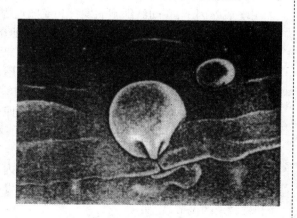
图 3-3　红细胞挤过脾窦的内皮细胞裂隙(大鼠)

塑变形能力。

2. 悬浮稳定性 生理状态下,红细胞能相对稳定地悬浮于血浆中而不易下沉,红细胞的这一特性称为悬浮稳定性(suspension stability)。将经过抗凝处理的血液置于垂直放置的血沉管中,红细胞由于比重大而下沉,但正常时下沉的速度十分缓慢。通常以第一小时末红细胞沉降的距离表示红细胞沉降速度,称为红细胞沉降率(erythrocyte sedimentation rate,ESR),简称血沉。用魏氏法检测的正常值,成年男性为0~15mm/h,女性为0~20mm/h。沉降率愈快,表示红细胞的悬浮稳定性愈小。

红细胞的悬浮稳定性,来源于双凹圆碟形的红细胞在下降时与血浆之间的摩擦阻力。在某些疾病,如活动性肺结核、风湿热、晚期癌症等,红细胞能彼此较快地以凹面相贴,形成红细胞叠连。红细胞叠连的发生,使其与血浆的摩擦阻力下降,血沉加快。红细胞易于发生叠连的原因在于血浆成分的变化,而不在于红细胞本身。通常血浆中球蛋白、纤维蛋白原及胆固醇含量增加,血沉加快;而白蛋白、卵磷脂含量增加时,则血沉减慢。

3. 渗透脆性 红细胞在等渗溶液(如0.85% NaCl溶液)中才能维持其正常形态和大小。若将红细胞置于0.6%~0.8% NaCl溶液中,红细胞会膨胀变形;若置于0.40%~0.45% NaCl溶液中,有部分红细胞破裂溶血;若置于0.30%~0.35% NaCl低渗溶液中,出现完全溶血。这说明红细胞膜对低渗溶液有一定的抵抗力,这种抵抗力的大小,用渗透脆性(osmotic fragility)来表示。渗透脆性越大,表示其对低渗溶液的抵抗力越小,越容易发生破裂溶血。生理情况下,衰老的红细胞对低渗溶液的抵抗力降低,即脆性高;而初成熟的红细胞抵抗力高,即脆性低。有些疾病可影响红细胞的脆性,如遗传性球形红细胞增多症的患者红细胞脆性变大。测定红细胞的渗透脆性有助于一些疾病的临床诊断。

(三)红细胞的生成与破坏

1. 红细胞的生成

(1)生成的部位:胚胎时期,红细胞在卵黄囊、肝、脾和骨髓生成;出生以后,红骨髓是制造红细胞的唯一场所。红细胞的发育和成熟是一个连续而又分阶段的过程,即由骨髓造血干细胞分化为红系祖细胞,经原红细胞发育为早幼红细胞、中幼红细胞、晚幼红细胞、网织红细胞,最后成为成熟的红细胞,当骨髓造血功能增强时,释放入血的网织红细胞大量增加。某些理化因素,如放射性物质、药物(氯霉素和抗癌药)等能够抑制骨髓的造血功能引起贫血,这种由于骨髓造血功能障碍而引起的贫血称为再生障碍性贫血。

(2)生成的原料:红细胞的主要成分是血红蛋白,合成血红蛋白的基本原料是铁和蛋白质。成人每天需要20~30mg铁用于红细胞生成。铁的来源有两部分:一部分是体内的红细胞破坏后释放出来的"内源性铁"的再利用,占95%;另一部分是从食物中摄取的"外源性铁"。由血红蛋白分解释放出的"内源性铁",每日约25mg,绝大部分以铁蛋白形式储存于肝、骨髓和巨噬细胞系统,供造血需要时重复应用,很少丢失;外源性铁多为Fe^{3+},必须在胃酸作用下转变为Fe^{2+}才能被吸收。内源性铁丢失增多或铁经消化道的吸收量减少以及机体对铁的需要量相对增多,是引起缺铁性贫血的主要原因。如慢性失血性疾病、孕妇、哺乳期妇女,以及胃酸缺乏或食物中缺铁者,均可造成缺铁性贫血。由于血红蛋白合成减少,此种贫血的特征是红细胞体积较小,又称小细胞低色素性贫血。

(3)成熟因子:在幼红细胞的发育和成熟过程中,叶酸是合成DNA过程中必需的辅酶。如叶酸缺乏,骨髓中有核红细胞核内DNA合成障碍,细胞的分裂增殖速度减慢,使红细胞的生长停滞在初始状态而不能成熟,形成巨幼红细胞性贫血。

维生素B_{12}的作用是增加叶酸在体内的利用,从而间接地促使DNA的合成,因而维生素B_{12}的缺乏同样可以引起巨幼红细胞性贫血。维生素B_{12}需要与胃黏膜壁细胞分泌的内因子结合成复合物,能保护维生素B_{12}免受肠道内消化酶的破坏,促进维生素B_{12}在回肠的吸收。因此,患萎缩性胃炎、胃癌等疾病或部分胃切除的病人,可因内因子缺乏,引起维生素B_{12}吸收障碍而发生巨幼红细胞性贫血。

(4)红细胞生成的调节:正常情况下,人体内红细胞数量保持相对恒定。当人体所处环境或功能状态发生变化时,红细胞生成的数量和速度会发生适当的调整。红细胞的生成主要受促红细胞生成素和雄激素的调节。

1)促红细胞生成素:促红细胞生成素(erythropoietin,EPO)是一种由肾合成的糖蛋白,此外,肝细

图片:红细胞生成图

胞和巨噬细胞亦可合成少许。促红细胞生成素的主要作用是促进红系祖细胞增殖、分化及骨髓释放网织红细胞。这主要是由于晚期红系祖细胞上促红细胞生成素受体密度最高的缘故。组织缺氧是刺激促红细胞生成素合成释放增多的主要原因。当组织缺氧或耗氧量增加时,促红细胞生成素的浓度增加,使红细胞生成增多,增加循环血中红细胞数量,提高血液的运氧能力,以满足组织对氧的需要。例如高原居民、长期从事体力劳动或体育锻炼的人以及肺心病患者等,其红细胞数量较多,就是由于组织缺氧的刺激,使肾组织合成促红细胞生成素增加所致。严重肾疾患时,肾合成的促红细胞生成素减少,是患者贫血的原因之一。

有资料提示,再生障碍性贫血可能与红系祖细胞上促红细胞生成素受体缺陷有关。用分子生物学手段已从肾组织中提取出编码促红细胞生成素的 mRNA,且重组的人类促红细胞生成素已用于临床促进红细胞的生成。

2)雄激素:主要作用于肾,促进促红细胞生成素的合成,使骨髓造血功能增强,血液中红细胞数量增多;雄激素还可直接刺激红骨髓,使红细胞生成增多。成年男性红细胞数量多于女性与此有关。

此外,甲状腺激素、生长素、糖皮质激素对红细胞的生成也有一定的促进作用。

2. 红细胞的破坏 红细胞的平均寿命约为 120 天。每天约有 0.8% 的红细胞更新。衰老的红细胞可塑变形能力减弱,脆性增加,容易滞留于小血管和血窦孔隙内,或在湍急的血流中因机械冲撞而破损。衰老破损的红细胞主要在肝、脾等处被巨噬细胞吞噬消化后,铁可被再利用,脱铁血红素转变为胆色素随粪或尿排出体外。

在血管内破坏的红细胞释放出的血红蛋白,与血浆中的触珠蛋白结合被肝摄取,经处理后,铁以铁黄素形式沉着于肝细胞中,而脱铁血红素亦被转变为胆色素排出。严重溶血情况下,当血红蛋白释放量大于 1.0g/L,超过了触珠蛋白结合能力,血红蛋白直接经肾由尿排出,称"血红蛋白尿"。

二、白细胞

(一)白细胞的分类和正常值

白细胞(white blood cells,WBC)是不均一的有核细胞群,正常成年人白细胞总数为 $(4.0\sim10.0)\times10^9/L$,新生儿白细胞总数大于成年人,为 $(12.0\sim20.0)\times10^9/L$。白细胞总数的生理变动范围较大,如餐后、剧烈运动、月经期、妊娠及分娩期白细胞数量均有增加。

白细胞可根据其胞浆中有无特殊嗜色颗粒分为粒细胞和无粒细胞两大类。粒细胞又可根据其嗜色特性的不同区分为中性粒细胞、嗜酸性粒细胞和嗜碱性粒细胞;无粒细胞包括单核细胞和淋巴细胞。分别计算各类白细胞在白细胞总数中的百分比,称为白细胞分类计数(表3-2)。在各种急慢性炎症、组织损伤或白血病等情况下,白细胞总数和分类计数可发生特征性变化,在临床工作中有重要参考价值。

表3-2 我国健康成人血液白细胞正常值及主要功能

分类名称	正常值($\times10^9/L$)	百分比(%)	要功能
粒细胞			
中性粒细胞	2.04~7.0	50~70	吞噬与消化细菌和衰老的红细胞
嗜酸性粒细胞	0.02~0.5	0.5~5	抑制过敏反应物质、参与蠕虫的免疫反应
嗜碱性粒细胞	0.0~0.1	0~1	参与过敏反应、释放肝素抗凝
无粒细胞			
单核细胞	0.12~0.8	3~8	吞噬抗原、诱导特异性免疫应答
淋巴细胞	0.8~4.0	20~40	细胞免疫和体液免疫

(二)白细胞的功能

白细胞的主要功能是通过吞噬及免疫反应,实现对机体的保护和防御。白细胞具有变形、游走、趋化和吞噬等特性,是执行机体防御功能的生理基础。

1. 粒细胞

(1) 中性粒细胞：中性粒细胞是血液中主要的吞噬细胞，其变形运动和吞噬能力强，在非特异性免疫中发挥十分重要的作用。细菌入侵时，在细菌产生的趋化性物质作用下，可以从毛细血管渗出并游走到病变部位，进行吞噬活动。中性粒细胞内含有大量溶酶体酶，能够分解吞噬细菌和组织碎片，使入侵的细菌被包围在组织局部，防止其在体内扩散。当中性粒细胞吞噬数十个细菌后，其本身即解体，释放的各种溶酶体酶又可溶解周围组织而形成脓液。临床上白细胞总数增多和中性粒细胞数量增高，往往提示可能为急性化脓性细菌感染。

骨髓中储备 2.5×10^{12} 个成熟的中性粒细胞，约为外周血液中性粒细胞总数的 15~20 倍。炎症发生时，骨髓中的中性粒细胞大量释放而使外周血液中性粒细胞数目显著增高。当血液中的中性粒细胞数减少到 $1 \times 10^9/L$ 时，机体的抵抗力降低，容易发生感染。此外，中性粒细胞还可吞噬和清除衰老的红细胞和抗原 - 抗体复合物等。

(2) 嗜酸性粒细胞：嗜酸性粒细胞内含有溶酶体和颗粒，但因缺乏溶菌酶，故仅有吞噬作用而无杀菌能力。嗜酸性粒细胞可限制肥大细胞和嗜碱性粒细胞引起的过敏反应，还参与对蠕虫的免疫反应。在机体发生过敏反应或蠕虫感染时，常伴有嗜酸性粒细胞数增多。

(3) 嗜碱性粒细胞：嗜碱性粒细胞的颗粒内含有肝素（heparin）、组胺（histamine）、过敏性慢反应物质（slow reacting substance of anaphylaxis，SRS-A）和嗜酸性粒细胞趋化因子。肝素具有很强的抗凝血作用，保持血管通畅；组胺和过敏性慢反应物质能使毛细血管壁通透性增加，局部充血水肿，细支气管平滑肌收缩，引起哮喘、荨麻疹等过敏反应症状；嗜酸性粒细胞趋化因子的作用是吸引嗜酸性粒细胞，聚集于局部，限制嗜碱性粒细胞在过敏反应中的作用。某些过敏性疾病时可引起嗜碱性粒细胞增多。

2. 单核细胞 单核细胞体积较大，与其他血细胞相比，含有较多的非特异性酯酶，可以消化某些细菌的脂膜（如结核杆菌）。单核细胞在血液中停留 2~3 天后穿过毛细血管壁进入组织，转变成巨噬细胞（macrophage），其吞噬能力大为提高，当有细菌入侵时，组织已存在的巨噬细胞可立即发挥抗感染作用。

激活的单核 - 巨噬细胞能合成和释放多种细胞因子，如集落刺激因子、干扰素、肿瘤坏死因子及白细胞介素等，参与细胞的生长调控。单核 - 巨噬细胞还在特异性免疫应答的诱导和调节中起关键作用。

3. 淋巴细胞 淋巴细胞在免疫应答过程中起核心作用。淋巴细胞包括多种形态相似功能不同的细胞群，可分为 T 淋巴细胞、B 淋巴细胞、自然杀伤细胞三大类：一类是由骨髓生成的淋巴干细胞，在胸腺激素的作用下发育成熟为 T 淋巴细胞，约占血液中淋巴细胞总数的 70%~80%，它的功能与机体的细胞免疫有关；另一类是在骨髓或肠道淋巴组织中发育成熟的 B 淋巴细胞，在抗原的刺激下，B 淋巴细胞转化为浆细胞，浆细胞产生抗体，执行体液免疫功能；而自然杀伤细胞则是机体固有免疫的重要执行者。淋巴细胞的功能将在免疫学课程中详细讨论。

(三) 白细胞的生成与破坏

粒细胞由骨髓造血干细胞分化而来，淋巴细胞和单核细胞有的在骨髓中生成，有的在淋巴组织中发育成熟。目前对淋巴细胞生成的调节机制了解不多，粒细胞的生成受集落刺激因子（colony stimulating factor，CSF）的调节，主要包括粒 - 巨噬细胞集落刺激因子（GM-CSF）、粒细胞集落刺激因子（G-CSF）、巨噬细胞集落刺激因子（M-CSF）等。此外乳铁蛋白和转化生长因子 -β（TGF-β）等，可直接抑制白细胞的生成。

白细胞主要在组织中发挥作用，故它们的寿命较难准确判断。中性粒细胞一般在循环血液中停留 4~8 小时左右进入组织，在 4~5 天后衰老死亡或经消化道黏膜从胃肠道排出。如有细菌入侵，粒细胞在吞噬细菌后发生溶解，与被破坏的细菌和组织碎片等共同构成脓液。

三、血小板

(一) 血小板的形态和数量

血小板（platelet）是从骨髓中成熟的巨核细胞胞质裂解脱落下来的具有生物活性的小块胞质。呈双面微凸的圆盘状，直径 2~3μm。当血小板被激活时，可伸出伪足呈不规则形状。

正常成年人的血小板数量是 $(100~300) \times 10^9/L$。妇女月经期血小板减少，妊娠、进食、运动及缺氧可使血小板增多。机体受较大损伤时,血小板增多,损伤后 7~10 天可达高峰。当血小板数量减少到 $50 \times 10^9/L$ 以下时,微小创口或仅血压增高也能使皮肤和黏膜下出现瘀点,甚至出现大块紫癜,称血小板减少性紫癜;血小板数量超过 $1000 \times 10^9/L$,称血小板过多,易发生血栓。

(二)血小板的生理特性

血小板具有黏附、聚集、释放、吸附、收缩等多种生理特性。

1. **黏附** 血小板可附着在损伤血管内膜下暴露的胶原组织上,称为血小板黏附。血小板黏附是生理性止血过程中十分重要的起始步骤。

2. **聚集** 血小板彼此集合的现象称为血小板聚集,引起血小板聚集的因素称致聚剂。生理性致聚剂主要有 ADP、肾上腺素、5-羟色胺、组胺、胶原、凝血酶等;病理性致聚剂包括细菌、病毒、免疫复合物、药物等。血小板聚集通常出现两个时相,即第一聚集时相和第二聚集时相,第一聚集时相发生迅速,是由受损组织释放的 ADP 引起,为可逆性聚集;第二聚集时相发生缓慢,是由血小板释放的内源性 ADP 引起,为不可逆性聚集,血小板聚集是形成血小板栓子的基础。

3. **释放** 血小板受刺激后,将储存在颗粒中的物质排出的过程称为释放。释放的物质主要有 ADP、ATP、5-羟色胺、儿茶酚胺等。5-羟色胺、儿茶酚胺可使小动脉收缩,参与生理性止血和凝血过程。

4. **收缩** 血小板含有收缩蛋白,收缩蛋白活化时,血小板收缩,血凝块硬化,有利于止血。

5. **吸附** 血管破裂受损时,血小板黏附与聚集可吸附大量凝血因子,使破损部位凝血因子浓度增高,加快凝血过程。

(三)血小板的功能

1. **参与生理性止血** 生理性止血是指小血管损伤,血液从小血管内流出,数分钟后出血自行停止的现象。用小针刺破耳垂或指尖使血液自然流出,测定出血延续的时间,称为出血时间(bleeding time),正常为 1~3 分钟。

生理性止血过程是血管、血小板和血浆中的凝血因子协同作用完成的。主要包括三个时相(图 3-4):第一时相是受损伤的血管收缩。若损伤不大,可使血管破口封闭;第二时相是血小板血栓形成。损伤的血管暴露内膜下的胶原组织,激活血小板,使血小板黏附、聚集于血管破损处,形成血小板血栓堵塞伤口,实现初期止血;第三时相是止血栓的形成。血浆中的凝血系统被激活,迅速出现血液凝固,加固血小板血栓,达到有效止血。

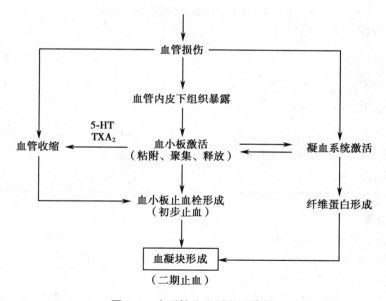

图 3-4 生理性止血过程示意图

在生理性止血过程中,血小板发挥重要的作用。具体表现在以下几个方面:①释放缩血管物质,如 5-羟色胺、肾上腺素等,使受损血管收缩,血流减慢,裂口缩小,有利于出血停止;②黏着、聚集形成较松软的血小板血栓,暂时堵塞小的出血口;③修复小血管受损的内皮细胞,血小板能沉积于血管壁以填补因损伤而产生的裂隙,进而融合进内皮细胞而完成修复过程;④通过提供磷脂表面、吸附凝血因子等,参与和加速血液凝固过程,形成坚实的凝血块,封住血管破口,完成生理性止血过程。由于血小板的功能与生理止血功能直接相关,因此当血小板生成减少、破坏增多或功能障碍时,可以引起止血障碍。

2. 促进血液凝固 血小板可释放血小板因子,如纤维蛋白原激活因子(PF_2)、血小板磷脂表面(PF_3)、抗肝素因子(PF_4)、抗纤溶因子(PF_6)等,使凝血酶原的激活速度加快 2 万倍。另外,血小板还可以吸附多种凝血因子,促进凝血过程的发生。

3. 维持血管内皮的完整性 血小板对毛细血管内皮具有营养、支持作用。血小板能填补血管内皮细胞脱落留下的空隙,并与内皮细胞融合,促进内皮的修复,维持毛细血管壁的正常通透性。

第三节 血液凝固与纤维蛋白溶解

一、血液凝固

血液由流动状态变为不流动的胶冻状凝块的过程,称为血液凝固(blood coagulation),简称凝血。血液凝固后析出的淡黄色的液体,称为血清。血清与血浆的区别,在于血清中缺少纤维蛋白原和血凝发生时消耗掉的一些凝血因子,但增添了一些血凝时由血管内皮细胞和血小板释放出的化学物质。

(一)凝血因子

血浆与组织中直接参与血液凝固的物质,称为凝血因子(blood coagulation factor)。目前已知的凝血因子主要有 14 种,其中已按国际命名法命名的有 12 种(表 3-3),此外还有前激肽释放酶、高分子激肽原等。

这些凝血因子中,除了 Ca^{2+} 外,其他因子都是蛋白质,多数以无活性的酶原形式存在,在参与凝血的过程中需被激活,活化的凝血因子在右下角用字母"a"(activated)标记,如因子Ⅸa、Ⅹa 等;因子Ⅲ是组织释放的,其他因子都在新鲜血浆中;因子Ⅵ被证实是因子Ⅴ的活化形式而废除。此外,多数凝血因子在肝脏合成,其中因子Ⅱ、Ⅶ、Ⅸ、Ⅹ的合成需要维生素 K 参与。

表 3-3 按国际命名法编号的凝血因子

因子	同义名	合成部位	因子	同义名	合成部位
Ⅰ	纤维蛋白原	肝细胞	Ⅷ	抗血友病因子	肝细胞
Ⅱ	凝血酶原	肝细胞(需 VitK)	Ⅸ	血浆凝血激酶	肝细胞(需 VitK)
Ⅲ	组织因子	内皮细胞	Ⅹ	斯图亚特因子	肝细胞(需 VitK)
Ⅳ	Ca^{2+}		Ⅺ	血浆凝血激酶前质	肝细胞
Ⅴ	前加速素	内皮细胞和血小板	Ⅻ	接触因子	肝细胞
Ⅶ	前转变素	肝细胞(需 VitK)	ⅩⅢ	纤维蛋白稳定因子	肝细胞和血小板

(二)凝血的过程

凝血过程包括三个阶段:①凝血酶原激活物形成;②凝血酶形成;③纤维蛋白形成(图 3-5)。

1. 凝血酶原激活物形成 凝血酶原激活物为Ⅹa、Ⅴ、Ca^{2+} 和 PF_3(血小板第三因子,为血小板膜上的磷脂)复合物,它的形成首先需要因子Ⅹ的激活。根据Ⅹa 形成的始动条件与参与因子的不同,可将凝血分为内源性凝血和外源性凝血两条途径(图 3-6)。

(1)内源性凝血途径:由因子Ⅻ启动。当血液与异物(特别是血管内膜下的胶原纤维)接触时,因

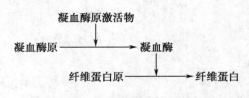

图 3-5 凝血过程的基本步骤

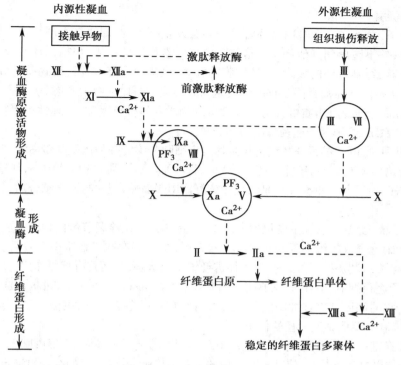

图 3-6 血液凝固过程示意图

——→ 变化方向 ------→ 催化作用

子XII被激活,XIIa可激活前激肽释放酶使之成为激肽释放酶,后者反过来又能激活因子XII,通过这一正反馈过程形成大量XIIa,XIIa的主要功能是将因子XI激活成XIa。因子XIa在 Ca^{2+} 的参与下,将因子IX转变成IXa,IXa与因子VIII、Ca^{2+} 与 PF_3 形成因子VIII复合物,该复合物能将因子X激活为Xa。因子VIII是一个辅助因子,可加速因子X的激活。上述过程参与凝血的因子均存在于血管内的血浆中,故称为内源性凝血途径。

(2)外源性凝血途径:由因子III启动。当组织损伤血管破裂时,组织释放因子III到血液中,与血浆中 Ca^{2+}、VII形成复合物激活因子X。因子III为磷脂蛋白,广泛存在于血管外组织中,尤其是在脑、肺和胎盘组织中特别丰富。

2. 凝血酶形成 凝血酶原激活物可激活凝血酶原,形成凝血酶(因子IIa)。凝血酶是一种多功能的凝血因子,主要作用是分解纤维蛋白原,使纤维蛋白原(四聚体)转变为纤维蛋白单体。

3. 纤维蛋白形成 纤维蛋白原在凝血酶的作用下被激活形成纤维蛋白单体。同时,凝血酶在 Ca^{2+} 帮助下激活因子XIII,XIIIa使纤维蛋白单体聚合成不溶性的纤维蛋白多聚体。后者交织成网,网罗红细胞形成血凝块,完成凝血过程。

在生理性止血过程中,既有内源性凝血途径的激活,也有外源性凝血途径的激活。近年来的研究和临床观察表明,缺乏内源性凝血途径启动因子XII及前激肽释放酶、激肽原的患者,几乎没有出血症状;而因子VII严重缺乏的病人却会产生明显的出血症状。目前认为,外源性凝血途径在体内生理性凝血反应的启动中发挥关键作用,内源性凝血途径在凝血过程的维持中发挥重要作用,因子III被认为是凝血过程的启动因子。

需要强调的是:①凝血过程是一种正反馈,每步酶促反应都有放大效应,一旦触发,就会迅速连续进行,形成"瀑布"样反应链,直到完成为止。凝血块形成的时间正常人为5~15分钟(试管法),称为凝血时间;② Ca^{2+}(因子IV)在多个凝血环节上起促凝血作用,而且它易于处理,因此在临床上可用于促凝血(加 Ca^{2+})或抗凝血(除去 Ca^{2+});③凝血过程本质上是一系列连锁的酶促反应,每一步骤都是密切联系的,一个环节受阻则整个凝血过程就会受到影响甚至停止,如缺乏VIII、IX、XI因子的病人,凝血过程缓慢,轻微外伤常引起出血不止,分别称为甲型、乙型和丙型血友病。

图片:血液凝固过程图

拓展阅读:血友病

（三）抗凝和促凝

在正常情况下，血液在心血管内循环流动是不会发生凝固的，即使在生理性止血时，凝血也只限于受损伤的局部，并不蔓延到其他部位。这是一个多因素作用的结果，包括循环血液的稀释作用、血管内皮的光滑完整、纤维蛋白的吸附、单核细胞的吞噬、血浆中含有多种抗凝物质及纤溶系统的作用等。抗凝和促凝可从阻止血液凝固（抗凝）和促进与延缓血液凝固的因素考虑。

1. 抗凝血物质　抗凝血物质可分为生理性抗凝物质和体外抗凝剂，生理性抗凝物质主要包括抗凝血酶Ⅲ、蛋白 C 系统、组织因子途径抑制物和肝素。

（1）抗凝血酶Ⅲ：抗凝血酶Ⅲ是肝细胞和血管内皮细胞分泌的一种丝氨酸蛋白酶抑制物，能与凝血酶结合形成复合物而使其失活，还能封闭因子Ⅶa、Ⅸa、Ⅹa、Ⅺa、Ⅻa 的活性中心，使这些因子失活达到抗凝作用。在正常情况下，抗凝血酶Ⅲ的直接抗凝作用弱而慢，但它与肝素结合后，其抗凝作用可显著增加。

（2）蛋白 C 系统：蛋白 C 系统主要包括蛋白质 C、蛋白质 S、血栓调节蛋白和活化蛋白质 C 抑制物。蛋白质 C 是由肝细胞合成的维生素 K 依赖因子，以酶原的形式存在于血浆中。激活后的蛋白质 C 能够灭活因子Ⅴa 和Ⅷa，削弱因子Ⅹa 的作用，促进纤维蛋白溶解，因而具有抗凝作用。

（3）组织因子途径抑制物：组织因子途径抑制物（tissue factor pathway inhibitor，TFPI）来源于小血管的内皮细胞。它的作用是直接抑制因子Ⅹa 的活性，在 Ca^{2+} 的存在下，灭活因子Ⅶ与组织因子的复合物，从而发挥抑制外源性凝血途径的作用。

（4）肝素：肝素是一种黏多糖，存在于组织中，尤以肝、肺组织中最多，主要由肥大细胞和嗜碱性粒细胞产生。它与抗凝血酶Ⅲ结合，使其与凝血酶的亲和力增强，并使二者的结合更稳定，从而促使凝血酶失活。肝素还能抑制凝血酶原的激活过程，阻止血小板的黏附、聚集与释放反应，促使血管内皮细胞释放凝血抑制物和纤溶酶原激活物。所以肝素是一种很强的抗凝物质，已在临床实践中广泛应用于体内、外抗凝。

在体外，草酸盐和柠檬酸盐由于可以去除游离 Ca^{2+}，故可阻断凝血过程，以达到抗凝目的，常作为体外抗凝剂。

2. 促进和延缓血液凝固方法　某些理化因素可促进或延缓血液凝固。在一定范围内升高温度，酶的活性增强，可以加速酶的反应速度，从而促进血液凝固；而温度降低，参加凝血过程的酶活性降低，反应减慢，可以延缓血液凝固。此外，由于粗糙的表面可以激活 FⅫ和血小板，促进血液凝固过程，故也是一种促凝因素。临床手术中采用温热生理盐水纱布压迫止血，一方面提高手术野的温度，使凝血反应加速，另一方面，提供了粗糙的表面，以促进血液凝固过程。

二、纤维蛋白溶解

纤维蛋白在纤维蛋白溶解酶的作用下，被降解液化的过程，称为纤维蛋白溶解（fibrinolysis），简称纤溶。纤溶过程包括纤溶酶原的激活和纤维蛋白的降解两个过程。参与纤溶过程的物质构成纤溶系统，包括纤溶酶原、纤溶酶、纤溶酶原激活物和纤溶抑制物（图 3-7）。

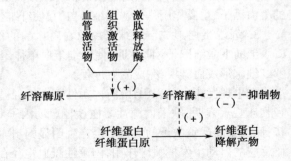

图 3-7　纤维蛋白溶解系统示意图

——→ 变化方向　······(+)→ 催化作用　······(−)→ 抑制作用

（一）纤溶酶原

纤溶酶原是一种主要由肝脏合成的糖蛋白。当血液凝固时，纤溶酶原大量吸附在纤维蛋白网上，在纤溶酶原激活物作用下，被激活成为纤溶酶。纤溶酶有很强的蛋白水解作用，能将纤维蛋白分解成很多可溶性的小分子肽，后者称为纤维蛋白降解产物。

（二）纤溶酶原激活物

纤溶酶原激活物（plasminogen activator，PA）根据来源不同分为三类：第一类为血管激活物，由小血管内皮细胞合成后释放于血中，如主要由血管内皮细胞合成和释放的组织型纤溶酶原激活物（tissue plasminogen activator,t-PA),目前临床上较多采用组织型纤溶酶原激活物作为溶栓治疗药物;第二类为组织激活物,存在于很多组织中,如子宫、前列腺、肺、甲状腺等处较多,这些器官术后易渗血,这也是月经血不发生凝固的原因;第三类为依赖因子Ⅻ的激活物,如被因子Ⅻa激活的激肽释放酶就可激活纤溶酶原。

(三) 纤维蛋白的降解

纤溶酶是一种活性很强的蛋白水解酶,作用于纤维蛋白或纤维蛋白原分子肽链上,能将其分割成很多可溶的小肽,总称为纤维蛋白降解产物,它们一般不能再凝固,且其中部分小肽具有抗凝作用。

(四) 纤溶抑制物

血液中能抑制纤溶的物质有两类:一类为抗纤溶酶,它是一种 α- 球蛋白,能与纤溶酶结合形成复合物,从而使纤溶酶失去活性;另一类是纤溶酶原激活物抑制物,它能与组织型纤溶酶原激活物和尿激酶型纤溶酶原激活物(由肾脏合成并释放)结合形成不稳定的复合物,使它们失去活性。

凝血与纤溶是两个既对立又统一的功能系统,它们之间的动态平衡,使人体在出血时既能有效地止血,又可防止血块堵塞血管,从而维持血流的正常状态。在血管内,如果凝血作用大于纤溶,就将发生血栓,反之就会有出血倾向。血凝和纤溶两个系统的功能,均可由因子Ⅻa启动,Ⅻa还能激活前激肽释放酶和补体系统。因此,由因子Ⅻa将血凝、纤溶、激肽以及补体等系统联系起来,使生理止血功能与免疫功能协调一致,有效地保护机体、减少创伤带来的危害。

第四节　血型与输血

一、血型

血型(blood group)是血细胞膜上特异凝集原(agglutinogen)的类型。这种细胞膜上凝集原即抗原的特异性,是人体免疫系统识别"自我"或"异己"的标志。目前已知,除血细胞(包括红细胞、白细胞和血小板)有血型外,一般组织细胞也有"血型",而且这种血型抗原物质,能够以可溶性形式存在于唾液、精液、乳汁、尿液和汗液中。血型的概念已经扩展到各种血细胞及人体的其他成分,血型鉴定除了输血的需要外,还在组织器官移植、法医学以及人类学等学科领域中具有重要的意义。一般临床工作中所说的血型仍然是指红细胞膜上特异凝集原的类型。根据红细胞膜上凝集原的有无与不同,国际输血协会认可的有23个血型系统,如ABO、Rh、P、MNSs、Lutheran等。在ABO血型系统中,依据同一凝集原在结构方面的某些差别,区分出某些亚型。本节仅介绍与临床关系密切的ABO血型系统和Rh血型系统。

(一) ABO 血型系统

ABO血型是依据红细胞膜上所含特异性凝集原的有无与不同进行分型的。ABO血型系统可分为四种:A型、B型、AB型和O型。ABO血型系统中有A、B两种凝集原。红细胞膜上含有A凝集原者称A型血,含B凝集原者称B型血,同时含A、B两种凝集原者称AB型血,无A、B凝集原者称O型血。

在人类血清中含有与上述凝集原相对应的天然凝集素(agglutinin),即抗体。凝集素也有两种,分别称为抗A凝集素和抗B凝集素(表3-4)。当凝集原与其所对应的凝集素相遇时即发生红细胞凝集

表 3-4　ABO 血型系统中的凝集原和凝集素

血型	红细胞膜上凝集原(抗原)	血清中凝集素(抗体)
A	A	抗 B
B	B	抗 A
AB	A 和 B	无
O	无	抗 A 和抗 B

反应。凝集反应是指某一血型的红细胞和与其对应的凝集素相遇,例如A凝集原与抗A凝集素相遇时,红细胞彼此聚集在一起,成为一簇簇不规则的细胞团的现象。一旦发生凝集反应,在补体的参与下可出现红细胞溶解现象。与血液凝固不同,红细胞凝集反应的本质是抗原-抗体反应,是免疫反应的一种形式;而血液凝固的本质是酶促反应,是不溶性纤维蛋白网罗血细胞形成凝血块的过程。

天然抗体多属IgM,分子量大,不能通过胎盘。因此,血型与胎儿血型不合的孕妇,体内的天然ABO血型抗体一般不能通过胎盘到达胎儿体内,不会使胎儿的红细胞发生凝集破坏。

临床上ABO血型的鉴定方法,是用已知的抗A凝集素和抗B凝集素,分别与被鉴定人的红细胞混悬液相混合,依其发生凝集反应的情况,判定被鉴定人红细胞膜上所含的凝集原,再根据所含凝集原确定血型。

动画:血型鉴定动画

现已发现,人ABO血型系统中有多个亚型。其中与临床关系密切的主要是A型中的A_1和A_2两个亚型。A_1亚型红细胞膜上含A和A_1凝集原,血清中只含抗B凝集素;A_2亚型红细胞膜上只含A凝集原,血清中含抗A_1和抗B两种凝集素。同时抗A_1凝集素是B型血和O型血血清中的正常成分,即在这两种血清中除有抗A凝集素外,还有抗A_1凝集素。由于A_1、A_2亚型的存在,也就出现了A_1B和A_2B两个亚型。汉族人中,A_1亚型占99%以上,A_2亚型极少见。

ABO血型系统中亚型的存在可引起血型的误定。红细胞膜上亚型凝集原的抗原性强弱依次为A_1、A_2、A_1B和A_2B。如果测定血型用的ABO标准血清效价较低,则易将亚型漏掉而误定血型。如常见由于抗A血清效价减低时,在体外不能与A_2或A_2B型血的红细胞产生凝集反应,将会误定为"O"或"B"型血。在输血前检验时应高度关注血型亚型的存在。

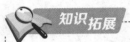

血型的发现

卡尔·兰德斯坦纳(Karl Landersteiner,1868—1943年)是奥地利维也纳大学的著名医学家。1900年他在22位同事的正常血液中发现红细胞和血浆之间能够发生"反应",即某些人的血浆能够促使另一些人的红细胞凝集。兰德斯坦纳发表于1901年的这篇论文成为人类血型分类研究的基础。1927年经国际会议确认血型有A、B、O和AB四种类型,标志着现代血型系统理论的正式诞生。

1930年兰德斯坦纳获得诺贝尔生理学或医学奖,表彰他在ABO血型系统研究中的杰出贡献。2001年国际卫生组织等将每年的6月14日(兰德斯坦纳诞辰日)确立为"世界献血日"。

(二) Rh血型系统

Rh凝集原是人类红细胞膜上存在的另一类凝集原。最先发现于恒河猴(Rhesus monkey)的红细胞,取其学名的前两个字母,命名为Rh凝集原。将恒河猴的红细胞重复注射于豚鼠或家兔的腹腔中,引起受试动物发生免疫反应,产生的凝集素被称为抗Rh凝集素。后来发现此凝集素能够使大部分人的红细胞发生凝集反应,说明多数人红细胞膜上存在有Rh凝集原。现已知Rh血型系统有40多种凝集原,与临床密切相关的是C、c、D、E、e 5种凝集原。其中以D凝集原的抗原性最强,凡红细胞表面有D凝集原的就称为Rh阳性,没有D凝集原的称为Rh阴性。

我国汉族人口中有99%的人是Rh阳性,只有1%的人为Rh阴性者。有些少数民族,Rh阴性者比例较大,如苗族为12.3%,塔塔尔族为15.8%。我国的生理学家易见龙首先报道了我国Rh血型的分布,为输血和血型的研究做出了重要贡献。Rh血型系统没有天然的凝集素,它是后天经致敏才获得免疫凝集素的,即对Rh阴性的人,在输入Rh凝集原以后,体内发生免疫反应,才产生抗Rh凝集素。

Rh血型系统在临床上对两种情况具有重要意义:其一,Rh阴性的人第一次接受Rh阳性人的输血,由于他们体内没有天然的抗Rh凝集素,因而不会发生凝集反应,但是输入Rh阳性血液后他们体内将产生原来不存在的抗Rh凝集素,因此当他们再次或多次再接受Rh阳性的血液时,即可发生抗原-抗体反应,输入的Rh阳性红细胞将被破坏而发生溶血。其二,由于Rh系统的抗体主要是IgG,其分子量较小,可以透过胎盘。Rh阴性妇女怀孕后,如果胎儿是Rh阳性,则胎儿的Rh凝集原有可能进入母体,引起免疫反应,产生抗Rh凝集素;或Rh阴性的母体曾接受过Rh阳性的血液,体内已经产生了

笔记

抗 Rh 凝集素,当抗 Rh 凝集素透过胎盘进入胎儿血液时,可使胎儿血液中的红细胞发生凝集反应而溶血,严重时可导致胎儿的死亡。因此,对于多次怀孕均成死胎的孕妇,特别是少数民族妇女,应引起医务人员高度注意,检查她是否属于少见的 Rh 阴性,并应采取相应措施。

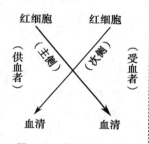

图片:Rh 血型系统的临床意义图

二、输血

输血(blood transfusion)是治疗某些疾病、抢救大失血和确保一些大手术顺利进行的重要措施。输血时血型不合会产生严重的溶血反应,导致休克、血管内凝血和肾功能损伤,严重时可发生死亡。输血的基本原则是保证供血者的红细胞不被受血者血浆中的凝集素所凝集,即供血者红细胞膜上的凝集原不与受血者血浆中的凝集素发生凝集反应。

(一) 输血前必须鉴定血型,坚持同型输血

输血前必须鉴定血型,保证供血者与受血者的 ABO 血型相合。对于在生育年龄的妇女和需要反复接受输血的病人,还必须使供血者与受血者的 Rh 血型相合,特别要注意 Rh 阴性受血者产生抗 Rh 抗体的情况。

(二) 在 ABO 血型相同的情况下也必须进行交叉配血实验

为了保证输血的安全,即使已知供血者和受血者的 ABO 血型相同,也必须将供血者的红细胞与受血者的血清以及受血者的红细胞与供血者的血清进行混合,观察有无凝集反应,这一检验称为交叉配血试验(cross-match test)。

交叉配血试验的方法:供血者的红细胞混悬液和受血者的血清相混合称主侧;受血者的红细胞混悬液和供血者的血清相混合称为次侧(图 3-8)。以两侧均无凝集反应者为最理想,称为配血相合,可以输血;如果主侧有凝集反应,不管次侧结果如何,均为配血不合,绝对不能输血;如果主侧不发生凝集反应而次侧发生凝集者,称为配血基本相合,一般不宜进行输血,在缺乏同型血源的紧急情况下可输入少量配血基本相合的血液(一次不超过 300ml),输血速度不宜太快,并且在输血过程中应密切观察受血者的情况,若发生输血反应,必须立即停止输注。交叉配血试验,可以避免由于亚型和血型不同等原因而引起的输血凝集反应。

图 3-8 交叉配血试验

(三) 成分输血

随着医学和科学技术的进步,血液成分分离技术的广泛应用以及成分血质量的不断提高,输血疗法已经从原来的单纯的输全血发展到成分输血(transfusion of blood components)。成分输血是把人血中的各种不同成分,如红细胞、粒细胞、血小板和血浆,分别制备成高纯度或高浓度制品,根据病人的不同情况,选择适当的血液成分输注给病人。例如,严重贫血病人主要是红细胞不足,总血量不一定减少,故适宜输注浓缩的红细胞原液;大面积烧伤患者主要是由于创面渗出使血浆大量丢失,因此适宜输入血浆或血浆代用品(如右旋糖苷溶液);对各种出血性疾病患者,可根据疾病的具体情况输入浓缩的血小板悬液或含凝血因子的新鲜血浆,以促进止血或凝血过程。

拓展阅读:血型与输血

(涂开峰)

本章小结

血液由血细胞和血浆两部分组成。血浆渗透压由血浆晶体渗透压和血浆胶体渗透压构成,血浆晶体渗透压对维持血细胞内外水的平衡以及血细胞的正常形态发挥重要作用,血浆胶体渗透压对于调节血管内外的水平衡和维持正常的血浆容量起重要作用。血细胞包括红细胞、白细胞和血小板,其中红细胞的数量最多,主要功能是运输 O_2 和 CO_2,红细胞合成血红蛋白所需的原料主要是铁和蛋白质,红细胞生成的成熟因子主要是维生素 B_{12} 和叶酸,红细胞生成主要受促红细胞生成素和雄激素的调节。白细胞的主要功能是通过吞噬及免疫反应,实现对机体的保护和防御。血小板具有黏附、聚集、释放、吸附和收缩等多种特性,参与生理性止血、促进血液凝固和维持血管内皮

笔记

的完整性。凝血过程包括凝血酶原激活物形成、凝血酶形成和纤维蛋白形成三个阶段。ABO 血型系统可分为 A、B、AB 和 O 型四种。Rh 血型系统可分为 Rh 阳性和 Rh 阴性，其中 99% 汉族人为 Rh 阳性。由于红细胞存在多种血型物质及亚型，即使是同型血液输血，也必须常规进行交叉配血试验。

扫一扫 测一测

思考题

1. 简述血浆渗透压的组成及生理作用。

2. 根据红细胞生成的过程和调节机制，试分析哪些原因可引起贫血，并简述其引起贫血的机制。

3. 机体剧烈运动和处于缺氧环境时，血液红细胞数目有何改变？原因是什么？

4. 请分析临床上出血性疾病的可能原因。

5. 在正常情况下，血液在血管内流动为什么不会凝固？

6. 简述临床输血的基本原则。

7. 张某，女，40 岁，近 2 年来月经量多，时常活动后心悸，伴面色苍白，神疲乏力，头晕，视目昏花，精神不集中，食欲减退，腹泻等症状。经诊断为缺铁性贫血。请思考：①贫血病人为什么会感到头晕乏力？②该病人贫血的可能原因是什么？你知道还有哪些原因也可引起缺铁性贫血吗？

病例型思考题：思路解析

第四章　血液循环

学习目标

1. 掌握：心室肌和窦房结细胞的跨膜电位及其形成机制，心肌细胞的生理特性；心动周期，心脏射血过程，心排出量及影响因素；动脉血压的形成和影响因素，中心静脉压的概念及意义，组织液生成回流的机制和影响因素；颈动脉窦和主动脉弓的压力感受性反射，肾上腺素、去甲肾上腺素、肾素 - 血管紧张素 - 醛固酮系统对心血管活动的调节。

2. 熟悉：循环系统的组成和功能；心肌细胞的分类，心脏射血功能评价；血流量、血流阻力和血压的关系；正常心电图波形及意义，心音；影响静脉回心血量的因素，微循环；心脏和血管的神经支配和作用，延髓心血管中枢，颈动脉体和主动脉体的化学感受性反射，冠脉循环、肺循环和脑循环的特点。

3. 了解：心肌的结构，浦肯野细胞的跨膜电位及形成机制；心力储备；各类血管的功能特点，外周静脉压，淋巴循环；心肺感受性反射。

循环系统是一个相对封闭的管道系统，包括心血管系统和淋巴系统。心脏不停地跳动，推动血液在心血管中按一定方向周而复始的流动，称为血液循环（blood circulation）。心脏是血液循环的动力器官；动脉血管将血液分配到全身组织和器官；在毛细血管处实现组织细胞同血液之间的物质交换；淋巴管中的淋巴液汇入静脉，静脉血管将血液收集回心脏。

血液循环的基本功能是完成体内各种物质的运输。通过血液循环，使体内的器官、组织和细胞的活动得以实现，进而参与维持内环境理化性质的相对稳定。循环功能一旦发生障碍，机体的代谢便不能正常进行，一些重要器官将受到损伤，严重者甚至危及生命。

拓展阅读：血液循环的发现

第一节　心脏生理

心脏是具有瓣膜结构的空腔器官，通过其节律性的收缩和舒张实现对血液的驱动作用，完成其射血和促进外周血液回心的功能。组成心脏的细胞分为自律细胞和非自律细胞两大类。自律细胞主要包括窦房结、房室交界区的房结区和房室束以及浦肯野细胞，它们大多没有稳定的静息电位，组成心肌的特殊传导系统。自律细胞具有自动产生节律性兴奋的能力，含肌原纤维甚少几乎没有收缩功能；非自律细胞主要包括心房和心室肌细胞，它们有稳定的静息电位，因含有丰富的肌纤维而具有收缩功能，故被称为工作细胞。两类心肌细胞的活动受神经和体液因素的调节，在完成心脏射血的过程中相互配合和协调，自律细胞的功能决定心脏活动的节律和频率，心房和心室肌细胞在自律细胞发出和传播兴奋的作用下，进行有节律的收缩和舒张，实现心脏的射血功能。心脏除射血功能外，还具有内分泌功能，研究证明心房肌细胞可以分泌心房钠尿肽。

笔记

本节在介绍心肌细胞跨膜电位的基础上,重点叙述心肌的生理学特性、心脏的射血功能及其影响因素。

一、心肌细胞的跨膜电位

存在于心脏不同部位的细胞,在电活动过程中拥有各自不同的跨膜离子流,产生的跨膜电位在振幅、形态和时程等方面均存在明显差异(图4-1)。心室肌细胞、浦肯野细胞和窦房结 P 细胞的电活动和功能均具有代表性,下面重点介绍这三种心肌细胞的跨膜电位及其形成机制。

(一) 心室肌细胞的跨膜电位

1. 静息电位　心室肌细胞的静息电位约 –90mV,其形成机制与骨骼肌细胞、神经纤维相似,主要是由 K^+ 外流所致。

2. 心室肌细胞动作电位　心室肌细胞的动作电位可以分为 0~4 共 5 个时期(图4-2),包括除极和复极两个过程。心室肌细胞的动作电位同骨骼肌细胞的动作电位比较,除形成机制更为复杂外,最大的特征是具有缓慢复极的 2 期。

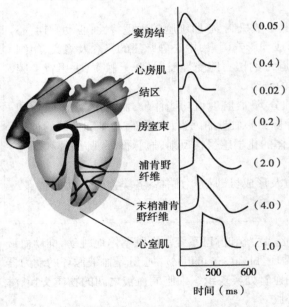

图 4-1　心脏不同部位细胞的跨膜电位

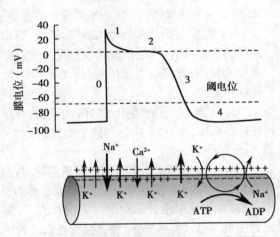

图 4-2　心室肌细胞动作电位及主要离子流

在体心室肌细胞接受来自窦房结发出并下传的兴奋后产生动作电位,离体状态下具有新陈代谢的心室肌细胞受到阈值或以上刺激时可以产生动作电位。

(1) 0 期除极的过程及机制:心室肌细胞发生兴奋时,膜内电位由静息时的 –90mV 升高到 0mV 的过程称为除极。心室肌细胞开始兴奋时,细胞膜上少量的 Na^+ 通道处于开放状态,Na^+ 顺浓度差和静息电位时形成的膜内外的电位差,由膜外向内流,膜内电位升高;当膜电位升高,达到阈电位(膜内电位为 –70mV)水平时,细胞膜上 Na^+ 通道开放的数量迅速增多,出现再生性的 Na^+ 内流,引起膜上 Na^+ 通道开放的数量更加增多,Na^+ 内流的速率加快;当膜内电位迅速升高达 0mV 左右时,膜上的 Na^+ 通道开始失活,Na^+ 内流的速率减慢,在膜内电位达 30mV 时,Na^+ 内流停止。

心室肌细胞动作电位的 0 期,持续时间为 1~2 毫秒。Na^+ 通道激活快,失活也快,称为快通道。

(2) 复极过程及机制:心室肌细胞的反极化电位达 30mV 时,膜内电位开始向极化状态恢复的过程称为复极。复极由动作电位 1~4 期的电位变化构成。

1 期:1 期是继 0 期后的短暂复极,其机制是由于膜的除极使膜上的 K^+ 通道激活,K^+ 外流所致。该 K^+ 通道可以被四乙胺阻断。此期历时约 10 毫秒,膜电位由 30mV 迅速降至 0mV 左右,称快速复极初期。0 期除极和 1 期复极的电位变化都很快,在动作电位图形上呈尖峰状,两者合称锋电位。

2期:在膜除极达 −40mV 左右时,膜上的 Ca^{2+} 通道已开始激活。2 期开始时,膜上 Ca^{2+} 通道处于全面激活状态,Ca^{2+} 内流;膜上 K^+ 通道激活,K^+ 外流。开始时 Ca^{2+} 内流和大体上等电荷的 K^+ 外流,使电位维持在 0mV 左右,细胞膜缓慢复极,记录的动作电位图形平坦,称为平台期。随后 Ca^{2+} 通道逐渐失活至内流停止,K^+ 外流使膜电位下降进入复极 3 期。

同 Na^+ 通道比较,Ca^{2+} 通道激活慢,失活也慢,称为慢通道。该通道可以被维拉帕米阻断。2 期膜电位变化缓慢,时程可长达 100~150 毫秒,称为缓慢复极期,是心室肌细胞一次兴奋后有效不应期长的主要原因。该期内流的 Ca^{2+},具有触发肌浆网释放 Ca^{2+} 和参与心室肌细胞收缩的作用。

3期:在 2 期结束时,伴随膜上 Ca^{2+} 通道失活关闭,膜上 K^+ 通道的通透性随时间而增大,K^+ 外流逐渐增多,使膜内电位迅速下降到 −90mV。此期历时 100~150 毫秒。膜电位迅速恢复至静息电位水平,称为快速复极末期。

从 0 期除极开始到 3 期复极结束的时间称为动作电位时程(action potential duration),在心室肌细胞通常为 200~300 毫秒。

4期:细胞膜进行着活跃的离子转运过程,以恢复细胞膜内外离子的正常浓度梯度,从而维持心室肌细胞的正常兴奋性。细胞膜上的 Na^+ 泵在分解 1 分子 ATP 时,通常将细胞内 3 个 Na^+ 泵出和细胞外 2 个 K^+ 泵入。Na^+ 泵的活动,在维持膜内外正常的 Na^+ 和 K^+ 不均衡分布的同时,其生电性作用导致的膜内外电位变化同 K^+ 外流形成静息电位的方向一致,故参与了静息电位的形成。正常情况下,由 Na^+ 泵活动产生的膜内外电位差不超过 10mV。在动作电位期间进入细胞的 Ca^{2+},多数通过细胞膜上的 Na^+-Ca^{2+} 交换体,少数由膜上的 Ca^{2+} 泵将其转运到细胞膜外(图 4-2)。

心房肌细胞的跨膜电位与心室肌细胞相似。由于膜对 K^+ 的通透性较心室肌的大,K^+ 外流致复极速度快,故动作电位历时较短,约为 150~200 毫秒。

(二)浦肯野细胞的跨膜电位

浦肯野细胞的跨膜电位(图 4-3)与心室肌细胞跨膜电位的不同点是:①2 期电位历时较短;②3 期复极结束时膜电位所达的最低值称为最大复极电位;③4 期膜电位不稳定,具有自动除极化的能力。

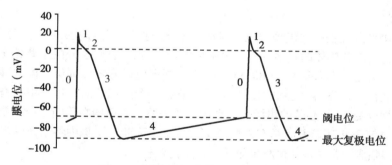

图 4-3　浦肯野细胞的动作电位示意图

浦肯野细胞动作电位 0~3 期的形态和形成机制与心室肌细胞基本相同。4 期自动除极是由 Na^+ 内流逐渐增强和 K^+ 外流逐渐衰减所致。4 期自动除极的速度较窦房结 P 细胞的慢,其自律性较低,单位时间内产生兴奋的频率较慢。在生理状态下,浦肯野细胞的活动受窦房结发出的冲动控制。

浦肯野细胞和心室肌细胞的除极都是由膜上快通道开放,Na^+ 内流所致,故将两者称为快反应细胞,前者为快反应自律细胞,后者为快反应非自律细胞。

(三)窦房结 P 细胞的跨膜电位

窦房结 P 细胞的跨膜电位(图 4-4)与浦肯野细胞的比较,其特点是:①0 期除极速率较慢、振幅较低;②无可以分辨的 1 期和 2 期;③最大复极电位和阈电位较高,分别为 −70mV 和 −40mV;④4 期自动除极的速度较快,在单位时间内产生兴奋的频率较快。

目前认为,有三种因素参与窦房结 P 细胞 4 期自动除极的过程:①K^+ 通道逐渐失活致 K^+ 外流的进行性衰减;②Na^+ 内流的进行性增强;③Ca^{2+} 通道开放,Ca^{2+} 内流。三种因素共同作用,使膜自动除极达阈电位水平,引起 0 期除极。

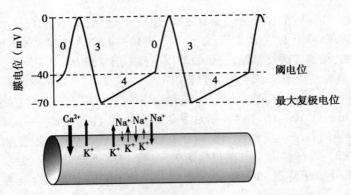

图 4-4　窦房结 P 细胞的动作电位示意图

注意:在 4 期,K^+ 外流进行性衰减,Na^+ 内流进行性递增

窦房结 P 细胞 0 期除极是由 Ca^{2+} 内流所致。由于 Ca^{2+} 通道激活慢,失活也慢,故此期持续时间可长达 7 毫秒。此后 Ca^{2+} 通道失活,3 期复极的 K^+ 通道开放,K^+ 外流致 3 期复极。

房室交界区的房结区和结希区细胞的动作电位形成机制与窦房结 P 细胞的相似,但 4 期自动除极速度较窦房结为慢。结区细胞无 4 期自动除极的能力,动作电位 0 期除极由 Ca^{2+} 内流引起,3 期复极和 4 期电位均系 K^+ 外流所致。

窦房结和结区等部位心肌细胞的 0 期除极都是由慢通道开放,Ca^{2+} 内流所致,故称为慢反应细胞,前者为慢反应自律细胞,后者为慢反应非自律细胞。

心肌细胞跨膜电位,是应用细胞内微电极技术,记录动物在体或离体灌流心脏的同一个细胞在安静或兴奋状态下膜内外的电位差。在心房和心室肌细胞,这种电位差的绝对值可以高达 110~120mV。在体或离体的完整心脏,还可以用电极在体表或心脏表面,引导出已兴奋部位和未兴奋部位之间的电位变化,这种电位变化是心电图波形产生的基础。

二、心电图

心脏各部位在兴奋过程中均出现相应的电活动变化,这种电变化形成的电流可通过导电组织和体液传播到机体表面以及机体的其他部位。将引导电极安置在机体内、外的某些特定部位,所记录到的心电变化曲线称为心电图(electrocardiogram,ECG)。根据电极安置的部位不同,可以记录到不同的体表心电图和心腔内心电图等。心电图反映的是心脏在一个周期性活动过程中兴奋的产生、传导和恢复过程中的生物电变化,与心脏的机械性活动无直接关系。心电图在诊断心律失常的类型、心肌缺血和体液中某些电解质紊乱等方面具有重要意义。由于在诊断学课程中将系统学习心电图的知识,故以下仅简单介绍临床上常规应用的标准第 II 导联体表心电图。

正常典型的体表心电图是由以下各波、段及间期组成(图 4-5)。

1. P 波　反映两心房除极的电位变化,波形小而圆钝,历时 0.08~0.11 秒,波幅不超过 0.25mV。

2. QRS 波群　代表两心室除极过程中的电位变化。典型的 QRS 波群包括三个紧密相连的电位波动:第一个向下的称为 Q 波,其后向上的为 R 波,最后向下的为 S 波。这三个波在不同导联记录的心电图上不一定都出现。QRS 波群历时 0.06~0.10 秒,各波电压在不同导联中变化较大。

3. T 波　反映两心室复极过程中的电位变化。时程为 0.05~0.25 秒,电压为 0.1~0.8mV。在 R 波为主的导联中,T 波方向应与 R 波相一致。心肌缺血时,T 波可以出现低平、双向,甚至倒置。

4. P-R 间期(或 P-Q 间期)　指从 P 波的起点到 QRS 波起点之间的时程,持续 0.12~0.20 秒。代表窦

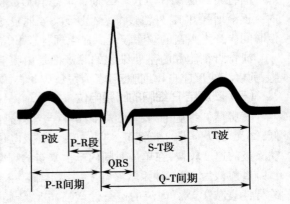

图 4-5　正常典型的体表心电图

房结产生的兴奋经过心房、房室交界、房室束、浦肯野细胞传到左右心室并使之开始兴奋所需要的时间。房室传导阻滞时,P-R 间期延长。

5. S-T 段　指从 QRS 波的终点到 T 波起点之间的线段。表明心室各部分均已进入除极状态,彼此之间无电位差存在,故与基线平齐。S-T 段的异常压低或抬高表示心肌缺血或损伤。

6. Q-T 间期　指从 QRS 波群起点到 T 波终点的时程,代表两心室开始除极到复极结束所经历的时间。

三、心脏的生理学特性

心脏的生理特性包括兴奋性、自律性、传导性和收缩性,其中前三者是以心肌细胞的跨膜电活动为基础,又称为电生理学特性。而心肌细胞的收缩性是以细胞内的收缩蛋白的功能活动为基础,属于心肌细胞的机械特性。自律细胞具有产生自动节律性兴奋并将其向别处传导的能力;非自律细胞在接受刺激后,具有产生和传导兴奋的能力。工作心肌细胞在受到刺激后,具有传导兴奋以及产生节律性收缩和舒张的能力。

(一)自律性

心脏在脱离神经和体液因素以及其他外来刺激的条件下,具有自动地发生节律性兴奋的能力或特性称为自动节律性(autorhythmicity),简称自律性。在正常情况下,只有少部分心脏细胞具有自律性。

1. 心脏活动的起搏点　正常成人在安静状态下,心脏不同部位的自律细胞兴奋的频率分别为:窦房结约 100 次 /min,但由于受心迷走神经紧张的影响,其自律性表现为 70 次 /min 左右,房室交界区约 50 次 /min,浦肯野细胞约 25 次 /min。窦房结 P 细胞 4 期自动除极速率最快,单位时间(分钟)发生兴奋的频率最快,故通过抢先占领和超速驱动压抑的机制,实现对心脏其他部位活动的控制而成为全心活动的起搏点(pacemaker)。

由窦房结发出兴奋控制全心所表现出的节律性活动,称为窦性心律(sinus rhythm)。窦房结是正常心脏活动的起搏点。窦房结之下的具有自律能力的心肌细胞,在正常情况下只发挥传导兴奋的作用,称为潜在起搏点。潜在起搏点存在的意义是在正常起搏点发生病变或传导发生障碍时,可以作为备用起搏点以继续保持心脏的活动。病理情况下,潜在起搏点发出兴奋控制全心所表现出的节律性活动称为异位心律。

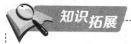

人工心脏起搏

人工心脏起搏是人工心脏起搏器或程序刺激器发放脉冲电流刺激心脏,以带动心搏的治疗方法。主要用于治疗缓慢性心律失常,也用于治疗快速性心律失常和非心电性疾病,它已成为临床心脏疾病诊治和电生理检查中重要的技术手段。人工心脏起搏的作用实际是提供异位兴奋点,以代替机体正常的起搏点来激动心脏。

1958 年 10 月瑞典医生 Senning 首次将心脏起搏器植入到一位病毒性心肌炎合并完全性房室传导阻滞患者体内,开创了人工心脏起搏器临床应用的先河。

2. 影响心肌自律性的因素　自律细胞具有 4 期自动除极的能力,一旦从最大复极电位除极达阈电位水平,即可以引起一次兴奋。单位时间内发生兴奋频率的快慢,取决于 4 期自动除极的速率、最大复极电位和阈电位的水平,其中以 4 期自动除极速率为主要因素(图 4-6)。

(1) 4 期自动除极的速率:速率越快,达阈电位所需的时间越短,单位时间内发生兴奋的频率增快,自律性增高,反之则自律性降低。交感神经兴奋,末梢释放的去甲肾上腺素通过提高窦房结 P 细胞膜对 Na^+ 和 Ca^{2+} 的通透性,使 Na^+ 和 Ca^{2+} 内流增多,4 期自动除极速率加快,自律性增高;迷走神经兴奋时,末梢释放的乙酰胆碱提高膜对 K^+ 的通透性,导致 4 期膜 K^+ 外流衰减减慢,4 期自动除极速率减慢,自律性降低。

(2) 最大复极电位和阈电位水平:最大复极电位的绝对值减小,同阈电位之间的差距减小,4 期自动除极达阈电位所需的时间缩短,自律性增高;反之则自律性降低。如阈电位水平下移,同最大复

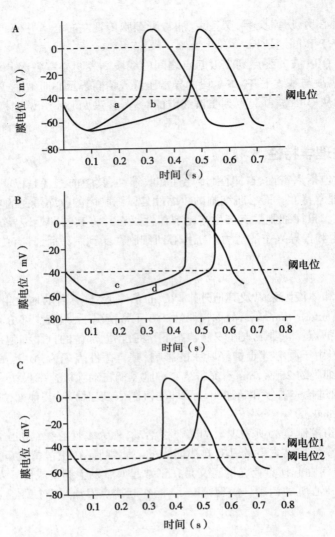

图 4-6 影响心肌自律性的因素

A. 自动除极速度(a、b)对自律性的影响；B. 最大复极电位
(c、d)对自律性的影响；C. 阈电位水平(1、2)对自律性的影响

极电位的差距减小,则自律性增高;反之则自律性
降低。

(二) 兴奋性

兴奋性(excitability)指心肌细胞接受刺激后产
生动作电位的能力或特性。

1. 兴奋性的周期性变化 心肌细胞每发生一
次兴奋,其兴奋性会出现周期性的变化,膜上的快
通道和慢通道经历了激活开放、失活关闭和备用的
一系列变化过程(图 4-7)。以下以心室肌细胞为例,
说明在一次兴奋过程中心肌兴奋性的周期性变化
过程及特点。

(1) 绝对不应期和有效不应期:从动作电位 0
期到 3 期复极至膜电位为 −55mV 时,由于 Na⁺ 通
道处于完全失活的状态,膜的兴奋性完全丧失,对
任何强度的刺激都不产生任何程度的除极反应,称

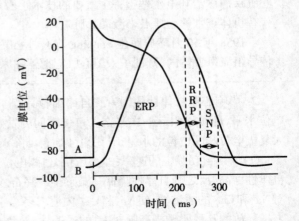

图 4-7 心室肌细胞在一次兴奋过程中的兴奋性变
化与收缩之间的关系

A. 动作电位;B. 机械收缩;ERP. 有效不应期;RRP. 相
对不应期;SNP. 超常期

为绝对不应期(absolute refractory period, ARP)。从 -55mV 复极到 -60mV 这段时间,少量 Na⁺ 通道开始复活而处于备用状态,给予足够强的刺激可以引起 Na⁺ 通道开放,少量 Na⁺ 内流产生局部兴奋。从动作电位的 0 期到 3 期复极至膜电位为 -60mV 这段时间,给予任何强度的刺激都不能使心肌细胞再次产生动作电位,这段时间称为有效不应期(effective refractory period, ERP)。

(2) 相对不应期:膜电位从复极 -60mV 至 -80mV 这段时间,给予阈上刺激可以使心肌细胞产生动作电位,这段时间称为相对不应期(relative refractory period, RRP)。在此期内,因只有部分 Na⁺ 通道由失活转为备用状态,受到刺激后,Na⁺ 通道开放的数量较少,Na⁺ 内流的速率慢,故动作电位幅度较正常的小,兴奋性较低,兴奋传导的能力较弱而易于产生传导阻滞。

(3) 超常期:在膜电位从复极 -80mV 至 -90mV 这段时间,给予阈下刺激可以使心肌细胞产生动作电位,这段时间称为超常期(supranormal period, SNP)。由于此期 Na⁺ 通道已大部分或全部处于备用状态,加之膜电位在恢复到静息电位的过程中,同阈电位的差距较小,故兴奋性高于正常。但是,因膜电位的绝对值较正常静息电位的小,使 0 期 Na⁺ 内流的电位梯度减小,故动作电位幅度仍较正常的小,兴奋传导的能力亦较弱。

2. 影响心肌兴奋性的因素 心房和心室肌细胞接受窦房结产生并传出的兴奋后,在静息电位的基础上产生除极,达到阈电位时膜上 Na⁺ 通道激活开放,产生动作电位。凡能影响这个过程的因素,都可以影响心肌的兴奋性。

(1) 静息电位和阈电位水平:静息电位的绝对值增大,同阈电位的差距增大,引起心肌兴奋的刺激阈值增大,兴奋性降低。反之,静息电位的绝对值减小则兴奋性增高。阈电位水平下移,静息电位与之差距减少,兴奋性增高。反之兴奋性则降低。同静息电位比较,阈电位较少发生改变。

(2) Na⁺ 通道的状态:Na⁺ 通道具有激活、失活和备用三种功能状态。这三种状态在一次跨膜电位过程中发生动态变化。当膜电位处于 -90mV 时,膜上 Na⁺ 通道全部处于备用状态,在此状态下,心肌受到阈刺激,细胞膜发生除极达阈电位水平,膜上 Na⁺ 通道被大量激活而开放。处于激活状态的时间约 1 毫秒,随后失活而关闭。在失活关闭状态下,任何强度的刺激均不能使之再次激活。在 Na⁺ 通道失活持续几十毫秒的过程中,膜电位亦从 30mV 逐渐恢复到 -55mV 时,部分 Na⁺ 通道由失活转为备用状态,且随时间和膜电位的发展,转为备用状态的 Na⁺ 通道数量逐渐增多;当膜电位恢复到 -90mV 时,Na⁺ 通道又全部处于备用状态。只有 Na⁺ 通道处于备用状态时,心肌细胞受到刺激才可以使之激活开放。Na⁺ 通道处于不同的状态,是上述心肌细胞兴奋性发生周期性变化的内在机制。

3. 兴奋性周期性变化的意义 可兴奋细胞在一次兴奋的过程中,其兴奋性发生周期性的变化。同神经和骨骼肌细胞比较,心肌细胞一次兴奋后的有效不应期特别长,从心脏收缩期开始持续至舒张的早期(图 4-7),因此,必须待心肌舒张开始后才可能再接受刺激而产生新的收缩,故心肌不会发生强直性收缩,这就使心脏收缩和舒张得以交替进行,从而保证心脏射血功能的正常进行。

正常情况下,心房和心室的活动受窦房结产生和传出的兴奋控制。如果在心房或心室的有效不应期之后,于下次窦房结产生的兴奋到达之前,受到一次阈值或阈值以上的人工刺激或受到来自潜在起搏点发出兴奋的刺激,就会产生一次提前的兴奋和收缩,分别称之为期前兴奋和期前收缩(图 4-8)。

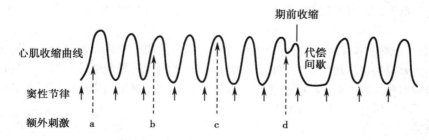

图 4-8 期前收缩与代偿间歇

刺激 a、b、c 落在有效不应期内不引起反应;刺激 d 落在相对不应期内引起期前收缩和代偿间歇

在临床上,频繁或多发的期前收缩可以由心脏的炎症或缺血引起。正常人由于过度疲劳、饮入过多的咖啡和浓茶等亦可以引起偶发性期前收缩。期前收缩也有其有效不应期。如果窦房结发出的兴奋紧接在期前收缩之后到达,恰好落在心房或心室期前收缩的有效不应期内,就不能引起心房或心室产生收缩,而出现一次窦房结发出兴奋的"脱失",因此,在一次期前收缩之后往往出现一段较长时间的心房或心室的舒张期,称之为代偿间歇(图4-8),然后再恢复窦性心律。

(三) 传导性

心肌细胞具有传导兴奋的能力或特性,称为传导性(conductivity)。相邻心肌细胞之间以闰盘相连接,而闰盘处的缝隙连接属于低电阻区,通透性高,使兴奋可以局部电流的形式直接进入相邻细胞。由于兴奋在细胞间迅速传播,使左右心房和左右心室各自构成一个功能性合胞体,实现心室或心房分别几乎同步的收缩和舒张。

1. 心脏内兴奋传导的途径和意义

(1) 兴奋传导的途径:在正常情况下由窦房结产生的兴奋传到左、右心房,同时沿心房肌细胞组成的"优势传导通路"迅速传到房室交界区,再经房室束、左右束支、浦肯野细胞至心室内膜,兴奋由心内膜向心外膜传播而引起左右心室兴奋。

(2) 兴奋传导的速度及意义:心脏不同部位的细胞传导速度存在差异。一般心房肌的传导速度约为0.4m/s,心房"优势传导通路"的传导速度为1.0~1.2m/s;房室交界区结区细胞传导速度为0.02m/s;浦肯野细胞的传导速度为2.0~4.0m/s,心室肌的传导速度为1.0m/s。

正常成人在安静状态下,房室交界区兴奋传导耗时达0.1秒。兴奋在房室交界区传导速度缓慢,使兴奋在此延搁一段时间的现象,称为房室延搁(atrioventricular delay)。房室延搁使心室在心房收缩完毕之后才开始收缩,有利于心室的充盈和射血。但这一特性也使房室交界成为传导阻滞的好发部位,房室传导阻滞是临床上极为常见的一种心律失常。

房室交界区细胞在一次兴奋后的有效不应期可以持续到复极完毕之后,在心率加快时,有效不应期缩短不明显。因此,对高频率的兴奋具有过滤作用。这就解释了在心房纤颤时,心房兴奋的频率可以达350次/min或以上,而心室兴奋的频率则在100~160次/min的原因。房室交界区细胞的过滤作用,使高频率的心房兴奋只有部分能下传到心室,心室活动频率不致过快有利于完成其射血的功能。

浦肯野细胞传导速度快,使兴奋能迅速传至左、右心室,保证左右心室同步进入收缩状态以产生强大的射血力量。

2. 影响心肌传导性的因素 心脏各个部位传导速度的快慢,主要与其结构特点和电生理特性有关。

(1) 心肌细胞的直径:细胞的直径小,内阻大,形成的局部电流小,传导速度慢;反之则传导速度快。例如末梢浦肯野细胞的直径约70μm,传导速度最快;窦房结P细胞的直径约5~10μm,传导速度较慢;结区细胞的直径约3μm,传导速度最慢。

(2) 0期除极的速度和幅度:通常情况下,心肌细胞的电生理特性是影响传导性的主要因素。心肌细胞兴奋部位的动作电位0期除极速率愈快,局部电流形成愈快,促使邻近未兴奋部位除极达到阈电位水平所需的时间缩短,兴奋的传导速度加快;0期除极的电位幅度愈大,使已兴奋部位与未兴奋部位之间的电位差愈大,形成的局部电流愈强,兴奋扩布的范围愈大,传导速度加快。反之,传导速度则减慢。

(3) 邻近未兴奋细胞膜的兴奋性:兴奋的传导是心肌细胞膜依次兴奋的过程,因此,邻近未兴奋部位膜的兴奋性会影响兴奋的传导。当邻近未兴奋部位心肌细胞的静息电位(或最大复极电位)负值增大和(或)阈电位水平上移时,两者的差距加大,膜除极达阈电位水平所需的时间延长,兴奋性降低,传导速度减慢。反之,兴奋传导速度则加快。

(四) 收缩性

心肌细胞的收缩机制与骨骼肌细胞的相似,但也有其自身收缩的特点。

1. 心肌收缩的特点

(1) 不发生强直收缩:心肌细胞在一次兴奋过程中的有效不应期持续到舒张的早期。在有效不应期内,任何强度的刺激均不能使之产生收缩,故心脏不会发生强直收缩,表现为节律性的收缩和舒张以实现其射血功能。

(2) 同步收缩:由于心肌细胞间存在的低电阻闰盘结构,使左、右心房和左、右心室分别成为一个功能合胞体。在一次兴奋后的有效不应期中,任何强大刺激均不能使心房或心室兴奋和收缩;进入正常反应期,只要刺激强度达到阈值,就可以使左右心房或左右心室的细胞同步兴奋和收缩。这种同步收缩的特性,有利于心脏产生强大的射血力量。

(3) "绞拧"作用:心室壁较厚,其中的心肌可分为浅、中、深三层,部分心肌纤维呈螺旋状走行(图 4-9)。心肌纤维的这种排列方式,使之在收缩时产生"绞拧"作用,收缩合力使心尖作顺时针方向旋转,以最大限度地减小心室的容积而将更多的血液射入动脉。

(4) 对细胞外液 Ca^{2+} 的依赖性:心肌细胞的肌浆网不如骨骼肌的发达,贮存的 Ca^{2+} 量少,在收缩过程中依赖于细胞外液中 Ca^{2+} 内流。在心肌动作电位平台期,细胞外液 Ca^{2+} 进入细胞内,使细胞质内 Ca^{2+} 浓度增高的同时触发肌浆网内的 Ca^{2+} 释放最终使细胞质内 Ca^{2+} 浓度升高而引起收缩。

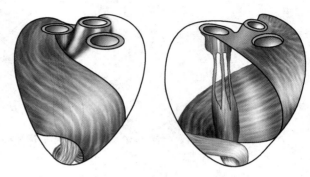

图 4-9　心室肌纤维排列模式图
心肌外层呈螺旋形走向心尖,然后向内折返,成为心肌内层

2. 影响心肌收缩的因素　在生理和病理情况下,许多因素都可以影响心肌的收缩。例如,正常机体在运动状态下,体内交感神经 - 肾上腺髓质系统兴奋,心肌收缩能力增强,射出更多的血量以满足机体增强的代谢需要;各种因素所致的心肌缺血缺氧,代谢紊乱,能量供应不足,酸性代谢产物生成增多等因素,均可以使心肌的收缩力减弱。

四、心脏的射血功能

心脏的主要功能是通过射血,保证全身组织器官的血液灌注,并通过静脉系统促使外周静脉血液回心。心脏的射血功能是周而复始地进行,并受多种因素的影响。

(一)心动周期

1. 心动周期的概念　心房或心室每收缩和舒张一次所经历的时间,称为一个心动周期(cardiac cycle)。心脏收缩射血和舒张期血液充盈活动是在一个心动周期中完成的。

2. 心动周期的时间分配及意义　每分钟心脏跳动的次数称为心率(heart rare)。正常成人在安静状态下心率为 60~100 次 /min,平均为 75 次 /min,故一个心动周期的时程约为 0.8s。心动周期时程的长短与心率成反变关系。根据心脏电活动的产生和传导顺序,在一个心动周期中,心房先收缩,心室后收缩。心房收缩的时间约为 0.1s,舒张约为 0.7s。当心房收缩时,心室处于舒张的晚期。当心房进入舒张期时,心室开始收缩,持续时间约为 0.3s,称为心室收缩期(systole);随后心室舒张,约为 0.5s,称为心室舒张期(diastole)。在心室舒张期的前 0.4s 期间,心房也处于舒张状态,这一时期称为全心舒张期(图 4-10)。

一个心动周期中,心房和心室的收缩时间均短于舒张的时间,其意义主要有三个方面:①使心房和心室,尤其是心室得到充分的休息,进而保证心脏长期工作不疲劳;②使心室得到足够的血液充盈,保证其下次射血功能的实现;③有利于左心室自身的血液供应。左心室的壁厚,收缩期心肌间压力大,对冠脉血管产生挤压作用,血液流入的阻力大;在舒张期,心肌间压力降低,冠脉血管扩张,血液流入阻力减小,供血量显著增加。当心率加快时,心动周期时程缩短,收缩期和舒张期都相应缩短,但舒张期缩短的比例更大,对上述的几个方面都会造成不利的影响。所以,对各种病因引起的心率过快,都应当引起临床医生的足够重视。

(二)心脏的射血过程及机制

在心脏的射血功能中心室起主要的决定性作用。在一个心动周期中,左、右两侧心室的活动是同

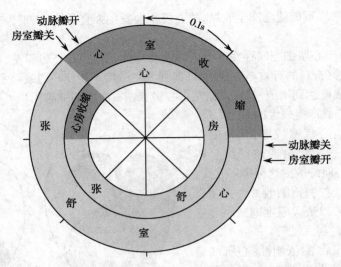

图 4-10 心动周期中心房和心室的活动顺序及时间分配

步的,故通常以左心室为例,阐述一个心动周期中心室内压力、瓣膜开闭和血流方向以及容积的动态变化过程(图 4-11,图 4-12)。

1. 心室收缩期与射血的过程

(1) 等容收缩期:在心室舒张的晚期,心房收缩将血液挤入心室,使心室得到进一步的充盈。随即心房舒张,心室开始收缩。左心室收缩,室壁张力增加使室内压升高,当室内压高于房内压时,室内血液推动房室瓣(二尖瓣)关闭。此时,房室瓣和主动脉瓣均处于关闭状态。心室处于密闭的状态,心室继续收缩,但心室内容积不变;室内压进一步升高;当室内压升高并高于主动脉血压时,该压差推动主动脉瓣开放。从房室瓣关闭至动脉瓣开放前的这段时间,称为等容收缩期(isovolumic contraction period),持续约 0.05s。

(2) 快速射血:等容收缩期结束时,由于心室和主动脉间的压差和心室仍在强烈地收缩,室内压继续上升达最大值,使室内血液快速地射入主动脉,室内容积迅速缩小,称为快速射血期(rapid ejection period),历时约 0.1s。

(3) 减慢射血期:快速射血后,心室内容积缩小和压力降低,而主动脉内容积增大和压力升高。此时,心室内血液在心室收缩提供的动能作用下,进一步缓慢进入主动脉,直至射血结束,称为减慢射血

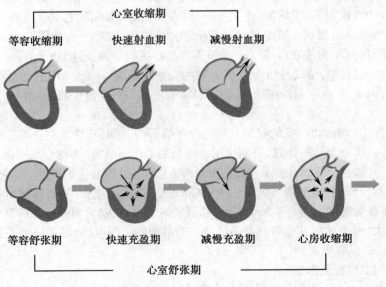

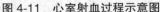

图 4-11 心室射血过程示意图

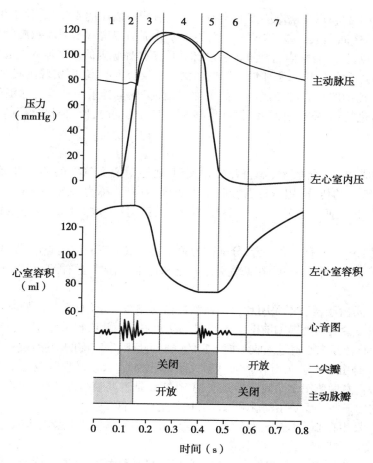

图 4-12　心动周期中各期左心室内压力和瓣膜开闭及心室容积的变化
1. 心房收缩期；2. 等容收缩期；3. 快速射血期；4. 减慢射血期；5. 等容舒张期；6. 快速充盈期；7. 减慢充盈期

期（reduced ejection period），历时约 0.15s。

在等容收缩期，心室内压上升的速率最快。当心肌收缩能力减弱，或动脉血压增高，均可使等容收缩期延长而开始射血的时间延迟。在快速射血期，室内压上升达最高，射出的血量占收缩期射血量的 70% 左右，动脉血压亦上升达最高。在减慢射血期，射出的血量占收缩期射血量的 30%，室内容积达最小。

2. 心室舒张与充盈过程

（1）等容舒张期：心室收缩结束即转入舒张过程。心室舒张，室壁张力降低，室内压下降，当室内压低于主动脉血压时，主动脉内血液向心室方向反流推动主动脉瓣关闭。此时主动脉瓣和房室瓣均处于关闭状态，心室处于密闭的状态，心室继续舒张，心室内容积不变。当心室进一步舒张使室内压低于房内压时，由于心室内压降低的"抽吸"作用使房室瓣开放。从动脉瓣关闭到房室瓣开放前的这段时间，称为等容舒张期（isovolumic relaxation period），历时 0.06~0.08s。

（2）快速充盈期：房室瓣开放，心房和肺静脉中的血液随室内压降低形成的"抽吸"作用快速进入心室，心室内容积迅速增大、压力快速升高，称为快速充盈期（rapid filling period），历时约 0.11s。

（3）减慢充盈期：随心室内血量增多，肺静脉同心室内的压差减小，血液流入心室的速度减慢，室内容积缓慢增大，称为减慢充盈期（reduced filling period），历时约 0.22s。

（4）心房收缩期：在心室舒张的最后 0.1s，心房开始收缩使心房内的血液顺压力梯度进入心室，心室得以进一步充盈。心室充盈完成后又开始下一次收缩与射血的过程。

在快速充盈期，进入心室的血量占总充盈量的 2/3。由心房收缩增加的心室充盈量，仅占心室总充盈量的 10%~30%，故临床上心房纤颤患者虽心室充盈量有所减少，但不致引起心排出量明显减少。

3. 心室射血的机制和意义 左心室的收缩和舒张造成室内压的变化,这种变化导致心房和心室之间、心室和主动脉之间形成压差,这两个方面的压差分别引起房室瓣或动脉瓣的开放和关闭,同时由于心脏的结构特点,推动心室内血液进入主动脉并促使肺静脉内的血液流入左心室,并保证心肌收缩时心室内血液不会反流入心房、舒张时动脉内血液不会反流入心室,即实现血液的单方向流动。

通过心室收缩提供的动力可完成心脏的射血功能,实现全身组织器官的血液灌注,保证组织细胞功能活动的正常进行;心室通过舒张,得到足够血液充盈的同时,使自身也得到充分的休息和血液供应。

(三) 心音

在一个心动周期中,心脏收缩、瓣膜开放和关闭、血液对心血管壁的冲击等因素引起的机械振动,通过心脏周围组织的传导,用听诊器在胸壁上听到的声音,称为心音(heart sound)。心脏收缩舒张的机械振动信号利用换能器转变为电信号,输入心音图仪经放大后所记录的曲线,称为心音图(phonocardiogram)。

在一个心动周期中一般有 4 个心音,分别称为第一、第二、第三和第四心音(图 4-12)。使用听诊器通常只能听到第一心音和第二心音,在某些健康儿童和青年人有时也可能听到第三心音,第四心音在心音图上可能出现。

1. 第一心音 是由于房室瓣关闭和室内血液冲击房室瓣,以及心室射出的血液撞击动脉壁引起振动而产生的。在心尖搏动处即胸前壁第 5 肋间左锁骨中线内侧听得最清楚,其特点是音调低钝,持续时间较长。第一心音标志心室进入收缩期。它的强弱可反映房室瓣的功能状态及心肌收缩的强弱。

2. 第二心音 是由于主动脉瓣和肺动脉瓣关闭,血流冲击大动脉根部及心室内壁引起的振动而产生的。在胸骨旁左右两侧第 2 肋间听得最清楚,其特点是音调较高,持续时间短。第二心音标志心室进入舒张期。它的强弱可反映主动脉和肺动脉内压力的高低。

3. 第三心音 发生在心室快速充盈期末,可能是由于心室从快速充盈转入减慢充盈时,血流速度突然减慢,使心室壁和瓣膜产生振动而形成的。

4. 第四心音 是心房收缩,其内的血液注入心室引起振动而产生的,又称为心房音。

第一心音主要反映房室瓣的功能,第二心音则主要反映半月瓣的功能。瓣膜关闭不全或狭窄时,均可以使血流发生涡流而产生杂音。临床听诊时,可以根据杂音产生的时间、性质和强度,判断瓣膜功能受损伤的情况和程度。因此,听取心音或记录心音图,对某些心脏病的诊断具有重要价值。心音听诊也是临床医生需要掌握的基本技能之一。

(四) 心脏射血功能的评价

心脏的主要功能是不断地射出血液以适应机体新陈代谢的需要。评定心功能的方法和指标较多,在临床实践中,应对多种指标进行综合分析,才能得出正确的评价。以下介绍应用较为广泛的几种重要指标。

1. 每搏排出量和射血分数 一侧心室每次收缩射出的血量称为每搏排出量(stroke volume),简称搏出量。正常成年人安静状态下的心室舒张末期容量约 125ml,每搏排出量为 60~80ml,故在收缩期末,心室内仍剩余有一部分血液。搏出量占心室舒张末期容量的百分比称为射血分数(ejection fraction)。射血分数反映心室射血的效率,正常成人在安静状态时为 55%~65%。在心室收缩功能减弱而心室腔异常增大的病人,其搏出量可能与正常人无明显差别,但射血分数明显下降。因此,射血分数比搏出量能更准确地反映心脏的射血功能,特别对早期发现心脏射血功能异常具有重要意义。

2. 每分排出量和心指数 一侧心室每分钟射出的血量称为每分排出量,简称心排出量(cardiac output),等于搏出量乘以心率。健康成年男性在静息状态下,心率为 60~100 次时,心排出量为 5~6L/min;女性的心排出量比同体重男性的心排出量约低 10%。青年人的心排出量大于老年人;情绪激动时心排出量可以增加 50%~100%;剧烈运动时,心排出量比安静时增加 5~7 倍,可以高达 25~35L/min。心排出量是以个体为单位计算的。不同身高和体重的个体,其单位时间内的能量代谢不同,对心排出量的需求也不同。若以心排出量评价不同个体的心功能,就可能做出片面的判断。

研究表明,心排出量与体表面积成正比。以每平方米体表面积计算的心排出量称为心指数(cardiac index)。在空腹和安静状态下测定的心指数称为静息心指数。中等身材成年人的体表面积约为

1.6~1.7m^2,安静时心排出量为5~6L/min,故静息心指数为3.0~3.5L/(min·m^2)。由于不同年龄的人代谢水平不一致,心指数也不同。10岁左右的儿童静息心指数达4.0L/(min·m^2),随年龄增长逐渐下降,到80岁时约为2.0L/(min·m^2)。活动、激动、妊娠和进食等可以引起心指数增高。

由于心指数的测定并未考虑心室舒张末期容积的变化,因此在评价病理状态下心室射血功能时,其价值不如射血分数。

3. 心脏做功量　心脏向动脉内射血要克服动脉血压所形成的阻力才能完成。在不同动脉血压的条件下,心脏射出相同血量所消耗的能量或做功量是不同的。当动脉血压升高时,心脏射出相同的血量,必须加强收缩,做出更大的功,否则射出的血量将减少。在动脉血压降低时,心脏做同样的功,可以射出更多的血液。可见,结合心脏做功这一指标,比单用心室射血量作为评价心功能的指标更为全面。

心室收缩射血一次所做的功,称为搏出功(stroke work)。搏出功与心率的乘积,称为每分功(minute work)。心室收缩射血时,其心肌张力与缩短距离的变化可以转为室内压力与容积的变化。以左心室搏出功为例:由于心室收缩射血中室内压力是一个动态变化的过程,计算比较困难,故在实际工作中用平均动脉血压代替左心室收缩期内压,用平均左心房压代替左心室舒张末期充盈压,因此,每搏功可以用下式计算:

左心室每搏功(J) = 搏出量(L) × (平均动脉血压 − 左心房平均压)(mmHg) × 13.6 × 9.807 × (1/1000)

以搏出量为70ml,平均动脉血压为92mmHg,平均左心房压为6mmHg,左心室每搏功为0.803J。按心率为75次/min计算,左心室每分功为60.2J。

左右心室搏出量基本相等,但肺动脉的平均血压仅为主动脉平均血压的1/6,故右心室做功量只有左心室做功量的1/6。

4. 心力储备　心排出量随机体代谢需要而提高的能力称为心力储备(cardiac reserve)。正常成人静息时心排出量约为5.0~6.0L/min,剧烈运动时可以提高到25.0~30.0L/min,表明健康人的心脏具有相当大的储备力量。心力储备来自搏出量和心率变化两个方面。

(1) 搏出量储备:同安静状态比较,心室收缩时射血量增加,称为收缩期储备;舒张充盈量增加,称为舒张期储备。正常成人安静时的心室舒张末期容积约为125ml,搏出量约为70ml,心室射血期末,心室内余血量约为55ml。由于心包的限制作用和心肌的弹性特征,心室腔不能过分地扩大,心室舒张末期容积一般只能增加到140ml左右。当心室作最大程度收缩时,心室内余血量可减少到15ml。因此,收缩期储备(可达35~40ml)要比舒张期储备(仅15ml左右)大得多。

(2) 心率储备:充分动用心率储备可以使心排出量增加2.0~2.5倍。健康成人安静时心率平均为75次/min,在剧烈活动时可以增快至160~180次/min。在一般情况下,动用心率储备是提高心排出量的主要途径。

心力储备能较全面地反映心脏的功能状况。经常进行体育锻炼的人,心力储备增大,心脏射血能力增强,如运动员的心排出量可以增大到静息时的7倍。缺乏锻炼的人,虽然在安静状态下心排出量能满足代谢的需要,但因心力储备较小,一旦进行剧烈运动,心排出量就不能满足整体代谢的需要而表现为缺血和缺氧。

(五)影响心排出量的因素

心排出量能随机体不同的生理状态而发生相适应的变化,这是因为整体心脏的活动是在神经和体液等因素的调节下进行的。这里仅仅从心脏本身的角度来讨论影响心排出量的因素。心排出量等于搏出量和心率的乘积,凡能影响二者的因素都能影响心排出量。

1. 影响搏出量的因素　搏出量取决于心室肌的收缩强度和速度。心肌和骨骼肌一样,其收缩强度与速度也受前负荷、后负荷和肌肉收缩能力的影响。

(1) 前负荷:前负荷是指心室肌收缩前所承受的负荷,即舒张末期充盈的血量。心室充盈量是静脉回心血量和心射血后存在于心室内的余血量之和。正常情况下射血分数基本不变,因此,搏出量主要取决于静脉回心血量。在一定范围内,外周静脉压和心室内压间的压差增大和心室舒张期延长,静脉回心血量增多,心室舒张末期充盈量增多,压力升高,心肌初长度增加,收缩力增强,搏出量增加;反之静脉回心血量减少,搏出量则减少。

以心室舒张末期容积或充盈压为横坐标,搏出量(或搏出功)为纵坐标,将两者间关系绘成的曲线称为心室功能曲线(图4-13)。正常成人左心室末期充盈压为12~15mmHg,在此压力范围,心室肌细胞的长度为最适初长度。通常情况下,左心室舒张末期充盈压为5~6mmHg,因此当静脉回心血量增多即前负荷增大时,心室肌可以通过自身调节而增强其射血的功能。心力衰竭病人,尽管心室舒张末期容积增大,但因心肌收缩能力减弱,搏出量仍然明显减少。

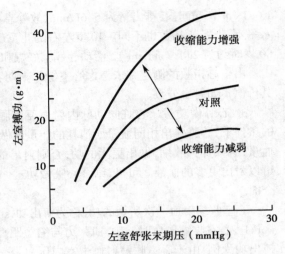

图4-13 左心室功能曲线

(2)后负荷:心室收缩时,心室内压高于动脉血压,冲开动脉瓣才能将血液射入动脉。因此,动脉血压是心室收缩射血时所承受的负荷,称为后负荷。在心肌初长度和心肌收缩能力不变的情况下,动脉血压突然升高,使心室的等容收缩期延长,动脉瓣开放延迟,射血时间缩短,搏出量减少。搏出量减少,心室内余血量增多,舒张末期容积增大,通过前负荷增加的机制,使搏出量恢复到正常水平。正常生理情况下,心脏活动在神经体液因素的调节下,前、后负荷与心肌收缩能力相匹配,后负荷的增加常伴有心肌收缩能力的增强,使心排出量同机体的代谢水平相适应。在临床上,高血压病人若不应用降压药物治疗,动脉血压持续处于高水平,除影响心排出量外,心室长期加强收缩,将导致心室肌壁肥厚和心肌供血不足等病理性改变。

(3)心肌的收缩能力:心肌在不依赖前、后负荷的情况下,能改变其力学活动的一种内在特性称为心肌的收缩能力。凡能影响兴奋-收缩耦联过程中各个环节的因素,都可以影响心肌收缩能力,如细胞内Ca^{2+}的浓度和ATP酶的活性等。正常情况下,心肌收缩能力受神经和体液因素的影响。在运动和情绪激动时,交感神经-肾上腺髓质系统兴奋,肾上腺素和去甲肾上腺素释放增加,心肌收缩能力增强,搏出量增加,加之此时心率加快,故心排出量明显增多。在安静状态下,体内迷走神经兴奋,乙酰胆碱释放增多,使心肌收缩能力减弱,心排出量减少。

2. 心率变化对心排出量的影响 正常机体的心率变化范围很大。例如,经常进行体育锻炼的个体,在安静状态下的心率可以减慢至50次/min,剧烈运动时可以加快达180次/min。由于机体在运动和情绪激动时,心率增快伴有心肌收缩能力的增强,搏出量和心率均增加,故心排出量增多。心率超过180次/min,因舒张期过短,心室充盈血量严重不足,搏出量急剧减少,故心排出量减少。在完全性房室传导阻滞时,心率可以慢于40次/min,此时心舒期延长使心室充盈血量达到极限,心舒期的延长已不能进一步增加充盈量和搏出量,心排出量仍然减少。可见,适宜的心率,心排出量最多;心率过快或过慢,都可以导致心排出量减少。

第二节 血管生理

血管的主要功能是将血液分配至全身组织器官、实现组织细胞同血液之间的物质交换并收集血液回心。本节扼要介绍主要血管的结构和功能特征,重点叙述动脉血压的形成机制及影响因素、微循环的功能和调节特征、组织液的生成和回流,以及静脉压和影响静脉血液回流的因素等内容。

一、主要血管的结构和功能特征

(一)弹性贮器血管

主动脉和肺动脉等大动脉血管的管壁厚,管壁内含有丰富的弹性纤维,在外力作用下有较大的扩张性。心室收缩射血所释放的能量,一部分推动血液向前流动,另一部分则使大动脉弹性扩张,以暂时贮存一定量的血液;心室舒张期,被扩张的大动脉弹性回缩,促使其中的血液流向外周,故将这些大动脉称为弹性贮器血管。大动脉的弹性贮器作用,可以使心脏的间断射血转变为血管系统中连续的血流,并减小每个心动周期中血压的波动幅度。

(二)分配血管

中等动脉及其分支,其功能是将血液分配到各器官和组织,称为分配血管。

(三)阻力血管

小动脉和微动脉的管径小,血流速度快,血压下降的幅度大,故对血流的阻力大,称为阻力血管。

(四)交换血管

毛细血管的管壁由单层内皮细胞和基膜构成,对血浆中的某些物质具有通透性,加之毛细血管数量多且血流速度缓慢,成为血液与组织液之间进行物质交换的场所,称为交换血管。

(五)容量血管

静脉血管的管径大且壁薄,在外力作用下易于扩张,安静时循环血量的60%~70%容纳在静脉血管内,称为容量血管。

(六)短路血管

小动脉和小静脉之间的直接吻合支,其管壁较厚,血液流经此处时不经毛细血管直接进入小静脉,不能进行物质交换,在功能上与体温调节有关。

二、血流动力学及其研究的内容

血液在心血管系统中流动的力学,称为血流动力学(hemodynamics)。血流动力学主要研究心血管内的压力、血流的阻力、血流量以及三者间的相互关系(图4-14)。

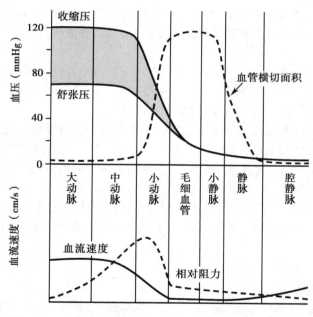

图 4-14 血管系统中压力、流速和总横切面积之间的关系

(一)血流量

单位时间内通过血管某一截面的血量,称为血流量或容积速度,单位为 ml/min 或 L/min。按照流体力学规律,液体在某段管道中的流量(Q)与该段管道两端的压力差(ΔP)成正比,与管道对液体的阻力(R)成反比,即 $Q = \Delta P/R$。

在机体闭合的血管系统中,每一截面的血流量都是相等的,即等于心排出量。以体循环为例,上式中的 Q 就是心排出量,R 为血流阻力,ΔP 为主动脉血压与右心房压之差。由于右心房压接近于零,ΔP 则接近于主动脉血压(P)。因此,上式可以写成 Q=P/R。对于某个器官来说,其血流量取决于灌注该器官的动脉和静脉压之差(ΔP)和该器官内的血流阻力(R)。正常情况下,静脉压很低,所以,影响器官血流量的主要因素是动脉血压和血流阻力。在不同功能状态下,灌注各器官的动脉血压的值相差并不大,故血流阻力是器官内血流量的决定因素。

在血流量相同的情况下,血流速度与血管横截面积成反比(图4-14)。主动脉的横截面积最小,毛细血管的横截面积最大,前者的血流速度为180~220mm/s,后者为0.3~0.7mm/s。

(二)血流阻力

血液在血管内流动时所遇到的阻力,来自血液内部各种成分之间的摩擦和血液与血管壁之间的摩擦。血流阻力与血管半径(r)的4次方成反比、与血液黏滞度(η)和血管长度(L)成正比,用下式表示:

$$R=8\eta L/\pi \gamma^4$$

血管长度和血液的黏滞度变化很小,因此,血流阻力主要受血管管径的影响。神经和体液等因素通过调节血管的管径而引起血流阻力的变化。

在体循环的血流阻力中,大动脉约占19%,小动脉和微动脉约占47%,毛细血管约占27%,静脉约占7%。可见小动脉和微动脉是形成外周血流阻力的主要部位,其管径变化对血流阻力的影响最大(图4-14)。

(三)血压

血压(blood pressure)指流动着的血液对血管侧壁的压强,即单位面积上的压力。存在于动脉、毛细血管和静脉内的血压,分别称为动脉血压、毛细血管血压和静脉血压。血压数值常用毫米汞柱(mmHg)为单位(1mmHg等于0.133kPa)。大静脉和心房的压力较低。

拓展阅读:血压计的发明

三、动脉血压和动脉脉搏

(一)动脉血压的概念

动脉血压(arterial blood pressure)通常指主动脉血压。由于在大动脉与中等动脉内测得的压力变化很小,在临床实践工作中,通常用肱动脉血压来代表机体的动脉血压。

知识拓展

动脉血压的测量方法

动脉血压的测量方法有两种:直接测量法和间接测量法。①直接测量法是生理学实验中测量动物血压的经典方法。将导管的一端插入动脉,另一端连接一个装有水银的U形管,其两边水银面的高度差即为该测定部位的血压值。但由于这种测量法有一定的创伤性,且操作技术要求较高,因而在临床上难以普及推广。②间接测量法常用的是袖带法,测量部位通常为肱动脉。血液在血管内顺畅流动时通常是没有声音的,如果血流通过狭窄处形成涡流,则可发出声音。利用袖带充气加压造成血管瘪陷,再缓慢放气,降低袖带内的压力,同时通过听诊器听取由此产生的"血管音"来测量血压。

(二)动脉血压的形成机制

在有足够的血量使循环系统充盈的基础上,心室收缩射血提供的血流动力和外周阻力相互作用,使流动的血液对动脉管壁产生侧压力。大动脉的弹性扩张和回缩,具有减小一个心动周期中血压波动的作用。

1. **血压形成的基础** 由于存在于心血管系统的总血量超过其总容量,故循环系统得以充盈。在心脏手术使心脏暂停搏动或心室纤颤时,由于血液循环停止,此时测得的心血管内各部压力相等,约7.0mmHg,称为循环系统平均充盈压(mean circulatory filling pressure),该压力是形成血压的基础。

2. **收缩压和舒张压及其形成的机制**

(1)收缩压和舒张压的概念:在一个心动周期中,心室收缩射血使主动脉血压上升至最高的值,称为收缩压(systolic pressure)。在心室舒张时,主动脉血压下降至最低的值,称为舒张压(diastolic pressure)。收缩压与舒张压的差值,称为脉搏压(pulse pressure),简称脉压。脉压反映了在一个心动周期中的血压波动。在一个心动周期中各瞬时动脉血压的平均值,称为平均动脉血压(mean arterial pressure)。平均动脉血压约 = 舒张压 +1/3 脉压。

(2) 收缩压和舒张压形成的机制:在左心室射血前,动脉内已具有一定的压力(舒张压),该压力构成心室射血的阻力(图 4-12)。在一个心动周期中,心室收缩克服阻力向主动脉射入 60~80ml 血液。由于外周阻力的存在,在射血期只有约 1/3 血液流向外周,其余约 2/3 血液暂时蓄积在主动脉和大动脉内;蓄积血液携带的动能使主动脉和大动脉扩张的同时,转化为势能贮存于被扩张的管壁内。在射血中期,主动脉和大动脉内容积被扩张到最大,管壁产生的张力达最大,血压上升达最高。可见,收缩压的形成是由心室射血提供的血流动力与外周阻力共同作用的结果。当心室进入舒张期,被扩张的主动脉和大动脉管壁弹性回缩,贮存的势能又转化为血流的动能,使血液继续向外周流动。随着动脉管壁的回缩,容积逐渐减小,在下一个心动周期左心室射血前,容积达最小,动脉管壁被扩张的幅度和产生的张力最小,血压下降至最低。舒张压是由主动脉和大动脉的弹性回缩提供的血流动力和外周阻力共同作用所致。

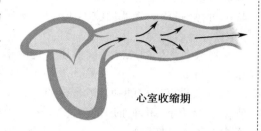

心室收缩期

心室收缩和舒张是形成收缩压和舒张压的原动力。主动脉和大动脉扩张的内因是其自身的弹性,外因则是由于心室的收缩和外周阻力。主动脉和大动脉的弹性扩张作用,在承纳心室收缩期射出血量的同时,使收缩压不致过高,从而减轻心脏的负担;其弹性回缩,贮存的部分势能转化为动能,使舒张压不致过低,并促使主动脉瓣关闭以阻挡血液倒流入心,同时将间断的心室射血转化为血管内脉动性的连续血流(图 4-15)。

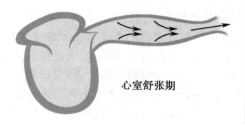

心室舒张期

图 4-15　大动脉管壁弹性作用示意图

(三) 动脉血压的变化和维持动脉血压稳定的意义

1. 动脉血压的正常值和变化　我国健康青年人在安静状态时的收缩压为 100~120mmHg,舒张压为 60~80mmHg,脉压为 30~40mmHg。如果个体在安静时的舒张压持续高于 90mmHg,或收缩压持续高于 140mmHg,则可以视为高血压;反之,如果舒张压持续低于 60mmHg,或收缩压持续低于 90mmHg,则可以视为低血压。正常成年人在清晨 6 时和下午 6 时的血压较高,中午较低,凌晨 2 时最低;在运动、情绪激动或精神紧张时血压较安静时高;在较长时间的下蹲位突然转为直立时,血压可以发生一过性的降低(直立性低血压)。

血压还受性别、年龄和健康状况等因素的影响。一般来说,动脉血压随着年龄的增加而逐渐升高,收缩压的升高比舒张压的升高更为明显。当收缩压为 120~139mmHg,舒张压为 80~89mmHg 时,则被视为高血压前期,可通过保持心情愉快,生活有规律和适度锻炼,戒烟和限制饮酒,减少高盐、高脂肪和高糖食物的摄入,预防原发性高血压的发生。遗传因素,生活节奏加快,工作竞争激烈和生活压力增加,不良生活习惯或嗜好等,都可能导致血压升高或发展成原发性高血压。在临床上,低血压常见于失血性休克和心脏病变。少数个体可以出现无症状的血压偏低,通过增强体质有助于血压上升到正常范围或增强整体对血压偏低的适应能力。

拓展阅读:高血压

2. 动脉血压稳定的意义　动脉血压是心血管功能活动的重要指标,也是衡量整体功能状态的一个重要标志。血压在正常范围内保持稳定,是推动血液循环和保证各组织和器官得到足够血液灌注的重要条件之一。只有全身各组织器官得到充足的血液灌注,整体的生命活动才能正常进行。

(四) 影响动脉血压的因素

对血压产生影响的经常性因素有搏出量、心率和外周阻力;老年人血压还可能受大动脉弹性贮器功能减弱的影响;病理状态下,除上述因素外,影响血压的因素还有循环血量的改变。

1. 搏出量　在心率和外周阻力相对不变条件下,心室收缩力增强,搏出量增多,动脉内的血量增多并使管壁扩张的程度增大,收缩压升高。收缩压升高使近心大血管与外周血管的压差增大,血流速度加快;在心舒期动脉回缩力增强,流向外周的血量增多,在心舒末期滞留在动脉内的血量增加并不多,故舒张压升高不如收缩压明显。当心室收缩力减弱,搏出量减少时,则主要表现为收缩压的降低。

在通常情况下,收缩压的高低主要反映搏出量的多少。

2. 心率　其他因素相对不变时,心率加快,心室舒张期缩短,此期由大动脉流向外周的血量减少,使动脉内贮存的血量增多,舒张压升高。由于心室舒张期贮存在动脉内的血量增多,在搏出量相对不变情况下,收缩压也有所升高,但升高的幅度不如舒张压,故脉压减小。反之,心率减慢时,收缩压降低的幅度不如舒张压,脉压增大。

3. 外周阻力　外周阻力增大,心室舒张期血液流向外周的速度减慢,舒张末期存留于大动脉内的血量增多,舒张压增高。因此,当外周阻力增大时,舒张压升高比收缩压明显,脉压减小。在外周阻力减小时,舒张压的降低比收缩压明显,脉压增大。在一般情况下,舒张压的高低主要反映外周阻力的大小。

临床上常见的原发性高血压多是由于小动脉和微动脉弹性减小使外周阻力增大所致,故以舒张压升高为主。

4. 大动脉管壁的弹性贮器作用　大动脉的弹性扩张和回缩具有缓冲血压的作用。老年人大动脉管壁弹性减小,缓冲血压的功能减弱,导致收缩压升高而舒张压降低。这种情况在临床上并不多见。通常大动脉管壁弹性减小,多伴有小动脉和微动脉硬化所致的外周阻力增大,故收缩压和舒张压都升高,只是收缩压比舒张压升高更明显。

5. 循环血量的变化　循环血量与血管容量之间保持适当的比例是维持循环系统平均充盈压的基本条件。如血管容量不变,失血使循环血量减少;或循环血量不变,青霉素等药物过敏引起外周血管广泛扩张使血管容量增大,均会导致循环系统平均充盈压下降。循环系统平均充盈压下降使静脉回心血量减少,进而搏出量减少,动脉血压降低。

上述对于各种影响动脉血压因素的分析,都是在假设其他因素不变的前提下,分析某一因素对动脉血压的影响。实际上,在不同的生理和病理状态下,只影响动脉血压的单个因素而其他因素不变的情况几乎是不存在的,影响动脉血压的各种因素可能不同程度地同时发生变化,因此要综合分析多因素作用。

(五) 动脉脉搏

动脉血压随心室收缩和舒张活动呈周期性波动,伴随这种周期性波动所引起的动脉血管的扩张和回缩,称为动脉脉搏(arterial pulse),简称脉搏。

左心室收缩将血液快速射入主动脉,接近左心室的一段主动脉内压力急剧上升,使这段血管管壁向外扩张。这段血管回缩时把能量传给下一段血管内的血液,又引起下一段血管管壁向外扩张。如此逐段传递下去,就形成沿血管壁波浪式向前传播的脉搏波。脉搏波的传播并非血液在血管内流动所引起的,而是沿血管的管壁传播的一种行波,故脉搏波的传播速度比血流速度要快得多,浅表动脉所在的皮肤表面,可以用手指触摸到脉搏。桡动脉是临床上最常用来感触脉搏的部位。

用脉搏仪记录到的动脉脉搏的波形称为脉搏图(图4-16)。正常动脉脉搏图包括一个上升支和一个下降支。下降支中间有一个小波,称为降中波,降中波左侧的切迹为降中峡。上升支是心室快速射血时动脉血压迅速升高,使管壁骤然扩张所形成。上升支的斜率和幅度可以反映心脏射血速度、心排出量以及射血时所遇阻力的大小。射血时遇到的阻力大,射血速度慢,心排出量少,上升支的斜率小和幅度低。反之,上升支则比较陡直,幅度也较大。下降支的前段是心室射血后期,射血速度减慢,动脉血管开始回缩所形成。此时由动脉流向外周的血量已多于进入动脉的血量,动脉血压下降。降中波是由于心室舒张,主动脉瓣突然关闭,引起血液向瓣膜方向反流,动脉管壁又一次轻度扩张而形成

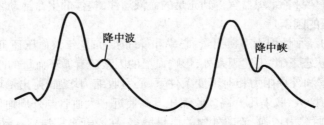

降中波　　　　降中峡

图 4-16　颈总动脉的脉搏图

的一个折返波。此后,心室继续舒张,血液不断流向外周,血压缓慢下降,形成较平坦的下降支后段。下降支的波形可以反映外周阻力的大小。外周阻力较高时,下降支的下降速率较慢,降中峡的位置较高;反之,下降支的下降速率较快,降中峡位置较低。

四、微循环

微循环(microcirculation)是指微动脉经毛细血管网到微静脉之间的血液循环。在这里,血液和组织液之间进行物质交换,使内环境的理化性质维持相对稳定,以保证组织细胞的新陈代谢得以正常进行。

(一)微循环的组成和三条通路的功能

不同部位的组织和器官,由于结构和功能不同,其微循环的组成稍有差异。典型的微循环是由微动脉、后微动脉、毛细血管前括约肌、真毛细血管、通血毛细血管、动-静脉吻合支和微静脉7部分共同组成(图4-17)。

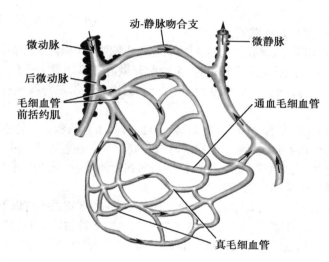

图 4-17　微循环组成示意图
圆黑点表示血管壁上的平滑肌

微循环包括三条结构和功能不同的通路。

1. 迂回通路　血液经微动脉、后微动脉、毛细血管前括约肌和真毛细血管网汇集到微静脉,称为迂回通路。真毛细血管管壁是由单层内皮细胞构成,有良好的通透性,加之真毛细血管穿行于组织细胞间,迂回曲折,交织成网,具有相当大的表面积,血流速度非常缓慢,使得血液能与组织细胞之间进行充分的物质交换,故又将迂回通路称为"营养通路"。同一器官、组织中不同部位的真毛细血管是轮流开放的,同一毛细血管也是开放和关闭交替进行。

2. 直捷通路　血液从微动脉、后微动脉和通血毛细血管进入微静脉,称为直捷通路。在骨骼肌这类通路较多。由于通血毛细血管是后微动脉的直接延伸,承受的血液压力大,加之该通路管径较粗,阻力较小,血流较快,经常处于开放状态,故进行物质交换的作用较小,它的主要功能是使一部分血液快速通过微循环进入静脉后回流心脏。

3. 动-静脉短路　血液从微动脉经动-静脉吻合支直接流入微静脉,称为动-静脉短路。微动脉与微静脉之间压力差较大,动-静脉吻合支一旦开放,血液很快从微动脉流入微静脉,加之动-静脉吻合支管壁较厚,故血液流经此通路时不能进行物质交换。这类通路在皮肤内较多,通常处于关闭状态。当环境温度升高时,机体需要大量散热,动-静脉短路开放,血流量增加,有利于体热的散发。反之,当环境温度降低时,动-静脉短路关闭,皮肤血流量减少,有利于体热的保存。故该通路具有参与体温调节的作用。

(二)微循环血流的调节

微循环血流主要受局部收缩和舒张血管物质浓度变化的影响,神经和体液因素的调节作用相对较小。

1. 局部代谢产物的影响 安静状态下,组织代谢水平低,局部代谢产物积聚较慢,在缩血管活性物质的影响下,后微动脉和毛细血管前括约肌收缩,其后的真毛细血管关闭;关闭一段时间后,该毛细血管网周围组织的氧分压降低,CO_2和乳酸等代谢产物积聚,导致局部的后微动脉和毛细血管前括约肌舒张及真毛细血管开放;继之代谢产物随血流清除,后微动脉和毛细血管前括约肌再收缩。如此周而复始,导致不同部分的毛细血管网交替开放和关闭。这种由于局部代谢产物的浓度变化,引起后微动脉和毛细血管前括约肌发生的交替收缩和舒张,称为血管的舒缩活动(vasomotion)。

在组织代谢水平增高时,这种活动增强,此时,后微动脉和毛细血管前括约肌在单位时间内发生交替舒缩的次数和舒张的数量增多,大量的毛细血管开放,血液和组织细胞间发生物质交换的面积增大且距离缩短,流经毛细血管的血量同组织代谢水平相适应(图4-18)。

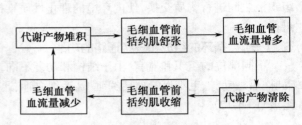

图4-18 微循环血流调节示意图

2. 神经和体液因素的调节 微动脉和微静脉均受交感缩血管神经和儿茶酚胺类神经递质(肾上腺素和去甲肾上腺素等)的调节。微动脉的神经支配密度大于微静脉,对儿茶酚胺的敏感性也高于微静脉,故在交感-肾上腺髓质系统兴奋时,微动脉较微静脉收缩更为强烈,致微循环血管中的血流量减少,毛细血管内血压降低。交感缩血管神经抑制时,血管平滑肌舒张,使血流量增多,毛细血管血压升高。

据研究,安静时骨骼肌中只有20%~35%的真毛细血管处于开放状态。体内大部分毛细血管常处于关闭状态,对维持循环血量和动脉血压的稳定具有重要意义。在感染性或中毒性休克时,动-静脉短路和直捷通路大量开放,毛细血管大量开放,血液淤滞在微循环内,导致循环血量减少和血压降低。

(三)血液和组织液之间的物质交换方式

血液和组织液之间通过毛细血管壁进行物质交换,其交换的方式主要有以下三种。

1. 扩散 扩散是毛细血管内外物质交换的主要方式。脂溶性物质如 O_2 和 CO_2,可以直接通过毛细血管壁的内皮细胞进行扩散。水溶性物质,如 Na^+、Cl^-、葡萄糖等,则通过毛细血管壁上的孔隙进行扩散。

2. 滤过和重吸收 滤过是指在毛细血管内外的液体静水压和胶体渗透压差的作用下,毛细血管内液体向组织间隙移动的现象。反之,液体由组织间隙回流入毛细血管的现象称为重吸收。在滤过与重吸收的过程中,液体中能够通过毛细血管壁的溶质分子也随之移出或进入毛细血管。通过滤过和重吸收方式进行的物质交换,只占总的物质交换的小部分。但这种方式在组织液的生成和回流过程中具有重要作用。

3. 吞饮 在毛细血管内皮细胞外侧的液体(血浆或组织液)和直径大于毛细血管孔隙的溶质分子通过毛细血管时,首先由管壁内皮细胞将其包围和吞入细胞内形成吞饮囊泡,随即被运送至细胞内另一侧,并被排出细胞外。如血浆蛋白就是以这种方式通过毛细血管壁进行交换的。

五、组织液与淋巴液的生成和回流

存在于组织和细胞间隙内的液体称为组织液,它是组织细胞和血液之间进行物质交换的媒介。组织液不断更新,才能保持内环境相对稳定状态,保证组织细胞新陈代谢的正常进行。组织液的绝大部分呈胶冻状,不会受重力影响而流至身体的低垂部位,也不能被抽吸出来。组织液凝胶的基质是胶原纤维和透明质酸细丝。组织液中只有极小部分呈液态可以流动,这部分多沿细胞表面分布。自由流动和不能自由流动的组织液之间处于动态平衡之中。

在有效滤过压的驱动下,血浆中的某些成分经毛细血管壁进入组织细胞间隙的过程,称为组织液的生成;组织液经毛细血管壁重吸收入毛细血管内的过程,称为组织液的回流。组织液中除蛋白质浓度明显低于血浆外,其他成分与血浆相同。淋巴液经淋巴管系统回流入静脉。

(一)组织液生成与回流

1. 组织液生成与回流的机制 组织液生成与回流的机制取决于四种力量的对比,即毛细血管血压、血浆胶体渗透压、组织液静水压和组织液胶体渗透压(图 4-19)。其中毛细血管血压和组织液胶体渗透压是促使毛细血管内液体向外滤过的力量,即组织液生成的力量;血浆胶体渗透压和组织液静水压则是促使组织液向毛细血管内回流的力量。滤过的力量和重吸收力量之差,称为有效滤过压(effective filtration pressure),用下式表示:

有效滤过压 =(毛细血管血压 + 组织液胶体渗透压)–(血浆胶体渗透压 + 组织液静水压)

正常机体,除肾小球毛细血管动脉和静脉端的血压几乎一致外,分布在体内其他部位的毛细血管血压,在动脉端大约为 32mmHg,在静脉端为 14mmHg;组织液静水压为 2mmHg,血浆胶体渗透压为 25mmHg,组织液胶体渗透压为 8mmHg,后三种力量在毛细血管动、静脉端相对不变。按上式计算,毛细血管动脉端的有效滤过压等于 13mmHg,液体从毛细血管内滤出生成组织液;静脉端的有效滤过压等于 –5mmHg,液体被重吸收入毛细血管,组织液得以回流(图 4-19)。由于血液流经毛细血管时,血压是逐渐降低的,所以有效滤过压是一个动态的变化过程,通过毛细血管发生的滤过和重吸收作用是一个没有明显界线的逐渐移行的过程,提示在毛细血管全长,每一点都有滤过和重吸收,只是在动脉端以滤过为主,静脉端以重吸收为主。

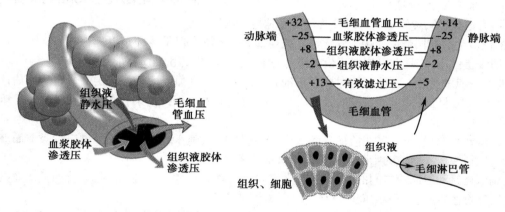

图 4-19 组织液生成与回流示意图(图中数值单位为 mmHg)

流经毛细血管的血浆一部分生成组织液。生成的组织液约 90% 在静脉端被重吸收回血液,余下的约 10% 则进入毛细淋巴管生成淋巴液,再由淋巴系统流回血液(图 4-19),使组织液的生成和回流处于动态平衡。

2. 影响组织液生成和回流的因素 在正常情况下,组织液的生成与回流维持动态平衡,使体液的分布保持正常。滤过量增多或重吸收量减少,均可以使该平衡受到破坏,导致液体在组织间隙潴留,形成水肿。在组成有效滤过压的四个因素中,组织液的胶体渗透压和静水压相对变化较少,而毛细血管血压和血浆胶体渗透压则是两个容易发生变化的因素,此外,影响组织液生成与回流的因素还有毛细血管壁的通透性和淋巴液回流的变化。

(1)毛细血管血压:是促进组织液生成,阻止组织液回流的主要因素。在其他因素不变的情况下,毛细血管血压增高,有效滤过压增大,使组织液生成增多和回流减少而发展为水肿。例如右心衰时,右心室射血功能减弱,舒张期室内压升高,中心静脉压升高,静脉血液回流减少,部分血液淤滞在外周静脉,致毛细血管内血流阻力增大和血压升高,引起组织水肿;左心衰竭时因肺静脉血压升高而引起肺水肿。

(2)血浆胶体渗透压:血浆胶体渗透压是由血浆蛋白质分子形成的。在某些肾脏疾病,随尿排出部分蛋白质;肝脏疾病,可能使蛋白质合成减少;营养不良条件下,蛋白质的摄入严重不足。这些因素都可以使血浆蛋白含量减少,胶体渗透压降低,导致有效滤过压增大而引起水肿。

(3)淋巴液回流:由毛细血管滤出的液体约 10% 是通过生成淋巴液而回流的。淋巴回流具有调节体液平衡和防止水肿发生的作用。局部慢性淋巴管炎或丝虫病患者,一旦发生淋巴管阻塞,受阻部位远心端的组织液回流障碍,出现局部水肿。

(4)毛细血管通透性:蛋白质不易通过正常毛细血管壁。当毛细血管通透性异常增大时,如过敏、烧伤等情况,部分血浆蛋白渗出毛细血管,使病变部位组织液胶体渗透压升高,有效滤过压增大而发生局部水肿。

(二) 淋巴液的生成与回流

1. 淋巴液生成与回流的机制 毛细淋巴管末端为袋状盲管,管壁由单层内皮细胞构成,没有基膜。相邻内皮细胞的边缘像瓦片状相互覆盖,形成向管腔内开放的单向活瓣。毛细淋巴管内皮细胞通过胶原细丝与结缔组织相连,使毛细淋巴管总是处于扩张状态(图4-20)。组织液和其中的蛋白质、脂肪滴、红细胞、细菌等微粒,都可以通过这种活瓣进入毛细淋巴管生成淋巴液,且不能返回组织液。正常情况下,组织液的压力大于毛细淋巴管内的压力,组织液顺压力梯度进入毛细淋巴管形成淋巴液。淋巴液由毛细淋巴管汇入淋巴管,途中经过淋巴结并在此获得淋巴细胞,最后汇聚经胸导管和右淋巴导管注入静脉。

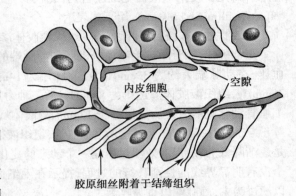

图4-20 毛细淋巴管末端结构示意图

2. 淋巴液生成与回流的作用 淋巴液生成与回流主要具有以下4种作用:

(1) 回收蛋白质:这是淋巴液回流最重要的功能。组织液中的蛋白质不能逆浓度差进入毛细血管,但易于进入毛细淋巴管。淋巴回流时回收由细胞合成和经毛细血管壁微量滤出的蛋白质。估计正常的成年人每天由淋巴液输送回血液的蛋白质在75~100g,这对于保持血浆和组织液间胶体渗透压的相对稳定是非常重要的。

(2) 运输营养物质:由小肠吸收的营养物质,尤其是脂肪,经小肠绒毛的毛细淋巴管吸取而流入血液,经这一途径输送入血液的脂肪占小肠总吸收量的80%~90%。

(3) 调节血浆和组织液之间的液体平衡:生成的组织液中约10%是经由淋巴系统回流入血的。因此,淋巴循环对血浆和组织液之间的液体平衡起着调节作用。

(4) 防御屏障作用:淋巴液在经过淋巴结时,具有吞噬功能的巨噬细胞可清除从组织间隙进入淋巴液的红细胞和细菌等异物;淋巴结所产生的淋巴细胞和浆细胞参与机体的免疫调节。所以,淋巴液在生成与回流入血的过程中,对机体发挥重要的防御屏障的作用。

六、静脉血压和静脉血流

静脉血管的主要作用是汇集毛细血管的血液回流入心,因其易于扩张、容量大,在贮存血液方面发挥重要作用,故称为容量血管。静脉血管的收缩和舒张使其容积发生较大变化,从而调节回心血量,使心排出量与机体不同的代谢水平相适应。

(一) 静脉血压

体循环血液经微动脉和毛细血管到达微静脉时,血压逐渐降至15~20mmHg,故静脉血压已无收缩压与舒张压之分,而且几乎不受心脏活动的影响。血液流至下腔静脉时血压为3~4mmHg,至右心房时接近于0mmHg。

1. 中心静脉压 右心房和胸腔内大静脉的血压,称为中心静脉压(central venous pressure,CVP),正常值为4~12cmH$_2$O,中心静脉压是判断心血管功能的一个指标,反映心脏射血能力和静脉回心血量之间的相互关系。心脏射血能力强,能将静脉回心的血液及时射入动脉,使中心静脉压维持在正常水平。反之,心脏射血能力减弱,搏出量减少,滞留在右心房和上、下腔静脉中的血量增多,中心静脉压升高。另外,心脏射血能力不变时,静脉回心血量增多或减少,中心静脉压也会相应地升高或降低。临床上输血和输液时,除动态观察动脉血压的变化外,还需同时观察中心静脉压的变化。如中心静脉压偏低,常提示血容量不足;若超过16cmH$_2$O,或有进行性升高趋势时,提示血容量过多或伴有心功能的减弱,则应停止输液进行观察。

2. 外周静脉压 各器官静脉的血压称为外周静脉压。通常以机体平卧时的肘静脉压为代表,正常值为5~14cmH$_2$O。当心功能减弱导致中心静脉压升高时,静脉血回流减慢,滞留于外周静脉内的血液增多,外周静脉压也升高。

(二)影响静脉回流的因素

静脉回心血量在单位时间内等于心排出量。因此,影响静脉回心血量的因素主要有外周静脉压与中心静脉压之差,以及静脉血管的血流阻力。

1. 循环系统平均充盈压 循环系统平均充盈压是血管系统充盈程度的重要指标,它反映循环血量和血管容量之间的相对关系。当循环血量增加或血管容量减小时,循环系统平均充盈压升高,静脉回心血量增多;反之,当循环血量减少或血管容量增大时,循环系统平均充盈压降低,静脉回心血量减少。

2. 心室收缩能力 心室收缩能力增强,搏出量多,舒张早期室内压低,对心房和大静脉内血液的"抽吸"作用增强,静脉血回心的速度加快,回心血量增多。反之,心室收缩力减弱,回心血量则减少。例如,在右心室功能衰竭时,心室收缩能力减弱,中心静脉压升高,外周静脉血回心的速度减慢,会出现颈外静脉怒张、肝充血肿大、下肢水肿等体征。在左心室功能衰竭时,因左心房和肺静脉内压升高,则出现肺淤血和肺水肿。

3. 骨骼肌的挤压作用 当骨骼肌收缩时,肌肉内和肌肉间的静脉受到挤压,外周静脉压升高,血液回心加速。肌肉舒张时,由于血液受到静脉瓣的阻挡而不能回流,静脉内压力下降,有利于毛细血管的血液流入静脉。因此,骨骼肌和静脉瓣一起对静脉血的回流起着"肌肉泵"的作用。长期静止站立或处于坐位的人,肌肉泵的作用不能充分发挥,易于引起下肢静脉淤血,严重者可能发展成下肢静脉曲张。

4. 呼吸运动 呼吸运动对静脉回流起着"呼吸泵"的作用。通常情况下的胸膜腔内压低于大气压,称为胸膜腔负压。吸气时胸廓扩大,胸膜腔负压值增加,胸腔内的大静脉和右心房被牵引而扩张,中心静脉压降低,外周静脉血回流加快,回心血量增加;呼气时胸膜腔内负压值减小,静脉血回流入心的量相应减少。

5. 重力和体位 由于静脉管壁薄、易于扩张和内压较低,因此静脉血压与静脉血流易于受重力和体位的影响。机体平卧位时,全身静脉大体上与心脏处于同一水平,重力对静脉压和静脉血流的作用较小。机体直立时,心脏以下静脉血管充盈扩张,可比在平卧位时多容纳 400~600ml 的血液。故当机体由持久的下蹲位突然转为直立时,因重力关系,心脏以下静脉血管扩张,滞留的血量增加而使回流量减少,心排出量减少,血压降低,可能出现暂时的头晕和眼花的症状。这种变化称为直立性低血压。正常生理条件下,由于心血管的压力感受性反射而使症状较轻或不易被察觉。长期卧床或体弱多病的个体,神经系统的调节能力和压力感受器的活动均减弱,如果自平卧位突然转为直立,则可能因心排出量减少而引起动脉血压明显下降,导致视网膜和脑供血严重不足而出现眼花和晕厥等症状,这在临床工作中应予足够关注。

第三节 心血管活动的调节

机体在不同的功能状态下,由于各器官组织的代谢水平不一致,对血流量的需求表现出差异。通过神经和体液调节心排出量和不同器官组织的血流阻力以及循环血量,引起血压和血液分配的变化,从而满足各器官组织在不同状态下的血液灌注,以保证其功能活动的正常进行。

一、神经调节

心脏和血管接受自主神经的支配。神经系统对心血管活动的调节,是通过各种心血管反射活动实现的。

(一)心脏的神经支配

心脏接受交感神经和迷走神经双重支配。前者对心脏具有兴奋作用,后者对心脏具有抑制作用,两者既对立又统一地调节心脏的功能活动。

1. 心交感神经及其作用 心脏的交感神经节前纤维起自第 1~5 胸段脊髓灰质外侧角的神经元,

与星状神经节或颈交感神经节中的神经元形成突触联系,由节后神经元发出轴突组成心脏神经丛,支配心脏的窦房结、房室交界、房室束、心房肌和心室肌。两侧心交感神经对心脏不同部位的支配存在差异,右侧以支配窦房结为主,兴奋时出现心率加快;左侧对房室交界和心室肌的作用为主,兴奋时房室传导加快和心室收缩能力增强。交感神经节后神经元末梢释放的递质是去甲肾上腺素。去甲肾上腺素与心肌细胞膜上的 β_1 受体结合后,使心肌细胞膜对 Na^+ 和 Ca^{2+} 的通透性增高,对 K^+ 的通透性降低,导致心率增快、房室交界区兴奋传导加速、心房肌和心室肌的收缩能力增强、心排出量增多。交感神经对心脏的兴奋作用可以被 β_1 受体阻断剂阻断。

2. 心迷走神经及其作用　迷走神经的节前神经元胞体位于延髓迷走背核和疑核内。节前纤维在迷走神经干中下行至胸腔后,与心交感神经一起组成心脏神经丛。心迷走神经节后纤维支配窦房结、心房肌、房室交界、房室束及其分支,对心室肌也有支配,但其纤维数远少于心房肌。右侧迷走神经以支配窦房结为主,兴奋时心率减慢;左侧迷走神经主要支配房室交界区,兴奋时出现房室传导减慢。迷走神经末梢释放乙酰胆碱,与心肌细胞膜上的 M 受体结合后,使膜对 K^+ 的通透性增大而对 Na^+ 和 Ca^{2+} 的通透性降低,导致心率减慢、房室传导减慢,心肌收缩能力减弱,心排出量减少。迷走神经对心脏的抑制作用可以被 M 受体阻断剂阻断。

心交感神经和心迷走神经对心脏的作用是相互拮抗、相互协调的。在通常情况下,心迷走神经的活动占优势;在机体处于兴奋或运动状态期间,心交感神经的活动占优势。

(二) 血管的神经支配

除真毛细血管以外,其他血管的活动均接受自主神经系统的调节。引起血管平滑肌收缩的神经纤维称为缩血管神经纤维,引起血管平滑肌舒张的神经纤维称为舒血管神经纤维,两者统称为血管运动神经纤维。

1. 缩血管神经纤维　因为都是交感神经,故一般称为交感缩血管神经纤维。其节前神经元位于胸、腰段脊髓灰质的中间外侧柱。节后神经元末梢释放的递质为去甲肾上腺素。血管平滑肌细胞膜上的肾上腺素能受体有 α 受体和 β_2 受体。α 受体被激活时,引起血管平滑肌收缩;β_2 受体被激活时,则引起血管舒张。去甲肾上腺素与血管平滑肌 α 受体的亲和力较强,与 β_2 受体的亲和力较弱。故交感缩血管神经兴奋时,主要产生血管收缩的效应。

机体内的多数血管只接受交感缩血管神经的支配。在安静状态下,交感缩血管神经持续地发放低频率的冲动,称为交感缩血管紧张。这种紧张性活动使血管平滑肌保持一定程度的收缩状态。在不同的功能状况下,交感缩血管神经发放冲动的频率在数秒 1 次至每秒 8~10 次的范围内变动,使血管口径可在较大的范围内发生变化,以形成不同的外周阻力。

不同器官和管径的血管平滑肌,交感缩血管神经的分布密度是不同的:皮肤血管的交感缩血管神经纤维分布最密,骨骼肌和内脏的血管次之,脑血管和冠状动脉的神经纤维分布最少;同名动脉和静脉比较,动脉的分布密度较大;不同管径的血管比较,管径小的血管分布密度较大,故小动脉,尤其是微动脉分布的密度最大。毛细血管前括约肌,交感缩血管神经分布极少,其舒缩活动主要受局部组织代谢产物浓度的调节。

2. 舒血管神经纤维　体内有一部分血管除受交感缩血管神经纤维支配外,还受舒血管神经纤维的支配。舒血管的神经纤维包括交感和副交感神经纤维两大类。

(1) 交感舒血管神经:交感舒血管神经的节后纤维释放的递质为乙酰胆碱。在平时并无紧张性活动,只有在激动或剧烈运动等情况下才发放冲动,使血管舒张。在这种情况下,体内其他器官的血管则因交感缩血管神经的活动加强而发生收缩,体内血液发生重新分配。

(2) 副交感舒血管神经:脑、唾液腺、胃肠道的腺体和外生殖器等少数器官的血管,除接受交感缩血管神经支配外,还接受副交感舒血管神经的支配。这些纤维末梢释放的递质为乙酰胆碱,与血管平滑肌细胞膜上的 M 受体结合,引起血管舒张。副交感舒血管神经的活动只起调节局部器官血流的作用,对循环系统总的外周阻力影响很小。

(三) 心血管中枢

心血管中枢(cardiovascular center)是指与心血管活动有关的神经元胞体在中枢神经内相对集中的部位。控制心血管活动的神经元分布于中枢各级水平,它们虽然各具有不同功能,但是互相联系,使心血管系统的活动与整体功能协调一致。

1. 延髓心血管中枢　延髓是调节心血管活动的基本中枢。

延髓心血管中枢包括四个功能部位。①缩血管区：包括心交感神经中枢和交感缩血管中枢。这些中枢神经元在平时都有紧张性活动，分别称为心交感紧张和交感缩血管紧张；②心抑制区：指心迷走神经中枢，平时具有一定的紧张性活动，称心迷走紧张；③舒血管区：该区的神经元在兴奋时可以抑制缩血管区神经元的活动，导致血管舒张；④传入神经接替站：指延髓孤束核通过中继来自各方面的信息而参与心血管活动的调节。孤束核既接受来自颈动脉窦和主动脉弓压力感受器、颈动脉体和主动脉体化学感受器、心肺感受器、骨骼肌感受器和肾脏等内脏感受器的传入纤维，也接受来自端脑、下丘脑、小脑、脑干其他区域和脊髓等处与心血管调节有关的核团的纤维投射。另一方面孤束核发出的纤维投射到心迷走中枢、交感缩血管中枢和下丘脑室旁核等区域，从而影响心血管活动。

2. 延髓以上部位的心血管中枢　在延髓以上的脑干部分以及大脑和小脑中，都存在与心血管活动有关的神经元，表现为对心血管活动和机体其他功能之间的复杂整合作用。例如，下丘脑在机体的体温调节、摄食、水平衡和情绪反应等功能活动的整合中起着重要作用，在这些反应中都包含有相应的心血管活动的变化。在机体处于紧张和恐惧等状态时，通过各级中枢的整合作用，出现心率加快，心脏收缩能力增强，血压升高以及呼吸和其他内脏活动的变化，进而使各种功能在整体水平上相互协调。

（四）心血管反射

心血管系统的活动随机体的状态不同而发生相应的变化，主要是通过各种心血管反射来实现的。

1. 颈动脉窦和主动脉弓压力感受性反射　颈动脉窦和主动脉弓压力感受器是存在于相应部位血管外膜下的感觉神经末梢，对血管内搏动性压力变化所致的机械牵拉刺激敏感（图 4-21）。颈动脉窦压力感受器的传入神经是窦神经，汇入舌咽神经；主动脉弓压力感受器的传入神经纤维为迷走神经，传入神经进入延髓并在孤束核换元后，与心血管中枢发生广泛的联系。

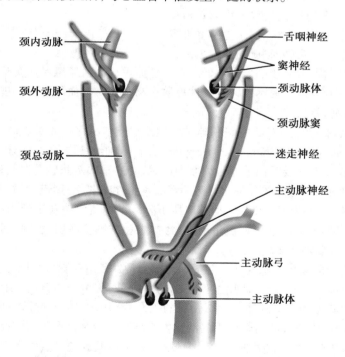

图 4-21　颈动脉窦和主动脉弓区的压力感受器和化学感受器

压力感受性反射（baroreceptor reflex）是指机体动脉血压升高时，通过对压力感受器的刺激，反射性地引起心排出量减少和外周阻力降低，使血压迅速回降到正常范围的过程。因此，通常又把颈动脉窦和主动脉弓压力感受器反射称为降压反射（depressor reflex）。机体血压升高，反射性地使血压回降到正常范围的过程，称为降压反射活动增强；反之，机体血压降低，反射性地使血压回升到正常范围的过程,称为降压反射活动减弱。在该反射中,颈动脉窦压力感受器的作用比主动脉弓的作用更为重要。

正常的血压波动对动脉管壁已具有一定的牵张作用,因此颈动脉窦和主动脉弓压力感受器经常发放一定数量的冲动传入延髓,使心血管中枢保持一定的紧张性活动。当动脉血压突然升高时,经压力感受器传入的冲动增多,通过中枢的整合作用,心迷走中枢的紧张性活动增强,心交感中枢和交感缩血管中枢的紧张性活动减弱,使心率减慢,心脏收缩能力减弱,心排出量减少,外周血管紧张性降低,血流阻力减小,动脉血压回降到正常范围。当机体从平卧位突然转为直立时,可以引起直立性低血压(见前述)。血压降低,对颈动脉窦和主动脉弓压力感受器的刺激减弱,传入中枢的冲动减少,通过中枢的整合作用,心迷走神经传出冲动减少,心交感神经和交感缩血管神经传出冲动增多,使心率加快,心脏收缩能力增强,心排出量增多,外周血管紧张性增加,血流阻力增大,动脉血压迅速回升到正常范围。

颈动脉窦和主动脉弓压力感受器反射的生理意义在于经常性监控动脉血压的波动。在心排出量、外周阻力、循环血量等发生突然变化时,对动脉血压进行快速和准确的调节,使动脉血压稳定在正常范围而不至于发生过大的波动。原发性高血压患者的压力感受器产生适应现象,对牵张刺激的敏感性降低,压力感受器反射在一个高于正常水平的范围内工作,故血压保持在较高水平。

我国著名生理学家林可胜教授和徐丰彦教授等人在 20 世纪 30 年代,在阐明降压反射的机制方面作出了重要贡献。在动物实验中,将颈动脉窦区和其他部分分离,仅保留窦神经与中枢的联系,在这种情况下,人为地改变颈动脉窦区的灌注压,就可以引起体循环动脉血压的变化。据此做出的反映颈动脉窦内压与主动脉血压之间变化的关系曲线,称为压力感受性反射功能曲线(图 4-22)。曲线的中部较陡,两端渐趋平坦,表明当窦内压在正常平均动脉血压水平(大约 100mmHg)范围内变化时,压力感受性反射最为敏感,反射调节作用最强;动脉血压愈偏离正

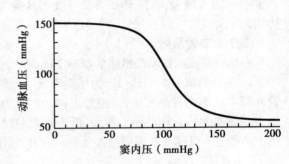

图 4-22　压力感受性反射功能曲线

常水平,压力感受性反射调节血压的能力愈低。在慢性原发性高血压患者或实验性高血压动物,压力感受性反射功能曲线向右移位,提示压力感受性反射在高于正常的血压水平上进行工作,这种现象称为压力感受性反射的重调定。

2. 心肺感受器反射　在心房、心室壁和肺循环大血管壁内所存在的对机械牵拉和化学刺激敏感的感受器,称为心肺感受器(cardiopulmonary receptor),其传入神经纤维,走行于迷走神经干内。在生理状态下,心房壁的牵拉刺激主要是由血容量增多引起,故心房壁的牵张感受器又称容量感受器。大多数心肺感受器受到刺激时引起的效应是使交感神经的紧张性减弱,心迷走神经的紧张性加强,导致心率减慢、心排出量减少、总外周阻力减小,动脉血压下降。动物实验中观察到,心肺感受器兴奋时,肾交感神经活动的抑制特别明显,使肾血流量增加,肾排水和排钠量增多,表明心肺感受器引起的反射对循环血量的调节具有重要意义。

3. 颈动脉体和主动脉体化学感受性反射　颈动脉分叉处和主动脉弓区域存在有颈动脉体和主动脉体化学感受器(chemoreceptor)。当动脉血液中 O_2 分压降低、CO_2 分压升高、H^+ 浓度升高时,刺激化学感受器兴奋。颈动脉体和主动脉体化学感受器的兴奋分别由窦神经和迷走神经传入,在延髓孤束核换元后,使延髓内呼吸中枢和心血管中枢的活动发生变化。通常情况下,化学感受性反射的主要效应是使呼吸运动加深加快,对心血管的活动影响较小,只有在低氧、窒息、失血、动脉血压过低和酸中毒等情况下才明显调节心血管的活动,其主要意义在于对体内血液进行重新分配,优先保证脑和心等重要器官的供血。

4. 心-肾反射　指心肺感受器受到压力或化学因素的刺激后,经迷走神经传入,在中枢整合后,使肾交感神经活动抑制,肾血流量增多,尿量和尿钠排出增多的过程。该反射使心和肾两个器官的活动在整体功能状态下得以紧密地联系。近年来,国内外学者对心-肾反射进行了大量研究,表明其在维持整体循环血量和血压稳定中具有重要作用。

5. 其他心血管反射 机体其他系统或部位的感受器受到刺激时,也可以产生不同程度的心血管反射。例如刺激躯体传入神经,或肺、胃、肠、膀胱等器官受到扩张性刺激,均可以引起心率减慢和外周血管舒张等效应。脑缺血可以引起交感缩血管中枢的紧张性增强,外周血管强烈收缩,动脉血压升高,称为脑缺血反应。

二、体液调节

心血管的活动受到血液和局部组织中的一些化学物质的调节,前者通过血液循环广泛作用于心血管系统,属于全身性体液调节;后者则在组织中生成,主要对局部组织的血流起调节作用,属于局部性体液调节。

(一)肾上腺素和去甲肾上腺素

肾上腺素(epinephrine,E)和去甲肾上腺素(norepinephrine,NE)的化学结构都属于儿茶酚胺。血液中的肾上腺素和去甲肾上腺素主要来自肾上腺髓质,其中肾上腺素约占80%,去甲肾上腺素约占20%。交感神经节后神经纤维释放的去甲肾上腺素一般在局部发挥作用,只有极少量进入血液循环。肾上腺素和去甲肾上腺素对心脏和血管的作用,与交感神经兴奋的作用基本一致,不同之处主要是两者对心肌细胞膜和血管平滑肌上受体的亲和力存在差异所致。

心肌细胞膜上以 β_1 受体为主,心、脑、骨骼肌和肝的血管平滑肌细胞膜上以 β_2 受体占优势,皮肤、肾和胃肠道的血管平滑肌细胞膜上以 α 受体为主。肾上腺素对 β 受体的亲和力强,对 α 受体的亲和力较弱。去甲肾上腺素对 α 受体的亲和力强,对 β_1 受体次之,对 β_2 受体的亲和力最弱。在实验中观察到:①静脉注射肾上腺素后,心率加快和心肌收缩能力增强,心排出量增加,血压升高;心、脑和骨骼肌等处的血管舒张;皮肤、肾脏和胃肠道等处的血管收缩。②静脉注射去甲肾上腺素后,引起全身血管广泛收缩,血压明显升高。由于去甲肾上腺素是通过血管收缩引起血压升高,在血管壁张力增加的背景下,血压升高对血管壁上压力感受器的刺激作用增强,通过压力感受性反射使心率减慢的作用大于对心肌细胞膜 β_1 受体的直接兴奋作用,故可以使心率减慢。可见,肾上腺素主要是通过增加心排出量使血压升高,同时对循环血液具有重新分配的作用。去甲肾上腺素主要是通过血管收缩,增大外周阻力使血压升高。故在临床工作中,通常把肾上腺素作为强心药,把去甲肾上腺素作为缩血管的升压药。

(二)肾素 - 血管紧张素 - 醛固酮系统

肾素(renin)是由肾单位近球细胞合成和分泌的一种酸性蛋白水解酶,可以将血浆中来自肝脏的血管紧张素原水解为血管紧张素 I(angiotensin I)。血管紧张素 I 在血浆和组织(主要是肺循环血管内皮表面)中血管紧张素转换酶的作用下,生成血管紧张素 II。血管紧张素 II 在血浆和组织中的血管紧张素酶 A 的作用下进一步水解成血管紧张素 III。血管紧张素 I 的作用不明显。血管紧张素 II 的主要作用有:①兴奋血管平滑肌细胞膜上的血管紧张素 II 受体,使全身微动脉收缩,外周阻力增大;使静脉收缩,回心血量增加,心排出量增多,故动脉血压升高;②作用于脑的某些部位,使交感缩血管中枢的紧张性增强,同时刺激机体产生渴觉并导致饮水;③作用于交感神经末梢,促进去甲肾上腺素的释放;④刺激肾上腺皮质球状带细胞合成和释放醛固酮,引起保钠保水,血量增多。血管紧张素 III 的缩血管效应仅为血管紧张素 II 的 10%~20%,但其刺激肾上腺皮质球状带合成和释放醛固酮的作用较强。由于肾素、血管紧张素和醛固酮三者关系密切,将其称为肾素 - 血管紧张素 - 醛固酮系统。该系统在维持动脉血压的长期稳定中具有重要意义。

正常状态下,血液中仅含有微量血管紧张素。机体大量失血时,血压迅速下降,肾血流量减少,刺激肾球旁细胞分泌大量的肾素,使血液中血管紧张素增多,从而促使血压回升和血量增加。

(三)血管升压素

血管升压素(vasopressin,VP)是由下丘脑视上核和室旁核的神经元合成和分泌的神经肽类激素,经下丘脑 - 垂体束运送至神经垂体贮存,平时少量释放进入血液循环。血管升压素具有 V_1 和 V_2 两种受体,前者主要分布在血管平滑肌细胞膜上,后者主要分布在肾集合管上皮细胞的细胞膜上。V_1 受体兴奋,引起体内血管广泛收缩(脑血管除外),致体循环的总外周阻力增大。在生理状态下,血管升压素主要促进肾集合管对水的重吸收而引起抗利尿效应,故又称为抗利尿激素(antidiuretic hormone,

ADH)。在机体失血或失液等病理情况下,血液中的血管升压素浓度明显升高,引起血管广泛收缩而发挥升压效应。研究表明,即使在生理浓度范围内,血管升压素亦可通过压力感受性反射参与维持血压的稳定。血管升压素在保持体内细胞外液容量和动脉血压的稳定中都具有重要作用。

(四) 心房钠尿肽

心房钠尿肽(atrial natriuretic peptide,ANP)是由心房肌细胞合成和释放的一类多肽。当循环血量增加,回心血量增多时,可使心房壁受到牵拉刺激,引起心房钠尿肽释放增多。心房钠尿肽的主要作用:①使肾入球小动脉舒张,出球小动脉收缩,肾毛细血管血流量增多,血压升高,有效滤过压增大,原尿生成增多;抑制肾集合管对 Na^+ 和水的重吸收;对抗血管升压素和醛固酮对水和 Na^+ 的重吸收作用,因而具有很强的排 Na^+ 和排水的作用。②刺激心脏感受器,经迷走神经传入中枢,使心交感神经紧张性降低,心脏活动减弱;同血管平滑肌细胞上的受体结合后,通过阻断 Ca^{2+} 通道和增强钙泵活动使血管舒张。③通过抑制血管紧张素的活性而引起血管舒张,故具有很强的降压作用。

在生理和病理情况下,血管升压素、醛固酮和心房钠尿肽三者相互影响,相互协调,在维持机体循环血量和血压的相对稳定中,都发挥着重要的作用。

(五) 血管内皮生成的血管活性物质

血管内皮细胞可以合成和释放多种血管活性物质,引起血管平滑肌舒张或收缩。

血管内皮生成的舒血管物质主要有前列环素(prostacyclin)和内皮舒张因子。前列环素通过降低平滑肌细胞内 Ca^{2+} 浓度,使血管舒张。目前认为内皮舒张因子可能就是一氧化氮(nitric oxide)。一氧化氮激活血管平滑肌细胞内的鸟苷酸环化酶,使 cGMP 浓度升高,游离 Ca^{2+} 浓度降低,引起血管舒张;同时它还可以减弱缩血管物质对血管平滑肌的收缩效应。

内皮细胞可以合成多种缩血管物质,研究比较深入的是内皮素(endothelin)。内皮素是目前已知的最强烈的缩血管物质,它与血管平滑肌上的特异受体结合后,促进肌浆网释放 Ca^{2+},从而加强血管平滑肌的收缩。

(六) 激肽释放酶和激肽

激肽(kinin)是一类具有舒血管活性的多肽类物质。激肽原在激肽释放酶作用下水解生成激肽。激肽释放酶分两类:血浆激肽释放酶,使高分子量激肽原水解成为九肽的缓激肽。组织激肽释放酶,存在于肾、唾液腺、胰、汗腺等器官组织中,使所在器官中的激肽原生成赖氨酰缓激肽(又称血管舒张素)。赖氨酰缓激肽可在氨基肽酶作用下脱去赖氨酸成为缓激肽,其主要作用是促进血管平滑肌舒张和增大毛细血管的通透性。

缓激肽和血管舒张素是目前已知最强的舒血管活性物质,使局部组织的血流量增加。循环血液中的激肽也参与动脉血压的调节,引起全身血管舒张,外周阻力减小,表现血压降低的效应。激肽在激肽酶作用下水解失活。

(七) 前列腺素

前列腺素(prostaglandin,PG)是一类活性强、种类多、功能复杂的脂肪酸衍生物,存在于全身各类组织中,不同类型的前列腺素对血管平滑肌的作用不同。前列腺素 E2 具有强烈的舒血管作用;前列腺素 F2α 可使静脉收缩。

(八) 组胺

组胺(histamine)是由组氨酸脱羧生成,广泛存在于各种组织内,特别是皮肤、肺和胃肠道黏膜的肥大细胞中含量较多。当局部组织受到损伤、发生炎症或过敏反应时,均能引起组胺的释放。组胺具有舒血管以及增加毛细血管和微静脉管壁通透性的作用,导致血浆渗漏入组织,形成局部水肿。

第四节　器官循环

体内各器官的血液灌注量,一般与该器官的动、静脉压之间的压力差成正比,与该器官的血流阻力成反比。由于各器官的结构和功能不同,其血管活动的调节也各具特点。本节主要叙述冠脉循环、肺循环和脑循环。

一、冠脉循环

（一）解剖特点

冠脉循环（coronary circulation）是指心脏的血液循环。心脏的血液供应来自左、右冠状动脉。冠状动脉主干走行于心脏的表面，其小分支以垂直于心脏表面的方向穿入心肌，并在心内膜下层分支成网。这种分支方式使冠脉血管容易在心肌收缩时受到挤压。多数人的左冠状动脉主要供应左心室的前部，由冠状窦回流入右心房；右冠状动脉主要供应左心室的后部和右心室，经较细的心前静脉回流入右心房。心肌的毛细血管网极为丰富，毛细血管数和心肌纤维数的比例几乎为1∶1，有利于心肌与冠脉血液进行充分的物质交换。在心肌肥厚时，毛细血管数目不能相应增加，则容易导致心肌供血不足。吻合冠状动脉之间的侧支毛细血管细小，血流量很少，因而当冠脉突然阻塞时，不易很快建立侧支循环，可导致心肌梗死。但如果冠状血管慢性阻塞，侧支逐渐扩张，可以建立新的有效侧支循环而起到一定的代偿作用。

（二）生理特点

1. 途径短，血压高　冠状动脉直接开口于主动脉根部，且冠脉循环的途径短，故血压高，血流快，循环周期只需几秒钟即可完成。

2. 血流量大　在安静状态下，正常人的冠脉血流量为每100g心肌60~80ml/min，总的冠脉血流量约为225ml/min，占心排出量的4%~5%。当心肌活动加强，冠脉血流量可增加到静息时的4倍，每100g心肌每分钟血流量可增至300~400ml。充足的冠脉血流量是心泵功能的基本保证，一旦冠脉血流量不足，则可导致心肌缺血，心功能出现严重障碍。

3. 心肌摄氧能力强　一般情况下，100ml动脉血含氧量为20ml，经过组织换气后，动脉血转变为静脉血，含氧量降低。不同器官从血液中摄取和利用氧的速度和数量不同，故血液流经不同器官后动-静脉血氧差有所不同。安静状态下，动脉血流经骨骼肌后，100ml静脉血含氧量为15ml，意味着骨骼肌从100ml血液中摄取了5ml氧。同样条件下，100ml动脉血流经心脏后，静脉血含氧量仅为8ml，其中65%~70%的氧被心肌摄取。因此，当机体活动增强、耗氧量增多时，心肌靠提高从单位体积血液中摄取氧的潜力较小，心肌需要更多的氧气时主要依赖增加血流量。冠脉循环供血不足时，极易出现心肌缺氧的现象。

4. 血流量受心肌收缩的影响　由于冠脉循环的阻力血管主要分布在心肌纤维之间，心肌收缩时，冠脉受到挤压，血流量减少；心肌舒张时，冠脉受到的压迫解除，血流量增加。这样就形成了心舒期冠脉血流量大于心缩期冠脉血流量。另外，由于左、右心室肌厚度的不同和压力的差异，左、右冠状动脉所受的挤压程度也不同。在左心室等容收缩期，由于心肌收缩的强烈压迫，左冠状动脉血流急剧减少，甚至出现血液倒流；在左心室快速射血期，主动脉血压急剧升高，冠脉血压随之升高，冠脉血流量增加；到减慢射血期，主动脉血压有所下降，冠脉血流量也有所下降；在等容舒张期，心肌对冠脉血管压迫作用快速减少，对血流的阻力急剧减小，此时主动脉血压仍较高，故冠脉血流量突然增加，到舒张早期达到高峰，然后随主动脉血压下降而逐渐回降（图4-23）。右冠脉血流量也随右心室的舒缩活动而发生变化，只是由于右心室肌壁较薄，对冠脉血流的影响不如左心室明显。在安静状态下，右心室收缩期的血流量与舒张期相近。由于在整个心动周期中，左心室舒张时的冠脉血流量大于收缩时，故主动脉舒张期血压的高低和

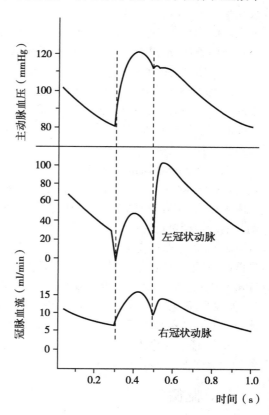

图4-23　心动周期中冠状动脉血流量的变化

心室舒张期的长短是决定左冠脉血流量的重要因素。

（三）冠脉血流量的调节

影响冠脉血流量的因素主要是心肌的代谢水平。交感和副交感神经纤维也支配冠脉,但它们的调节作用是次要的。

1. 心肌代谢水平对冠脉血流量的影响 冠脉血流量和心肌代谢水平成正比。在切断心的神经支配和没有激素作用的情况下,这种关系依然存在。心肌收缩的能量来源几乎完全依靠有氧代谢,心肌代谢增强时,冠脉血流量可突然增至原来血流量的 5 倍或以上。在肌肉运动、精神紧张等情况下,心肌代谢增强,耗氧量增加,局部组织中氧分压降低,ATP 分解为 ADP 和 AMP,后者进一步分解产生腺苷。腺苷可强烈地舒张小动脉,其他代谢产物如 H^+、CO_2、乳酸和缓激肽等也具有舒张冠脉的作用。

2. 神经调节 冠状动脉受迷走神经和交感神经支配。迷走神经兴奋引起冠脉舒张,但同时使心率减慢,心肌代谢减弱,抵消其直接舒张冠脉的作用。心交感神经兴奋,激活冠脉平滑肌的 α 和 $β_2$ 受体,以血管收缩为主,但此时心率加快,心肌收缩加强,耗氧量增加,代谢产物增多,交感神经收缩冠脉的作用被代谢产物舒张冠脉的作用所掩盖,故总的作用表现为冠脉舒张,冠脉血流量增加。

3. 体液调节 肾上腺素、去甲肾上腺素可增强心肌代谢,使冠脉舒张,冠脉血流量增加,也可直接作用于冠脉 α 和 $β_2$ 受体,引起冠脉的收缩或舒张。甲状腺激素增多时,心肌代谢增强,可使冠脉扩张,血流量增多。大剂量血管升压素和血管紧张素都可使冠脉收缩,冠脉血流量减少。

二、肺循环

肺循环(pulmonary circulation)的功能是使血液在流经肺泡时与肺泡气之间进行气体交换。呼吸性小支气管以上的呼吸道由体循环的支气管动脉供血。肺循环与支气管动脉末梢之间有吻合支沟通,一部分支气管静脉血可经吻合支直接进入肺静脉和左心房,从而使主动脉血中混入 1%~2% 的未经气体交换的静脉血。

（一）肺循环的生理特点

1. 血流阻力小、血压低 肺动脉的分支短而粗,管壁薄,易于扩张,总横截面积大,且肺血管全部被胸膜腔负压所包绕,故肺循环的血流阻力很小。右心室的收缩能力远较左心室的弱,肺动脉血压约为主动脉血压的 1/6~1/5,平均肺动脉血压约为 13mmHg。由于肺毛细血管的压力为 7mmHg,低于血浆胶体渗透压,故肺组织基本上没有组织液。左心室功能衰竭时,肺静脉压及肺毛细血管压升高,组织液生成增多而形成肺淤血肺水肿,导致呼吸功能障碍。

2. 肺血容量变化大 肺部平静时的血容量约为 450ml,约占全身血量的 9%。由于肺组织和肺血管的可扩张性大,故肺部血管容量变动较大,有"贮血库"的作用。肺血容量在用力呼气时可减少至约 200ml,在深吸气时可增加到约 1000ml。在每一个呼吸周期中,肺循环的血容量发生周期性变化,对左心室排出量和动脉血压有影响。

（二）肺循环血流量的调节

1. 神经调节 肺循环血管受交感神经和迷走神经控制。刺激交感神经直接引起肺血管收缩和血流阻力增大;但在整体情况下,因体循环的血管收缩,将一部分血液挤入肺循环,肺循环血容量增加。刺激迷走神经可使肺血管轻度舒张,肺血流阻力稍下降。

2. 肺泡气的氧分压 肺泡气氧分压可显著地影响肺血管的舒缩活动。当一部分肺泡气的氧分压降低时,肺泡周围的微动脉收缩。低氧的这种效应使肺泡血流量得到有效的分配,通气不好的肺泡血流量减少;通气好、氧分压高的肺泡血流量增加,进而使肺换气的效率提高。当吸入气中氧分压过低时,如在高海拔地区,可引起肺组织中的微动脉广泛收缩,肺血流阻力加大,肺动脉血压明显升高,由此引发的肺动脉高压可能发展成右心室肥厚。

3. 血管活性物质对血管的影响 肾上腺素、去甲肾上腺素、血管紧张素Ⅱ、血栓素 A_2、组胺、5-羟色胺和前列腺素 F2a,都能使肺循环的微动脉收缩;而前列环素、乙酰胆碱等则可引起肺血管舒张。

三、脑循环

脑的血流来自颈内动脉和椎动脉,在脑底部形成脑底动脉环,由此发出分支,供给脑的不同部位。

静脉血汇入静脉窦,主要经颈内静脉回流入腔静脉。脑组织的代谢率高,血流量大,耗氧量也大。

(一)脑循环的特点

1. 血流量大,耗氧量多 脑的重量仅占体重的 2%,其血流量可达 750ml/min,占心排出量的 15% 左右;耗氧量可达机体总耗氧量的 20%。脑组织的代谢水平高,能量贮存却极为有限,因此对血液中能量物质依赖的程度大。脑对缺氧或缺血的耐受性低,血流中断数秒即可导致意识丧失,中断 5~6 分钟将引起不可逆性脑损伤。

2. 血流量变化较小 脑组织位于坚硬的颅腔内,容积较为固定。因脑组织的不可压缩性,脑血管的舒缩程度受到相当的限制,血流量的变化较小。脑组织血液供应的增加主要依靠提高脑循环的血流速度来实现。

3. 存在血 - 脑脊液屏障和血 - 脑屏障 在毛细血管血液和脑脊液之间,存在限制某些物质自由扩散的屏障,称为血 - 脑脊液屏障。在毛细血管血液和脑组织之间也存在类似的屏障,称为血 - 脑屏障。脂溶性物质,如 O_2、CO_2 和某些麻醉药物;水溶性物质,如葡萄糖和氨基酸等,均容易通过血 - 脑脊液屏障和血 - 脑屏障,而甘露醇、蔗糖和许多离子则难以通过或不能通过。血 - 脑屏障和血 - 脑脊液屏障的存在,对保持脑组织细胞代谢环境的相对稳定具有重要意义。

(二)脑血流的调节

1. 自身调节 脑血流量与脑动 - 静脉之间的压力差成正比,与脑血管阻力成反比。影响脑血流量的主要因素是颈动脉血压。动脉血压降低或颅内占位性病变等引起的颅内压升高,都可引起脑血流量减少。当平均动脉血压在 60~140mmHg 范围波动时,通过脑血管的自身调节,可以保持脑血流量的相对恒定。平均动脉血压低于 60mmHg 时,脑血流量减少而致功能障碍;平均动脉血压高于 140mmHg 时,脑血流量显著增加而易于导致脑水肿。

2. CO_2 和 O_2 分压对脑血流量的影响 血液 CO_2 分压升高时,使细胞外液 H^+ 浓度升高而引起脑血管扩张,血流量增加。过度通气时,CO_2 呼出过多,动脉血 CO_2 分压过低,脑血流量减少,可引起头晕等症状。脑血管对 O_2 分压很敏感,低氧能使脑血管舒张,O_2 分压过高则可引起脑血管收缩。

3. 脑的代谢对脑血流的影响 在同一时间内,脑不同部位的血流量不尽相同。各部位脑组织的血流量与其代谢活动成正比。代谢活动增强,代谢产物如 H^+、K^+ 和腺苷聚积以及氧分压降低等,引起脑血管舒张,血流量增多。

4. 神经调节 脑血管受交感缩血管纤维和副交感舒血管纤维的支配,但刺激或切断这些神经后,通过脑血管的血流量均无明显改变,因此神经对脑血管活动的调节作用小。

(三)脑脊液的生成与吸收

脑脊液存在于脑室系统、脑周围的脑池和蛛网膜下腔内,相当于脑和脊髓的组织液和淋巴液。成人脑脊液总量约 150ml,主要由脑室脉络丛上皮细胞和室管膜细胞分泌,亦有少量来自软脑膜血管和脑毛细血管滤出的液体。脑脊液主要通过蛛网膜绒毛进入硬膜静脉窦的血液。每天生成与吸收的脑脊液量约 800ml,同时有同等量的脑脊液被吸收入血,脑脊液的更新率较高。当脑脊液吸收发生障碍时,脑脊液压升高,可影响脑血流和脑的功能。

脑脊液的功能:①作为脑和血液之间进行物质交换的媒介;②回收蛋白质;③保护作用,当脑受到外力冲击时,可因脑脊液的缓冲而大大减少脑的震荡,在脑脊液的浮力作用下使脑的重量减轻到仅 50g 左右,有效减轻了脑对颅底部神经及血管的压迫。

(王福青 张海峰)

本章小结

心脏是血液循环的中心,在整个生命过程中不停地跳动,心室压力的变化和瓣膜的开闭推动血液在心血管内循环流动。心脏的自律细胞主要包括窦房结和浦肯野细胞,非自律细胞也称为工作细胞,包括心房肌和心室肌细胞。心脏不会发生强直收缩,心肌细胞的生物电和生理特性以及心脏的泵血之间是紧密联系的。影响心排出量的因素包括前负荷、后负荷、心率和心肌收缩能力。

影响动脉血压的因素有搏出量、心率、外周阻力、大动脉弹性贮器作用和循环血量的变化。微循环是血液和组织液进行物质交换的部位。颈动脉窦主动脉弓压力感受性反射对波动性压力变化更敏感。临床上常把肾上腺素用作强心药,把去甲肾上腺素用作升压药。影响冠脉血流量的因素主要是心肌代谢水平。

扫一扫　测一测

思考题

1. 心房、心室肌兴奋性的周期变化有何主要特点及意义?

2. 在心室收缩期中,心室内压、瓣膜、血流、容积的变化如何?

3. 分析心率过快、过慢对心排出量的影响及原理。

4. 比较肾上腺素和去甲肾上腺素对心血管的调节作用。

5. 患肾炎时,由于蛋白尿造成血浆蛋白减少,这时组织液生成有何变化? 为什么?

6. 下蹲时间过长,突然起立易致头晕甚至昏厥,原因是什么?

7. 患者,女,63 岁,与邻居争吵后出现头晕、恶心、呕吐、头痛、全身乏力,测血压后为 180/110mmHg。

请思考:①如何理解该患者动脉血压? ②测量动脉血压的注意事项? ③利用本章所学知识,可利用的降压药有哪些?

病例型思考题:思路解析

第五章　呼　吸

学习目标

1. **掌握**：呼吸的概念与基本环节；肺通气的动力，胸内负压的意义；肺通气的弹性阻力及肺表面活性物质的作用与意义；肺活量、用力肺活量和肺泡通气量的概念；通气／血流比值；O_2 和 CO_2 的运输形式，氧容量、氧含量和血氧饱和度的概念，氧离曲线；血液 CO_2、H^+、O_2 浓度变化对呼吸的影响。

2. **熟悉**：呼吸运动的形式；肺通气的非弹性阻力，人工呼吸原理；肺容量、补吸气量、补呼气量、余气量、深吸气量、功能余气量、每分通气量、最大通气量、无效腔；气体交换的过程及其影响因素；肺牵张反射。

3. **了解**：胸膜腔负压形成原理；胸廓弹性阻力；呼吸中枢与呼吸节律的形成，呼吸肌的本体感受性反射及防御性呼吸反射；特殊环境对呼吸的影响。

机体在新陈代谢过程中，需要不断地消耗 O_2，产生 CO_2。机体需要的 O_2 要从外界环境中摄取，产生的 CO_2 排出体外。这种机体与外界环境之间进行的气体交换过程，称为呼吸（respiration）。人体的呼吸过程由三个环节来完成：①外呼吸：包括肺通气和肺换气；肺通气是肺与外界的气体交换，肺换气是肺泡与肺毛细血管之间的气体交换；②气体在血液中的运输；③内呼吸，又称为组织换气，即血液与组织细胞之间的气体交换（图 5-1）。

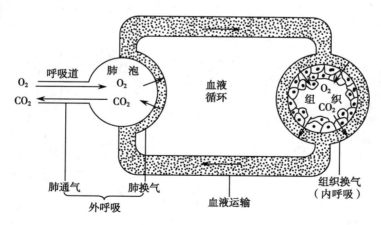

图 5-1　呼吸全过程示意图

呼吸是维持机体生命活动所必需的基本生理过程之一。呼吸的生理意义主要是维持机体内环境中 O_2 和 CO_2 含量的相对稳定，保证组织细胞新陈代谢的正常进行。呼吸过程不仅靠呼吸系统来完成，还需要血液循环系统的配合。呼吸过程的任何一个环节发生障碍，均可导致组织缺 O_2 或 CO_2 积聚，影响细胞的代谢和功能,尤其是脑、心、肾的正常活动,甚至危及生命。

第一节 肺 通 气

肺与外界环境之间的气体交换过程,称为肺通气(pulmonary ventilation)。实现肺通气的结构是呼吸道、肺和胸廓等,呼吸道是沟通肺泡与外界环境的气体通道,同时具有对吸入气体有加温、加湿、过滤、清洁的作用和引起防御反射等保护功能。肺泡是气体进行交换的场所,而胸廓通过节律性运动实现肺通气。气体能否进出肺取决于两种力的相互作用,即:推动气体流动的动力必须克服阻止气体流动的阻力才能实现肺通气。

一、肺通气的动力

气体是在大气和肺泡之间的压力差推动下进出肺。通常情况下,大气压恒定,气体能否进出肺主要取决于肺内压的变化。肺内压的变化主要由肺的张缩引起。肺本身无主动扩张和回缩的能力,其容积大小完全依赖于胸廓容积的改变而变化。胸廓扩大则肺容积增大,使肺内压下降;胸廓缩小则肺容积减小,使肺内压升高。胸廓的扩大与缩小是由呼吸肌的收缩和舒张造成的。可见,大气与肺泡气之间的压力差是肺通气的直接动力,而呼吸运动则是肺通气的原动力。

图片:呼吸系统的概观

(一) 呼吸运动

呼吸肌的收缩和舒张引起的胸廓有节律地扩大与缩小,称为呼吸运动。呼吸运动包括吸气运动和呼气运动。参与呼吸运动的肌肉,统称为呼吸肌。凡是使胸廓扩大,产生吸气运动的肌肉称为吸气肌,主要有膈肌和肋间外肌;凡是使胸廓缩小,产生呼气运动的肌肉称为呼气肌,主要有肋间内肌和腹壁肌群。此外,还有一些肌肉如斜角肌、胸锁乳突肌等只是在用力呼吸时才参与呼吸运动,称为辅助呼吸肌。

1. 吸气运动 平静呼吸时,吸气运动的产生主要由膈肌和肋间外肌收缩引起。膈肌位于胸、腹腔之间,构成胸腔底部,呈穿隆状向上隆起。当膈肌收缩时,穿隆部下降,使胸腔上下径增大;肋间外肌肌纤维起自上位肋骨的下缘,斜向前下方行走,止于下位肋骨的上缘,当其收缩时,胸廓向外向上抬起,胸腔前后径和左右径均增大(图 5-2)。因此,膈肌和肋间外肌收缩共同使胸腔容积增大,带动肺扩张,使肺容积增大,肺内压下降,当肺内压低于大气压时,外界气体进入肺泡,形成吸气运动。由于

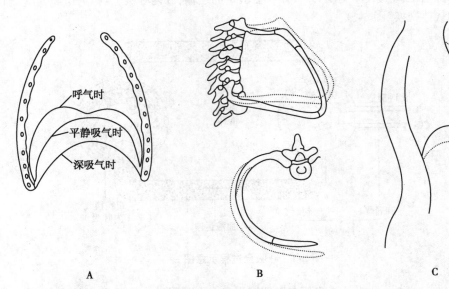

图 5-2　呼吸时膈肌、肋骨及胸腹运动
A.膈运动;B.肋骨运动;C.胸腹运动
实线表示呼气时位置;点线表示吸气时位置

胸腔呈圆锥形,下部容积比上部容积大得多,因此,膈肌稍下降,就可使胸腔和肺的容积显著增大(图5-2)。膈肌的舒缩在肺通气中具有重要作用。

2. 呼气运动　平静呼吸时,呼气运动的产生是由膈肌和肋间外肌舒张所引起。膈肌舒张时,腹腔脏器回位,使膈肌穹隆上移,胸腔上下径减小,同时肋间外肌舒张,肋骨和胸骨下降,胸腔前后径和左右径均减小,肺回缩使肺容积减小,导致肺内压升高,当肺内压超过大气压时,肺泡气被排出,则形成呼气运动(图5-2)。

3. 呼吸的类型　根据呼吸运动的深度和方式不同,将呼吸运动分为不同的形式。

(1)平静呼吸和用力呼吸:安静状态下的呼吸运动称为平静呼吸(eupnea),其特点是平稳、均匀,每分钟约为12~18次。在平静呼吸时,吸气的产生是由于膈肌和肋间外肌的收缩,而呼气的产生则是由膈肌和肋间外肌舒张所致,因此吸气是主动的,呼气是被动的。当机体活动增强,如劳动或运动时,呼吸运动将加深加快,称为用力呼吸(labored breathing)或深呼吸(deep breathing)。平静吸气时,膈肌一般下降1~2cm;深吸气时,可下移7~10cm。用力吸气时,除膈肌与肋间外肌加强收缩外,胸锁乳突肌、斜角肌等辅助呼吸肌也参与收缩,使胸腔容积与肺容积进一步扩大,肺内压比平静吸气时更低,与大气压之间差值更大,吸入气体更多。用力呼气时,除吸气肌群舒张外,肋间内肌(其纤维走向与肋间外肌相反)和腹壁肌等呼气肌群也参与收缩,使胸腔容积和肺容积进一步缩小,肺内压比平静呼气时更高,呼出气体更多。由此可见,用力呼吸时,吸气和呼气过程都是主动的。在某些病理情况下,即使用力呼吸,仍不能满足人体需要,病人出现鼻翼扇动等现象,同时主观上有喘不过气的感觉,临床上称为呼吸困难(dyspnea)。

(2)腹式呼吸和胸式呼吸:以膈肌舒缩为主引起的呼吸运动,可引起腹腔内的器官位移,造成腹部的起伏,称为腹式呼吸(abdominal breathing)。以肋间外肌舒缩引起胸骨和肋骨运动(胸廓运动)为主的呼吸运动,主要表现为胸廓的张缩称为胸式呼吸(thoracic breathing)。正常成人呼吸大多是胸式呼吸和腹式呼吸同时存在,称为混合式呼吸。婴儿因胸廓尚不发达,肋骨与脊柱较为垂直且不易提起,常以腹式呼吸为主。当胸廓有病变时,如胸膜炎、肋骨骨折等,因胸廓运动受限,也常呈腹式呼吸。妊娠晚期的妇女,因膈肌上升且运动受限,常以胸式呼吸为主;当腹腔有巨大肿块或严重腹水时,也多呈胸式呼吸。

(二)呼吸时肺内压和胸膜腔内压的变化

1. 肺内压　肺泡内的压力称为肺内压(intrapulmonary pressure)。在呼吸运动过程中,肺内压随胸腔容积的变化而发生周期性变化。在呼吸暂停、声带开放、呼吸道通畅的情况下,肺内压与大气压相等。平静吸气开始时,肺容积增加,肺内压下降,通常低于大气压1~2mmHg,外界空气在肺内压与大气压之差的推动下进入肺泡。随着肺内气体的逐渐增多,肺内压逐渐升高,至吸气末,肺内压升至与大气压相等,气体在肺与大气之间停止流动。呼气开始时,肺容积缩小,肺内压升高,可高于大气压1~2mmHg,气体由肺泡内流出。随着肺泡内气体逐渐减少,肺内压逐渐降低,至呼气末,肺内压与大气压又相等,气体在肺与大气之间又停止流动(图5-3)。

图片:呼吸时膈的运动

拓展阅读:呼吸困难

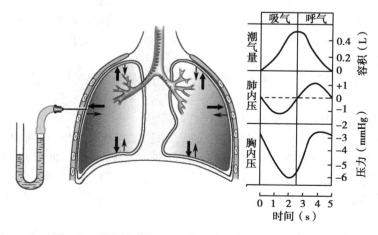

图5-3　呼吸时肺内压、胸膜腔内压及呼吸气量的变化
向外的箭头表示肺内压,向内的箭头表示肺回缩力

呼吸过程中,肺内压变化的幅度与呼吸运动的深浅、缓急和呼吸道通畅程度有关。若呼吸浅而快,则肺内压变化幅度较小;反之,呼吸深而慢,或呼吸道不够通畅,则肺内压变化幅度增大。用力呼吸时,肺内压的升降幅度会有所增加。可见,在呼吸运动过程中,肺内压的交替变化是肺通气的直接动力,认识这一点具有重要意义。根据上述原理,在人的自主呼吸停止时,用人为的方法改变肺内压,建立肺内压与大气压之间的压力差,从而暂时维持肺通气,这就是人工呼吸的原理。是指通过徒手或机械装置使空气有节律地进入肺内,然后利用胸廓和肺组织的弹性回缩力使进入肺内的气体呼出。如此周而复始以代替自主呼吸。人工呼吸方法很多,以口对口吹气式人工呼吸最为方便和有效。在实施人工呼吸时,首先要注意保持患者呼吸道通畅,否则人工呼吸对肺通气将是无效的。

2. 胸膜腔内压 在呼吸运动过程中,肺容积随胸廓容积的变化而改变,使肺内压与外界大气压之间产生压力差,是实现肺通气的动力。肺之所以会随胸廓的运动而张缩,这是由胸膜腔的结构特点和胸膜腔内压决定的。

图片:胸膜腔示意图

胸膜腔是一密闭的潜在腔隙,由两层胸膜组成,即紧贴于肺表面的脏层和紧贴于胸廓内壁的壁层。其中没有气体,只有少量浆液。浆液的作用有个方面:一是起润滑作用,减轻呼吸运动时两层胸膜间的摩擦。二是由于浆液分子的内聚力,使脏层胸膜与壁层胸膜紧紧相贴,不易分开,以保证在呼吸运动过程中,肺随胸廓运动而舒缩。

胸膜腔内的压力称为胸膜腔内压(intrapleural pressure),可用连接检压计的针头刺入胸膜腔内直接测定(图 5-3),也可用测定食管内压来间接了解胸膜腔内压力的变化。由于胸膜腔内压通常低于大气压,因此习惯上称为胸膜腔负压。胸膜腔负压值不是小于零的绝对值,而是相对于大气压而言,即比正常大气压(760mmHg)低的数值。

胸膜腔负压是在出生后形成的,并随着胸廓和肺的生长发育而逐渐增大。在人体的生长发育过程中,胸廓的生长速度较肺快,胸廓的容积大于肺的容积。由于两层胸膜紧贴在一起,因此肺总是受到胸廓的被动牵拉而处于扩张状态,只是在呼气时被扩张的程度较吸气时小些。另一方面,肺是弹性组织,借呼吸道与大气相通,当它被扩张时,总存在回缩倾向。所以正常情况下,胸膜腔实际上通过脏层胸膜受到两种方向相反的力的影响,即:促使肺泡扩张的肺内压与促使肺泡缩小的肺回缩压,因此胸膜腔内承受的实际压力应为:

$$胸膜腔内压 = 肺内压 - 肺回缩压$$

在吸气末或呼气末,气流停止,此时肺内压等于大气压,因而:

$$胸膜腔内压 = 大气压 - 肺回缩压$$

若将大气压视为零,则:

$$胸膜腔内压 = - 肺回缩压$$

胸膜腔负压实际上是由肺回缩压所决定的,随呼吸过程的变化而变化。吸气时,肺扩大,回缩压增大,胸膜腔负压增大;呼气时,肺缩小,回缩压减小,胸膜腔负压也减小。呼吸愈强,胸膜腔负压的变化也愈大。通常在平静呼吸时,吸气末胸膜腔内压约为 $-10\sim-5$mmHg;呼气末胸膜腔内压约为 $-5\sim-3$mmHg。最深吸气时,胸膜腔内压可达 -30mmHg,最大呼气时,胸膜腔内压可减小到约为 -1mmHg。当声门紧闭用力吸气时,胸膜腔内压可降至 -90mmHg;而声门紧闭用力呼气时,胸膜腔内压可高于大气压,达到 110mmHg。

胸膜腔负压的生理学意义:①胸膜腔负压的牵拉作用可使肺总是处于扩张状态而不萎陷,并使肺能随胸廓的扩大而扩张。②胸膜腔负压还加大了胸膜腔内一些管壁薄、压力低的管道(如腔静脉、胸导管等)的内外压力差,从而有利于静脉血和淋巴液的回流。

由于胸膜腔的密闭性是胸膜腔负压形成的前提,因此,如果胸膜受损(如胸壁贯通伤或肺损伤累及胸膜脏层时)气体将顺压力差进入胸膜腔而造成气胸(pneumothorax)。此时,大量的气体使胸膜腔负压减小,甚至消失,肺将因其本身的回缩力而塌陷(肺不张),这时尽管呼吸运动仍在进行,肺却不能随胸廓的运动而张缩,从而影响肺通气功能。严重的气胸不仅影响呼吸功能,也影响循环功能,甚至危及生命。

综上所述,肺与外界大气之间的压力差,是实现肺通气的直接动力,呼吸肌的舒缩是肺通气的原动力。胸膜腔负压的存在,则能保证肺处于扩张状态并随胸廓的运动而张缩,是使原动力转化为直接

笔记

动力的关键。

二、肺通气的阻力

气体在进出肺的过程中遇到的阻力,称为肺通气阻力。肺通气的动力必须克服通气的阻力,才能实现肺通气。肺通气阻力来自两个方面:一是弹性阻力,包括肺和胸廓的弹性阻力,是平静呼吸时的主要阻力,约占总阻力的70%;二是非弹性阻力,包括气道阻力、惯性阻力和组织的黏滞阻力,约占总阻力的30%,其中又以气道阻力为主。肺通气的阻力增大是临床上肺通气障碍最常见的原因。

(一)弹性阻力

弹性阻力是指弹性体受外力作用时所产生的一种对抗变形的力,即回位力。胸廓和肺都是弹性体,因此,当呼吸运动改变其容积时都会产生弹性阻力。肺弹性阻力与胸廓弹性阻力之和,即为呼吸的总弹性阻力。

1. 肺弹性阻力 肺弹性阻力来自两个方面:一是肺泡表面液体层所形成的表面张力,约占肺弹性阻力的2/3;二是肺弹性纤维的弹性回缩力,约占肺弹性阻力的1/3。

(1)肺泡表面张力:肺泡是气体交换的场所。肺泡内表面覆盖着一薄层液体,与肺泡内气体形成液-气界面。液-气界面上液体分子间的吸引力有使液体表面尽量缩小的倾向,称表面张力。由于肺泡是半球状囊泡,肺泡表面液体层形成的表面张力沿曲面切线方向拉紧液面,合力构成指向肺泡中央的回缩力,是使肺泡趋于缩小的力,即为肺泡扩张的阻力。肺泡表面的液体层来源于血浆,表面张力较大,它的存在会对呼吸带来以下影响:①阻碍肺泡的扩张,增加吸气的阻力。②使相通的大小肺泡内压不稳定。正常人的肺约由3亿个大小不等的肺泡构成,肺内的大小肺泡是彼此连通的。根据Laplace定律,肺泡回缩压(P)与表面张力(T)成正比,与肺泡半径(r)成反比,即$P=2T/r$。若按此定律推导,小肺泡的回缩压大于大肺泡,气体将从小肺泡不断流入大肺泡,结果使大肺泡膨胀,甚至破裂,与此同时小肺泡萎缩(图5-4A、B)。③促进肺部组织液生成,使肺泡内液体积聚。肺泡表面张力合力是指向肺泡腔内,可对肺泡间质产生"抽吸"作用,使肺泡间质静水压降低,组织液生成增加,因而可能导致肺水肿。但以上这些情况正常时并不会发生,因为肺泡内存在着肺泡表面活性物质(alveolar surfactant)。

肺泡表面活性物质由肺泡Ⅱ型细胞合成并分泌,主要成分是二棕榈酰卵磷脂。该物质分子一端是疏水的脂肪酸,不溶于水,另一端是亲水的蛋白质,易溶于水,因此肺泡表面活性物质是以单分子层的形式排列在肺泡液层表面,从而减少液体分子之间的相互吸引,降低肺泡表面张力,减弱上述肺泡表面液体层产生的影响而具有下列重要生理意义:①减小吸气阻力(减小到原来的1/5~1/10),有利于肺的扩张,使吸气更省力。②调节大小肺泡内压,维持大小肺泡容积稳定。这是因为大小肺泡表面活性物质的分子密度不同,大肺泡的表面活性物质分子密度较小,分布稀疏,降低肺泡表面张力的作用较弱;而小肺泡的表面活性物质密度较大,分布密集,降低肺泡表面张力的作用较强,这样就使大小肺泡内的压力趋于稳定,防止大肺泡扩张,小肺泡塌陷(图5-4C)。③防止肺水肿。表面活性物质可减小表面张力对肺泡间质液体的抽吸作用,减少肺部组织液的生成,防止肺泡内液体积聚,有利于肺泡处气体交换。

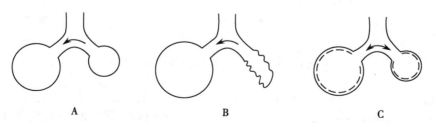

图5-4 肺泡表面活性物质使连通的大小肺泡容积维持相对稳定

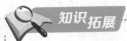

知识拓展

新生儿呼吸窘迫综合征

胎儿肺泡Ⅱ型细胞约在妊娠 6~7 个月或之后才开始合成和分泌表面活性物质,到分娩前达高峰。有些早产儿,因肺泡Ⅱ型细胞尚未成熟,缺乏肺泡表面活性物质,以致出生时易发生肺不张和肺泡内表面透明质膜形成发生新生儿呼吸窘迫综合征,甚至导致死亡。现在已可通过检测羊水中肺泡表面活性物质的含量,预测新生儿发生这种疾病的可能性,从而采取预防措施。例如,若发现肺泡表面活性物质缺乏,可通过延长妊娠时间、用药物(糖皮质激素)促进其合成或出生后即刻给予外源性肺泡表面活性物质进行替代治疗。预防新生儿呼吸窘迫综合征的发生。成年人肺炎或肺栓塞时,也可由于肺泡表面活性物质的减少而出现肺不张的现象。

(2) 肺弹性回缩力:肺组织含弹性纤维,具有弹性回缩。在一定范围内,肺被扩张的愈大,肺弹性回缩力也愈大,即弹性阻力愈大,这是构成肺弹性阻力的重要因素之一。肺气肿时,弹性纤维被破坏,弹性回缩力降低,弹性阻力减小,致使呼气末肺内存留的气量增大,导致肺通气效率降低,严重时可出现呼吸困难。

总之,肺弹性阻力包括肺泡表面张力和肺弹性回缩力,它只对吸气起阻力作用,而对呼气来说有动力作用。当肺泡表面活性物质缺乏时,吸气阻力增大,肺不易扩张但呼气阻力减小,因此不利于吸气而有利于呼气。肺弹性纤维被破坏时,吸气阻力减小而呼气阻力增大,使肺泡气不易呼出,余气量增大,也不利于肺通气。

2. 胸廓弹性阻力 胸廓的弹性阻力指胸廓的弹性回缩力即回位力。胸廓回位力的方向与胸廓扩张程度有关。当胸廓处于自然位置(平静吸气末,肺容量约为肺总量的 67%)时,胸廓回位力等于零(图5-5A);当胸廓小于自然位置(平静呼气末,肺容量小于肺总量的 67%)时,胸廓回位力向外,是吸气的动力,呼气的阻力(图 5-5B);当胸廓大于自然位置(深吸气状态,肺容量大于肺总量的 67%)时,其回位力向内,与肺回缩力方向相同,构成吸气的阻力,呼气的动力(图 5-5C)。胸廓的弹性阻力与肺的弹性阻力不同,肺的弹性阻力永远是吸气的阻力,对呼气则是动力的来源之一,而胸廓的弹性阻力只是当肺容量大于肺总量的 67% 时,才构成吸气的阻力。胸廓顺应性可因肥胖、胸廓畸形、胸膜增厚和腹内占位病变等而降低,但在临床上因胸廓弹性阻力增大而使肺通气发生障碍的情况较少见,因此,临床意义相对较小。

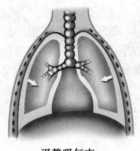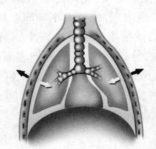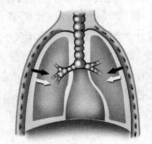

平静吸气末 A　　平静呼气末 B　　深吸气时 C

图 5-5 不同情况下肺与胸廓弹性阻力关系

3. 肺和胸廓的顺应性 由于肺和胸廓的弹性阻力不易测定,因此,通常用顺应性来表示肺和胸廓弹性阻力的大小。顺应性(compliance)是指在外力作用下,弹性体扩张的难易程度。容易扩张即顺应性大,不容易扩张则顺应性小。肺和胸廓弹性阻力大时,顺应性小,不易扩张;弹性阻力小时,则顺应性大,肺和胸廓容易扩张。顺应性与弹性阻力成反比,即:

$$顺应性 =1/ 弹性阻力$$

肺和胸廓的顺应性,通常用单位压力变化所引起的容积变化来衡量,即

$$顺应性 = 容积变化(\Delta V) / 压力变化(\Delta P)(L/cmH_2O)$$

据测定,正常人肺顺应性约为 $0.2L/cmH_2O$,胸廓的顺应性也约为 $0.2L/cmH_2O$。肺和胸廓是两个串联的弹性体,它们的总顺应性应是两者倒数之和,因此,肺和胸廓的总顺应性约为 $0.1L/cmH_2O$。在某些病理情况下,如肺充血、肺水肿、肺纤维化等,弹性阻力增大,肺顺应性减小,肺不易扩张,可致吸气困难;而肺气肿时,因弹性组织被破坏,弹性阻力减小,肺顺应性增大,可致呼气困难。

(二)非弹性阻力

非弹性阻力包括惯性阻力、黏滞阻力和气道阻力。惯性阻力是指气流在发动、变速、换向时因气流惯性所遇到的阻力。平静呼吸时,呼吸频率及气流速率变化不大,惯性阻力可忽略不计。黏滞阻力是指呼吸时组织相对位移发生的摩擦力,约占非弹性阻力的 10%~20%。气道阻力是指气体通过呼吸道时,气体分子间及气体分子与气道管壁之间的摩擦力,约占非弹性阻力的 80%~90%。一般情况下,气道阻力虽然仅占呼吸总阻力的 1/3 左右,但是,气道阻力增加却是临床上通气障碍最常见的病因。

影响气道阻力的因素,主要有呼吸道口径、气流速度和气流形式。气道阻力与气道半径 4 次方成反比,故当呼吸道口径减小时,气道阻力显著增大,可出现呼吸困难。气道阻力与气体流速呈正变关系,如其他条件不变,气流速度愈快,阻力愈大;气流速度愈慢,则阻力愈小。气流形式有层流和涡流。层流阻力小,涡流阻力大。在气流太快或呼吸道管腔不规则时易发生涡流,使气道阻力增大。如气管内有异物、黏液或渗出物时,可用排痰、清除异物或者减轻黏膜肿胀等方法减少涡流,降低呼吸道阻力。

整个呼吸道内阻力的分布是不均匀的。大气道(气道口径 >2mm)特别是主支气管以上的气道(鼻、咽、喉、气管),由于总横截面积小,气流速度快,且管道弯曲,容易形成涡流,是产生气道阻力的主要部位,约占总气道阻力的 80%~90%。故对某些严重通气不良患者作气管切开术,可大大减小气道阻力,从而有效地改善肺通气。小气道(气道口径 <2mm)总横截面积约为大气道的 30 倍,因此,气流速度慢,且以层流为主,形成的阻力小,约占总气道阻力的 10% 左右。但是,当小气道平滑肌收缩时,小气道阻力则成为气道阻力的重要成分。由于小气道纤毛减少或消失,气流速度又慢,吸入气中尘埃或微生物,易在黏膜上沉积而造成损伤,使小气道成为呼吸系统易发生病变的部位之一。

呼吸道管壁平滑肌接受迷走神经和交感神经支配。迷走神经兴奋,平滑肌收缩,气道口径缩小,气道阻力增大;交感神经兴奋则引起平滑肌舒张,气道口径扩大,气道阻力减小。除神经因素外,一些体液因素也影响气道平滑肌的舒缩,如儿茶酚胺使平滑肌舒张,气道阻力减小;组胺、5- 羟色胺、缓激肽等,则可引起呼吸道平滑肌强烈收缩,使气道阻力增加。

0505

拓展阅读:慢
阻肺的症状

三、肺通气功能的评价

肺通气是呼吸过程的一个重要环节。肺通气过程受呼吸肌的收缩活动、肺和胸廓的弹性特征以及气道阻力等多种因素的影响。肺通气功能障碍主要分为两类:一是由呼吸肌麻痹、肺和胸廓的弹性改变以及气胸引起的肺扩张受限的限制性通气不足;二是由于支气管平滑肌痉挛、气道异物、气管和支气管黏膜腺体分泌过多以及气道外肿瘤压迫引起气道半径减小或气道阻塞时出现的阻塞性通气不足。对患者肺通气功能的测定,不仅可以明确是否存在通气功能障碍还可以鉴定肺通气功能障碍的类型。

(一)肺容积和肺容量

肺容积和肺容量是评价肺通气功能的基础。

1. **肺容积** 指肺内气体的容积(pulmonary volume)。包括潮气量、补吸气量、补呼气量和余气量,它们互不重叠,相加之和等于肺总量(图 5-6)。

(1)潮气量:呼吸时,每次吸入或呼出的气量为潮气量(tidal volume,TV),正常成人平静呼吸时约为 0.4~0.6L,平均约 0.5L。用力呼吸时,潮气量增大。

(2)补吸气量:平静吸气末再尽力吸气所能吸入的气量,称补吸气量(inspiratory reserve volume,IRV)。正常成人约为 1.5~2.0L。补吸气量的大小反映吸气贮备能力。

(3)补呼气量:平静呼气末再尽力呼气所能呼出的气量,称补呼气量(expiratory reserve volume,ERV)。正常成人约为 0.9~1.2L。该气量的大小,则表示呼气贮备能力。

笔记

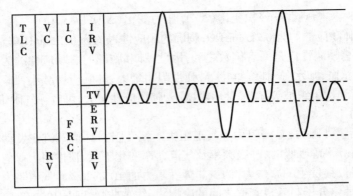

图 5-6 肺容积和肺容量示意图

ERV. 补呼气量；FRC. 功能余气量；IC. 深吸气量；IRV. 补吸气量；
RC. 余气量；TLC. 肺总量；TV. 潮气量；VC. 肺活量

(4) 余气量：最大呼气后，肺内仍残留不能呼出的气量，称余气量（residual volume，RV）。正常成人为 1.0~1.5L。余气量过大表示肺通气功能不良。支气管哮喘和肺气肿患者，余气量增加。

2. 肺容量（pulmonary capacity） 指肺容积中两项或两项以上的联合气量。包括深吸气量、功能余气量、肺活量和肺总量（图 5-6）。

(1) 深吸气量：平静呼气末做最大的吸气所能吸入的气体量，称为深吸气量（inspiratory capacity，IC），为潮气量和补吸气量之和。是衡量肺通气潜力的一个重要指标。

(2) 功能余气量：平静呼气末，肺内所残留的气体量为功能余气量（functional residual capacity，FRC），它是补呼气量与余气量之和，正常成人约为 2.5L。其意义在于缓冲吸气过程中肺泡气氧分压（PO_2）和二氧化碳分压（PCO_2）的变化幅度，有利于肺换气。当肺弹性回缩力降低（如肺气肿）时，功能余气量增大；肺纤维化、肺弹性阻力增大时，功能余气量减小。

(3) 肺活量和用力呼气量：在作一次最深吸气之后，尽力呼气所能呼出的最大气量称为肺活量（vital capacity，VC）。它是潮气量、补吸气量与补呼气量三者之和。正常成人男性平均为 3.5L，女性约为 2.5L。肺活量的大小反映一次呼吸的最大通气能力，是肺静态通气功能的一项重要指标。其测定方法简便，可重复性好，定期检查有助于了解呼吸器官功能的变化。但肺活量的个体差异性较大，故只宜作自身比较。

由于肺活量测定时，只测定呼出气量而对呼气时间没有限制，因此一些通气功能障碍的患者如肺组织弹性降低或气道狭窄，在测定时可通过任意延长呼气时间，使所测得肺活量仍可能在正常范围内，为此提出了用力呼气量（forced expiratory volume，FEV）也称为时间肺活量（timed vital capacity，TVC）的概念。指在做一次最深吸气后，用力尽快呼出气体，分别测量第 1、2、3 秒末呼出气体量，并计算其所占肺活量的百分数（图 5-6）。正常人第 1、2、3 秒末的时间肺活量，分别为 83%、96%、99%。其中第 1 秒用力呼气量最有意义。肺弹性降低或阻塞性肺疾患，时间肺活量可明显降低。时间肺活量可反映肺的动态呼吸功能。

(4) 肺总量：肺所能容纳的最大气量为肺总量（total lung capacity，TLC）。它是肺活量和残气量之和。其大小因性别、年龄、身材、运动锻炼情况和体质改变而异，成年男性平均为 5L。女性约 3.5L。

(二) 肺通气量

肺通气量为单位时间内吸入或呼出肺的气体量，既有静态的肺容量因素，又有时间因素，是肺的动态气量，故能比肺容量更好地反映肺的通气量。

1. 每分通气量 每分通气量（minute ventilation volume）是指每分钟吸入或呼出肺的气体量，等于潮气量乘以呼吸频率。正常成人平静呼吸时，呼吸频率为 12~18 次 /min，潮气量 0.5L，则每分通气量为 6.0~9.0L。

每分通气量随性别、年龄、身材和活动量的不同而有差异。剧烈运动和重体力劳动时，每分通气量增大，可达 70.0L 以上。最大限度地进行深而快呼吸时，每分钟所能吸入或呼出的最大气量为最大随意通气量（maximal voluntary ventilation，MVV）。它反映单位时间内充分发挥全部通气能力所能达到的通气量。是评价一个人能进行多大运动量的一项重要指标。测定时,一般只测量15秒,将所测得的值乘4即得每分钟最大随意通气量,健康成人一般可达70~120L。平静呼吸时的每分通气量与最大随意通气量相比较,可反映通气功能的储备能力,通常用通气储量百分比表示:

$$通气贮量百分比 = \frac{最大随意通气量 - 每分平静通气量}{最大随意通气量} \times 100\%$$

通气贮量百分比的正常值等于或大于93%。若小于70%,表示通气贮备功能不良。

2. 无效腔与肺泡通气量　无效腔是指从鼻到终末细支气管之间无气体交换功能的管腔,包括解剖无效腔和肺泡无效腔两部分。由于每次吸入的气体,一部分停留在从上呼吸道至呼吸性细支气管以前的呼吸道内,这部分气体不参与肺泡与血液之间的气体交换,将这部分气道称之为解剖无效腔(anatomical dead space),其容积为0.15L。进入肺泡的气体,也可因血流在肺内分布不均而未能与血液进行气体交换,未能发生交换的这一部分肺泡容量称肺泡无效腔(alveolar dead space)。解剖无效腔和肺泡无效腔合称为生理无效腔(physiological dead space)。健康成人平卧时生理无效腔接近于解剖无效腔。

由于解剖无效腔的存在,每次吸气时,最先吸入的是上次呼气末存留在无效腔中已进行气体交换的气体;每次呼气时,则首先呼出前次吸入的最后一部分新鲜空气。可见,由于解剖无效腔的存在,使每分钟通气量中有一部分气体不能进行气体交换,所以每分通气量并不等于能与血液进行气体交换的气量。

肺泡通气量(alveolar ventilation volume)是指每分钟吸入肺泡的新鲜气体量,这部分气体一般情况下能与血液进行气体交换,因此也称为有效通气量。所以肺泡通气量 = (潮气量 - 无效腔气量)× 呼吸频率。按此公式计算,平静呼吸时,潮气量为0.5L,减去解剖无效腔0.15L,每次吸入肺泡的新鲜气体量约为0.35L,若功能残气量为2.5L,则每次呼吸仅使肺泡气更新1/7左右。

正常成人安静时肺泡通气量约为4.2L/min,相当于每分通气量70%。潮气量和呼吸频率对肺泡通气量和每分通气量的影响是不同的。如果潮气量减半,呼吸频率加倍,此时每分通气量不变,肺泡通气量则明显减少;反过来,如果潮气量加倍,呼吸频率减半,每分通气量仍不变,肺泡通气量则明显增加(表5-1)。可见浅而快的呼吸可降低肺泡通气量,对人体不利。适当的深而慢的呼吸,可增大肺泡通气量,提高肺通气效能。出现这种结果的原因是解剖无效腔的存在,因此当解剖无效腔增大(如支气管扩张症)时,肺通气效能降低。

表 5-1　不同呼吸形式时的通气量(ml/min)

呼吸形式	每分通气量	肺泡通气量
平静呼吸	500×12=6000	(500-150)×12=4200
浅快呼吸	250×24=6000	(250-150)×24=2400
深慢呼吸	1000×6=6000	(1000-150)×6=5100

0506

拓展阅读:呼吸衰竭

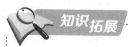

知识拓展

高 频 通 气

临床上在某些情况下(如治疗呼吸衰竭等)使用一种特殊形式的人工通气,即高频通气。通常采用接近或低于解剖无效腔的脉动气流以高速通过细套管向病人气道内喷射气流,其频率可为每分钟60~100/次或更高,潮气量小于解剖无效腔,却可保持有效的肺通气和肺换气,这似乎与上述浅快呼吸不利于气体交换的观点相矛盾。高频通气的通气原理与通常情况下的通气原理不尽相同,其机制尚待进一步研究。有人认为可能和气体对流的加强以及气体分子扩散的加速有关。

第二节　呼吸气体的交换

呼吸气体的交换包括肺换气和组织换气两个过程。肺泡与肺毛细血管之间 O_2 和 CO_2 的交换称肺换气。血液与组织细胞之间 O_2 和 CO_2 的交换称组织换气。两者都是以单纯扩散的方式跨越呼吸膜和毛细血管壁转运而实现的。

一、气体交换的原理

根据物理学原理,气体分子总是不停地进行者非定向的运动,在气体分子分布不均匀的情况下气体分子总是从分压高处向分压低处移动,直至两处压力相等为止,这一过程称为气体扩散。单位时间内气体的扩散量称为扩散速率(diffusion rate,D)。扩散速率与气体的压力差成正比,压力差越大,扩散速率越大,还与气体分子的分子量和它在液体中的溶解度有关。呼吸过程中 O_2 和 CO_2 的交换是以扩散的方式,交换的动力是气体的分压差。

(一) 气体分压差

在混合气体中,某一种气体所占的压力,称该气体的分压(partial pressure,P)。气体的分压可以通过混合气体的总压力乘以该气体在混合气体中所占的容积百分比求得。例如,空气为混合气体,总压力为 760mmHg(101.3kPa),其中 O_2 的容积百分比约为 21%。则 O_2 的分压(PO_2)为 760×21%=159mmHg(21.2kPa),CO_2 的容积百分比约为 0.04%,则 CO_2 分压(PCO_2)为 760×0.04%=0.3mmHg(0.04kPa)。

当气体和液体表面接触时,气体分子不断地溶解于液体,而溶解的气体分子不断从液体中逸出。溶解的气体分子从溶液中逸出的力,称为该气体的张力(tension)。在一定气体分压下,当这一气体分子的溶解速度和逸出速度相等时,溶解气体的张力就等于这一气体的分压(表5-2)。

表5-2　海平面空气、肺泡气、血液和组织中氧和二氧化碳分压 kPa(mmHg)

	空气	肺气泡	静脉血	动脉血	组织
PO_2	1.2(159)	13.6(102)	5.33(40)	13.3(100)	4.00(30)
PCO_2	0.04(0.3)	5.33(40)	6.13(46)	5.33(40)	6.67(50)

海平面空气、肺泡气、血液、组织内的 PO_2 和 PCO_2 各不相同,彼此间存在着分压差,气体总是从分压高处向分压低处扩散。分压差是气体交换的动力并决定了气体扩散的方向和气体扩散的速度。

(二) 气体的分子量与溶解度

气体扩散的速率除受分压差等影响外,还与该气体分子量和溶解度相关。扩散速率与分子量的平方根成反比,与溶解度成正比。CO_2 的分子量为 44,而 O_2 的分子量为 32,CO_2 与 O_2 分子量的平方根之比为 1.17∶1,因此,按分子量计算 O_2 的扩散速率比 CO_2 大。

溶解度指的是某种气体在单位分压下溶解于单位容积液体中的气体量。不同的气体在相同的压力下,在同一溶液中的溶解度不同。如溶解度大,扩散速率也大。O_2 和 CO_2 在血浆中的溶解度分别为 21.1ml/L 和 515.0ml/L。CO_2 的溶解度比 O_2 的溶解度大 24 倍,故按溶解度计算,CO_2 的扩散速率应较 O_2 的扩散速率为大。由此可见,气体扩散速率(D)与气体分压差和溶解度成正比,与其分子量的平方根成反比。即:

$$D \propto \frac{\text{分压差} \cdot \text{溶解度}}{\sqrt{\text{分子量}}}$$

二、气体交换的过程及其影响因素

(一) 肺换气

1. 肺换气的过程　如表 5-2 所示,在呼吸膜两侧,肺泡气的 PO_2 102mmHg 高于静脉血的 PO_2 40mmHg,而肺泡气的 PCO_2 40mmHg 则低于静脉血的 PCO_2 46mmHg,当来自肺动脉的静脉血流经肺毛细血管时,O_2 由肺泡扩散入血液,CO_2 则由血液向肺泡扩散,形成了肺换气(图5-7)。O_2 和 CO_2 的扩散都极为迅速,仅需约 0.3 秒即可达到平衡。通常情况下,血液流经肺毛细血管的时间约 0.7 秒,所以当血液流经肺毛细血管全长约 1/3 时,已经基本上完成肺换气过程,可见肺换气有很大的储备能力。

图片:气体交换示意图

2. 影响肺换气的因素 肺换气除受上述分压差、分子量和气体溶解度的影响外,还受呼吸膜的厚度、面积及通气/血流比值的影响。

(1)呼吸膜的厚度与面积:气体扩散量与呼吸膜的厚度成反比,与呼吸膜的面积成正比。正常呼吸膜虽由六层结构组成(图5-8),但总厚度不到 $1\mu m$,有的部位只有 $0.2\mu m$,气体分子很容易扩散通过。在病理情况下,任何使呼吸膜增厚或扩散距离增加的疾病,都会降低扩散速率,减少扩散量。如肺纤维化、肺水肿等;特别是运动时,由于血流加速,缩短了气体在肺部的交换时间,这时呼吸膜的厚度或扩散距离的改变对肺换气的影响显得更加突出。

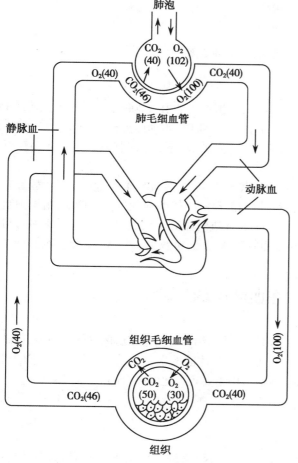

图 5-7 气体交换示意图
图中数字为气体分压(mmHg)

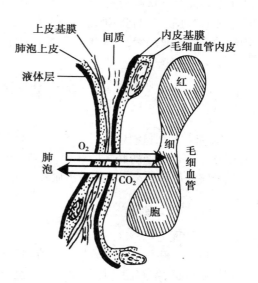

图 5-8 呼吸膜结构示意图

正常人的肺约有 3 亿个肺泡,呼吸膜总扩散面积约 $70m^2$,安静时,扩散面积约 $40m^2$,故有相当大的储备面积。运动时,因肺毛细血管开放数量和开放程度增加,扩散面积也大大增大,可达 $60\sim70m^2$。肺不张、肺实变、肺气肿或肺毛细血管阻塞均可使呼吸面积减少,因而气体扩散量减少。

(2)通气/血流比值:通气/血流比值(ventilation/perfusion ratio,简称 V/Q 比值)是指每分钟肺泡通气量(V_A)与每分钟肺血流量(Q)的比值(V_A/Q)。正常成人安静时,呼吸频率为 12 次/分钟,则每分肺泡通气量 4.2L/min。如肺血流量为 5L/min,可求得 V/Q 比值为 0.84。表明此时肺泡通气量与肺血流量之间最相匹配,气体交换的效率最高。如果比值 >0.84,可能由于通气过度或肺血流量减少,例如肺动脉部分梗死,使肺部分血流减少,以致部分肺泡气体不能与血液进行气体交换,造成肺泡无效腔增大。如果比值<0.84,可能由于肺通气不良,例如哮喘发作,此时部分血液得不到充分的气体交换,出现了功能性动 - 静脉短路(图 5-9)。以上两种情况,均可导致肺换气效率降低。由此可见,肺泡与血液间的气体交换有赖于通气与血流的相匹配。

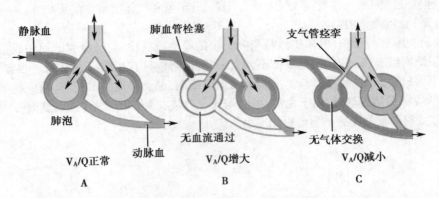

图 5-9　通气 / 血流比值变化示意图

(二) 组织换气

在组织中,由于细胞代谢不断地消耗 O_2 和产生 CO_2,使组织中的 PO_2 30mmHg 低于动脉血的 PO_2 100mmHg,而 PCO_2 50mmHg 又比动脉血的 PCO_2 40mmHg 高。所以,当动脉血流经组织毛细血管时,动脉血中的 O_2 不断向组织扩散,组织中的 CO_2 不断向动脉血扩散,完成组织换气。结果使动脉血变成了静脉血(图 5-7)。

影响组织换气的因素主要有毛细血管血流量、组织代谢水平、毛细血管通透性及其开放数量和气体扩散距离等。这些因素可直接改变换气动力又彼此间相互作用,影响换气过程。例如,组织细胞代谢增强时,血液与细胞内液之间的 PO_2 差和 PCO_2 差加大,促进气体交换。组织水肿时,毛细血管与组织细胞之间距离加大,气体扩散距离加大,同时毛细血管受压,血流量减少,均可妨碍气体交换。

第三节　气体在血液中的运输

O_2 和 CO_2 在血液中的运输方式有两种,即物理溶解和化学结合。物理溶解的气体量虽少,但却是实现化学结合运输所必需的环节,气体须先在血液中溶解后,才能发生化学结合,而结合状态的气体也须分解成溶解状态后才能逸出血液。O_2 和 CO_2 在血液中主要是以化学结合的形式运输。

一、氧的运输

(一) 物理溶解

气体的溶解量取决于该气体的溶解度和分压大小。分压高,溶解度高,溶解的气体量多;相反,分压低溶解度低,溶解的气体量少。氧在血液中的溶解度较低,在动脉血 PO_2 100mmHg(13.3kPa)时,每100ml 血液中仅溶解 0.3ml O_2。约占血液运输 O_2 总量的 1.5%。

(二) 化学结合

指 O_2 与红细胞内血红蛋白(Hb)的结合。正常成人每 100ml 动脉血 Hb 结合的 O_2 约为 19.5ml,约占运输总量的 98.5%。

1. 血红蛋白与 O_2 的可逆结合　一个血红蛋白分子由一个珠蛋白和四个血红素构成。每个血红素含一个 Fe^{2+},Fe^{2+} 能与 O_2 进行可逆性结合形成 HbO_2。血红蛋白和 O_2 结合能力很强,但它们结合时,其中的铁离子没有电子转移,仍保持二价铁形式,故不属于氧化,是一种可逆结合,生理学上称为氧合(oxygenation)。当 PO_2 高时,血红蛋白与 O_2 结合成氧合血红蛋白(HbO_2);而当 PO_2 低时,氧合血红蛋白则解离为血红蛋白和 O_2。在肺泡内由于 PO_2 高,促进血红蛋白同 O_2 结合,在组织中 PO_2 低,则 HbO_2 解离。血红蛋白和 O_2 的可逆结合可表示为:

$$O_2 + Hb \xrightleftharpoons[\text{O}_2\text{分压低时（组织）}]{\text{O}_2\text{分压高时（肺）}} HbO_2$$

1分子 Hb 最多可结合 4 分子 O_2，因而血液能结合 O_2 的量是有一定的度的，即表现为饱和性。Hb 的相对分子质量为 64 000~67 000，所以 1g Hb 可结合 1.34~1.39ml O_2，通常按 1.34ml 计算。每升血液中血红蛋白所能结合的最大 O_2 量称为 Hb 氧容量（oxygen capacity）。它决定于血红蛋白的浓度和血氧分压。每升血液中血红蛋白实际结合的 O_2 量称为 Hb 氧含量（oxygen content）。氧含量主要受 PO_2 的影响。Hb 氧含量占氧容量的百分比，称为 Hb 氧饱和度（oxygen saturation）。例如，健康成人 Hb 的量为 150g/L 血液，Hb 的氧容量为 1.34×150=201ml/L 血液。正常情况下动脉血氧分压较高，氧含量约为 194ml/L 血液；静脉血氧分压较低，氧含量只有 144ml/L 血液。血氧饱和度 =（氧含量 / 氧容量）×100%。按此式计算，动脉血氧饱和度约为 98%，静脉血氧饱和度约为 75%。在常压下血浆中溶解的 O_2 甚少，比起结合的 O_2 可忽略不计。因此，通常把 Hb 氧容量、Hb 氧含量、Hb 氧饱和度视为血氧容量、为血氧含量、血氧饱和度。

HbO_2 呈鲜红色，脱氧 Hb 呈暗红色。当毛细血管床血液含脱氧 Hb 达 50g/L 以上，则皮肤、甲床或黏膜呈浅蓝色，称为发绀（cyanosis）。发绀一般是 HbO_2 减少，脱氧 Hb 增加造成的。因此，发绀一般是缺氧的标志。但在严重贫血患者，当毛细血管床血液中脱氧 Hb 达不到 50g/L，患者虽有缺氧，并不出现发绀；反之，某些红细胞增多的人（如高原性红细胞增多症），虽不缺氧，但因为 Hb 总量很多，毛细血管床血液含还原 Hb 可达 50g/L 以上，也可出现发绀。

需要指出，在 CO 中毒时，由于 CO 与 Hb 的亲和力是 O_2 的 250 倍，CO 与 Hb 结合生成一氧化碳血红蛋白（HbCO），妨碍 Hb 与 O_2 的结合，同时也影响 Hb 与 O_2 的解离，也可造成人体缺 O_2。此时脱氧 Hb 并未增多，因此不出现发绀，而呈现 HbCO 的樱桃红色。

2. 氧解离曲线及其影响因素　反映血红蛋白氧饱和度与血液氧分压关系的曲线，称氧解离曲线（oxygen dissociation curve）。在一定范围内，血氧饱和度与氧分压呈正相关，即氧分压高，血氧饱和度也高；氧分压低，血红蛋白氧饱和度也低。但并非完全呈线性关系，而是呈近似 S 型的曲线（图 5-10）。

（1）氧解离曲线的特点及意义：①上段：相当于 PO_2 在 60~100mmHg 之间的血氧饱和度，比较平坦，表明 PO_2 在这个范围变化时，对血氧饱和度影响不大，是反映 Hb 和 O_2 结合的部分。如 PO_2 在 100mmHg 时，血氧饱和度约为 98%；当 PO_2 降至 80mmHg 时，血氧饱和度下降很少，仍为 96%；PO_2 降至 60mmHg 时，血氧饱和度仍可保持约 90% 的高水平。从而使机体能够在肺泡气 PO_2 适当降低的情况，如在高原、高空或某些呼吸系统疾病时，血液仍可携带足够的 O_2，不致引起明显的低氧血症。②中段：

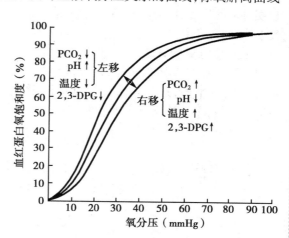

图片：氧解离曲线

图 5-10　氧解离曲线及其主要影响因素

比较陡直，相当于 PO_2 在 40~60mmHg 之间时的 Hb 氧饱和度，是反映 Hb 释放 O_2 的部分。表明血液流经组织后，PO_2 由 100mmHg 下降至 40mmHg，血氧饱和度由 98% 下降到 75%，血氧含量由 194ml/L 血液降至 144ml/L 血液，意味着每升血液可释放 50ml 的 O_2。该段曲线反映了安静状态下血液流经组织时可释放适量的 O_2，保证组织代谢的需要。③下段：相当于 PO_2 在 15~40mmHg 之间时的血氧饱和度，坡度最陡，表明 PO_2 稍有下降，HbO_2 就释放大量的 O_2。当组织活动加强时，耗氧增加，可促使 HbO_2 进一步大量解离，PO_2 进一步下降至 15mmHg，血氧饱和度降至 22% 左右，血氧含量只有 44ml/L 血液，说明每升血液能供给组织约 150ml O_2，是安静时的 3 倍。因此，这段曲线反映了血液有很大的释 O_2 贮备，能满足组织活动增强时的需氧量。

（2）影响氧解离曲线的因素：①PCO_2 和 pH 值的影响，pH 降低或 PCO_2 升高时，Hb 对 O_2 的亲和力降低，曲线右移；pH 升高或 PCO_2 降低时，Hb 对 O_2 的亲和力增加，曲线左移。酸碱度对 Hb 氧亲和力的这种影响称为波尔效应。波尔效应的生理意义在于,它既可促进肺毛细血管血液的氧合,又有利于组织毛细血管血液释放 O_2。②温度的影响,组织局部温度上升时,曲线右移,可解离更多的 O_2 供组织利用。反之,温度下降,如低温麻醉时,曲线左移,则氧合血红蛋白释放 O_2 减少。③2,3- 二磷酸甘油酸的影响,慢性缺氧、贫血、高山低氧等情况下,红细胞内无氧酵解增加,2,3- 二磷酸甘油酸(2,3-DPG)生成增多,使血红蛋白与氧的结合力减弱,氧解离曲线右移,有利于 O_2 的释放;反之,2,3-DPG 减少,使氧解离曲线左移,有利于 O_2 与 Hb 结合。

二、二氧化碳的运输

(一) 物理溶解

CO_2 在血浆中的溶解度比 O_2 大,每 100ml 混合静脉血液中可溶解 3ml CO_2,约占静脉血中 CO_2 运输总量的 5%。

(二) 化学结合

化学结合是 CO_2 的主要运输形式,约占血液 CO_2 运输总量的 95%。CO_2 的化学结合有两种形式,一是形成碳酸氢盐,二是形成氨基甲酰血红蛋白(图 5-11)。

1. 碳酸氢盐 以碳酸氢盐形式运输的 CO_2 约占 CO_2 总量的 87%,是血液运输 CO_2 的主要形式。当血液流经组织时,CO_2 由组织进入血浆,大部分很快扩散到红细胞内,在红细胞内的碳酸酐酶(CA)的作用下,与水结合迅速生成 H_2CO_3,并很快解离成 H^+ 和 HCO_3^-。其中解离出来的 H^+ 和 Hb 结合,生成 HHb,以缓冲酸的增加;HCO_3^- 经红细胞膜顺浓度梯度扩散到血浆中,与 Na^+ 结合而成 $NaHCO_3$,它是血液中重要的碱储备。伴随 HCO_3^- 的移出,血浆中的 Cl^- 移入红细胞,以维持红细胞两侧的电位平衡,这种现象称为氯转移(图 5-11)。在肺部,上述反应向相反的方向进行。

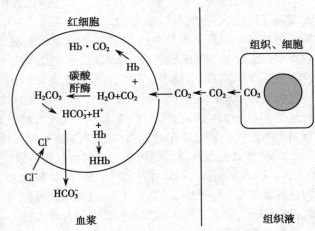

图 5-11 CO_2 在血液中的运输示意图

$$CO_2 + H_2O \xrightleftharpoons{CA} H_2CO_3 \xrightleftharpoons{CA} HCO_3^- + H^+$$

2. 氨基甲酰血红蛋白 以氨基甲酰血红蛋白形式运输的 CO_2,约占血中 CO_2 总量的 7% 左右。CO_2 能直接与 Hb 上的自由氨基(—NH_2)结合成氨基甲酰血红蛋白(HbNHCOOH),反应如下:

$$CO_2 + HbNH_2O_2 \underset{PCO_2 \text{ 低时(肺)}}{\overset{PCO_2 \text{ 高时(组织)}}{\rightleftharpoons}} HbNHCOOH + O_2$$

上述反应无需酶的参与,结合和解离都可迅速完成。调节这一反应的主要因素是氧合作用。脱氧血红蛋白与 CO_2 结合的能力是氧合血红蛋白的 3.5 倍。因而,在体循环的毛细血管处,O_2 的解离促进了氨基甲酰血红蛋白的形成。而在肺循环的毛细血管中,O_2 与血红蛋白的结合促进了氨基甲酰血红蛋白的解离。

第四节 呼吸运动的调节

呼吸运动是一种节律性的活动,其深度和频率随体内外环境的改变而变化。例如劳动或运动时,代谢增强,呼吸运动加深加快,肺通气量增大,摄取更多的 O_2,排出更多的 CO_2,与代谢水平相适应。呼吸的深度和频率能随环境改变而变化,既有赖于机体神经和体液调节,同时在一定程度上又可进行有意识的行为性调节。

一、呼吸中枢与呼吸节律的形成

在中枢神经系统中,产生和调节呼吸运动的神经细胞群,称为呼吸中枢(respiratory center)。这些细胞群广泛分布于大脑皮质、间脑、脑桥、延髓和脊髓等部位。它们在呼吸节律的产生和调节中所发挥的作用不同,正常呼吸有赖于它们之间的相互协调、相互制约,以及对各种传入冲动的整合作用。

(一)呼吸中枢

脊髓中支配呼吸肌的运动神经元位于第 3~5 脊髓颈段(支配胸肌)和胸段(支配肋间肌和腹肌等)前角。动物实验证明,若在动物的脊髓和延髓之间离断,呼吸运动立即停止(图 5-12A),并不再恢复。若在中脑和脑桥之间横断,仅保留延髓与脑桥之间的联系,呼吸节律无明显变化(图 5-12D)。说明产生和调节呼吸自动节律运动的基本中枢位于脊髓以上部位。

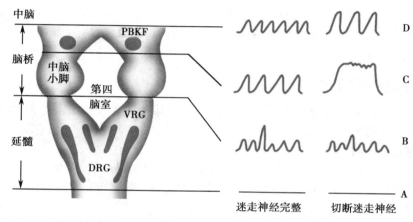

图 5-12　脑干内呼吸核团和在不同平面横断脑干后呼吸的变化(脑干背侧面)
DRG.背侧呼吸组;VRG.腹侧呼吸组;PBKF.臂旁内侧核;A、B、C、D 表示不同横切面后呼吸的变化

1. **延髓呼吸中枢**　近年来用微电极记录神经元放电方法,发现在中枢神经系统内,存在随呼吸运动同步放电的神经元,称为呼吸神经元。延髓的呼吸神经元主要集中分布在背内侧和腹外侧两个区域,分别称为背侧呼吸组和腹侧呼吸组。

(1)背侧呼吸组:位于孤束核的腹外侧部,主要含吸气神经元,它接受来自肺、咽喉和外周化学感受器传入纤维的投射,其轴突下行支配对侧脊髓的膈运动神经元,引起膈肌收缩而吸气。

(2)腹侧呼吸组:主要位于疑核、后疑核和面神经后核,分布有吸气神经元和呼气神经元。平静呼吸时没有明显作用,机体代谢增强时可引起呼气肌收缩,产生主动呼气;此外还可调节咽喉部的辅助呼吸肌的活动。用分段横切脑干的方法证明,保留延髓的动物呼吸并不停止,但呼吸运动的节律很不规则(图 5-12B)。提示延髓是产生一定节律呼吸运动的基本中枢,而正常的呼吸节律还要有更高一级中枢的调节。

2. **脑桥呼吸调整中枢**　脑桥的呼吸神经元相对集中于臂旁内侧核及其外侧(合称为 PBKF 核群)。如果在脑桥上、中部之间横断,动物的呼吸将变深变慢(图 5-12C),如再切断双侧迷走神经,吸气时间将大大延长;若再在脑桥和延髓之间横切,则出现一种不规则的呼吸节律,即呈喘息样呼吸(图 5-12B)。说明在此区内存在有调整延髓呼吸中枢节律性活动的神经结构,对延髓吸气神经元有抑制作用,可防止吸气过长过深。故通常称此区为呼吸调整中枢。正常呼吸节律的产生,有赖于延髓和脑桥这两个呼吸中枢的共同作用。

3. **高位中枢**　在中脑和间脑,包括丘脑底部、海马、隔区等处,都有与呼吸活动相关的神经元。呼吸运动在一定范围内受到大脑皮层的随意调节。例如日常生活中,在一定的限度内,可以随意进行屏气或呼吸加深加快。又如,谈话、唱歌或吹奏乐器时,呼吸运动都受大脑皮层的随意控制,有意识地改

0511

图片:呼吸中枢

笔记

变呼吸运动的深度和频率,才能唱出动听的旋律。这些都属于行为性呼吸调节的范畴。此外,经过训练可以建立呼吸运动性条件反射,这说明大脑皮层具有调节呼吸运动的功能。

(二)呼吸节律的形成

呼吸肌属骨骼肌,由躯体神经支配,本身无自律性,但在一般情况下,呼吸运动是不需要受意识支配的,这种自主性呼吸节律是如何形成的?正常呼吸节律的形成有两种假说:一是起步细胞学说,二是神经元网络学说。起步细胞学说认为,节律性呼吸正如心脏窦房结起搏细胞的节律性兴奋,引起整个心脏产生节律性收缩一样,是由延髓内具有起搏样活动的神经元的节律性兴奋引起的。神经元网络学说认为,呼吸节律的产生依赖于延髓内呼吸神经元复杂的相互联系和相互作用。

20世纪70年代提出了吸气活动发生器和吸气切断机制模型。该模型的核心是当中枢吸气活动发生器自发地兴奋时,其冲动沿轴突传出至脊髓吸气运动神经元,引起吸气动作。与此同时,发生器的兴奋也可通过三条途径兴奋吸气切断机制(图5-13),即:①兴奋脑桥呼吸调整中枢的活动;②吸气时的肺扩张,兴奋肺牵张感受器,进而兴奋吸气切断机制;③中枢吸气活动发生器在引起吸气肌运动神经元兴奋的同时,直接兴奋吸气切断机制。吸气切断机制神经元在以上三个途径的作用下,在吸气相后期活动增强达到一定阈值时,使吸气活动终止,转为呼气;当吸气切断机制的活动减弱时,吸气活动再次发生,如此周而复始。

二、呼吸的反射性调节

中枢神经系统接受各种感受器传入冲动,实现对呼吸运动调节的过程,称为呼吸的反射性调节。主要包括机械和化学两类感受器的反射性调节。

(一)机械感受性反射

1. 肺牵张反射 肺扩张或缩小而引起呼吸的反射性变化,称为肺牵张反射(pulmonary stretch reflex),也称黑-伯反射(Hering-Breuer reflex)。肺牵张感受器主要分布在支气管和细支气管的平滑肌中,对牵拉刺激敏感。反射过程是:吸气时,肺扩张,当肺内气量达到一定容积时,肺牵张感受器兴奋,发放冲动增加。冲动经迷走神经传入延髓呼吸中枢,通过吸气切断机制使吸气神经元抑制,吸气停止,转为呼气。呼气时,肺缩小,对牵张感受器的刺激减弱,迷走神经传入冲动减少,解除了对延髓吸气神经元的抑制,吸气神经元兴奋,再次产生吸气,开始另一个新的呼吸周期(图5-14)。

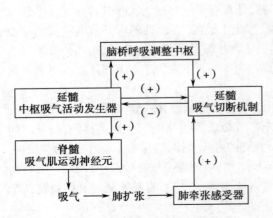

图5-13 呼吸节律形成机制示意图
"+"表示兴奋;"–"表示抑制

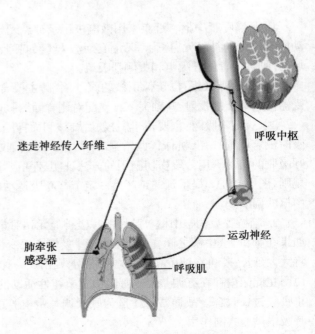

图5-14 肺牵张反射示意图

肺牵张反射是一种负反馈调节,其生理意义在于阻止吸气过长、过深,促使吸气转向呼气。与脑桥呼吸调整中枢共同调节呼吸的频率和深度。切断两侧迷走神经后,实验动物呼吸变得慢而深,这是由于失去了肺牵张反射这一负反馈机制所致。平静呼吸时,肺牵张反射不参与呼吸调节活动;在病理情况下,如肺炎、肺水肿、肺充血的病人,由于肺的顺应性降低,吸气时对支气管的牵张刺激较强,可引起这一反射,使呼吸变浅、变快。

2. 呼吸肌本体感受性反射　肌梭和腱器官是骨骼肌的本体感受器。当呼吸道阻力增大时,呼吸肌收缩阻力增加,使肌梭感受器兴奋,传入冲动提高了脊髓中吸气肌运动神经元的兴奋性,因而使吸气肌的收缩增强,出现呼吸运动加强现象。这种由呼吸肌本体感受器传入冲动所引起的反射性呼吸变化,称为呼吸肌本体感受性反射。其生理意义在于随呼吸肌负荷增加,而相应地加强呼吸运动。这一反射在平静呼吸时作用不明显,当运动或气道阻力增大(如支气管痉挛)时,肌梭受到较强的刺激,反射性地引起呼吸肌收缩加强,有助于克服气道阻力,维持相应的肺通气量。

(二)化学感受性反射

化学因子对呼吸运动的调节是一种经常发挥作用的反射性调节。当动脉血或脑脊液中的 PO_2、PCO_2 和 H^+ 浓度变化时,通过化学感受器,反射性地改变呼吸运动,称为化学感受性反射。这一反射对保持血液 CO_2 与 O_2 含量及 pH 值的相对稳定起着十分重要的作用。

1. 化学感受器　按其所在部位的不同,分为两大类。①外周化学感受器:是指颈动脉体与主动脉体,它们可直接感受血中 PCO_2、PO_2 和 H^+ 浓度的变化,反射性地调节呼吸。颈动脉体的兴奋作用比主动脉体强6倍。实验表明,PCO_2 升高,H^+ 浓度增高,PO_2 下降都可兴奋外周化学感受器。而且这三种刺激对感受器有协同效应,两种刺激同时作用的效应比一种刺激单独作用强。②中枢化学感受器:位于延髓腹外侧的浅表部位,左右对称,分头、中、尾三区,头尾两区是刺激的感受区,中间区是将头、尾两区传入冲动投射到脑干呼吸中枢的中继站。研究结果表明,脑脊液和局部脑组织细胞外液的 H^+ 是中枢化学感受器有效的生理性刺激物。

2. CO_2、低 O_2 和 H^+ 对呼吸的影响

(1)CO_2 对呼吸的影响:CO_2 对呼吸有很强的刺激作用,它是维持呼吸中枢兴奋性所必需的生理性刺激。人在过度通气后可发生呼吸暂停,其机制是 CO_2 排出较多,使血液中的 PCO_2 下降,对呼吸中枢的刺激减弱所造成的。适当增加吸入气中 CO_2 浓度,可使呼吸增强、肺通气量增多(图5-15)。例如当吸入气中 CO_2 含量由正常的0.04%增加到1%时,肺通气量开始增加;若吸入气体中 CO_2 增加到4%时,肺通气量可增加一倍;这时通过肺通气的增大可以增加 CO_2 的清除,使肺泡气和动脉血 PCO_2 维持接近正常水平。但这种关系有一定的上限,当吸入气中的 CO_2 含量超过7%时,肺通气量增大已不足以将 CO_2 完全清除,血液中的 PCO_2 将明显升高,可出现头昏、头痛等症状;当吸入气 CO_2 含量超过15%~20%时,呼吸被抑制,肺通气量显著下降,可出现惊厥、昏迷,甚至呼吸中枢麻痹导致呼吸停止。

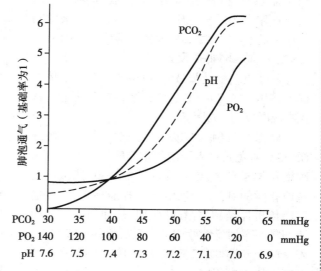

图5-15　动脉血 PCO_2、PO_2、pH 改变对肺泡通气率的影响仅改变一种体液因素而保持另两种因素于正常水平的情况

CO_2 刺激呼吸是通过两条途径实现的:一是通过刺激中枢化学感受器,当血液中 PCO_2 升高时,CO_2 能迅速通过血-脑屏障在碳酸酐酶的作用下与 H_2O 结合生成 H_2CO_3,然后再解离出 H^+,刺激中枢化学感受器,兴奋呼吸中枢;二是刺激外周化学感受器,冲动经窦神经和迷走神经传入延髓呼吸有关核团,反射性地使呼吸加深、加快,增加肺通气。去除外周化学感受器的作用后,CO_2 引起的通气反应仅下降约20%。可见,中枢化学感受器在 CO_2 通气反应中起主要作用,约占总效应的80%。

（2）H^+对呼吸的影响：H^+是化学感受器的有效刺激物质，其作用机制与CO_2相似。由于血液中的H^+不易透过血 - 脑屏障，它对呼吸的影响，主要是通过刺激外周化学感受器引起的。当血液中H^+浓度增高时，呼吸运动增强，肺通气增加（图5-15）。临床上如糖尿病、肾衰竭或代谢性酸中毒等患者血液中H^+浓度增加，而引起呼吸运动增强；若血液中H^+浓度降低时，呼吸运动减弱，所以临床上碱中毒的患者呼吸缓慢。

（3）低O_2对呼吸的影响：吸入气中PO_2降低时，肺泡气、动脉血PO_2都随之降低，呼吸加深加快，肺通气量增加（图5-15）。通常只有当动脉血中PO_2降低到60mmHg时才有明显效果。实验表明，低氧对呼吸的兴奋作用完全是通过外周化学感受器实现的，其中颈动脉体起主要作用。低氧对呼吸中枢的直接作用是抑制。通常，由于低O_2刺激外周化学感受器引起的中枢兴奋效应，比其对中枢的直接抑制作用更强，所以一般表现为呼吸加强，通气量增加。其意义在于吸入更多的O_2，以提高动脉血PO_2。但在严重缺O_2、动脉血PO_2降到40mmHg以下时，来自外周化学感受器的兴奋已不足以抵消低O_2对中枢的抑制作用，将导致呼吸障碍，甚至停止呼吸。

低O_2对呼吸的刺激作用对肺功能不全病人很重要，患者因肺换气障碍使体内低O_2和CO_2积聚，中枢化学感受器对CO_2产生适应而不敏感，这时低O_2成为使病人呼吸加强的主要刺激，若此时给病人输以纯O_2，则使低O_2作用消失，引起呼吸停止。故临床上对这种病人只宜输低浓度O_2（30%~40%），起到既补充O_2，又保持了低O_2反射的治疗作用。

上面分别分析了CO_2、O_2、H^+每个单一因素对呼吸的影响。实际上，在整体内往往不会只有一个因素单独改变，而是三者之间相互影响，相互作用，共同发生变化。例如，当PCO_2升高时，血液H^+浓度也增高，两者共同作用使兴奋呼吸的作用大大增强；动脉血H^+浓度增加时，引起呼吸增强，肺通气量增大，CO_2排出增多，动脉血PCO_2下降，从而抵消一部分H^+兴奋呼吸的作用；动脉血PO_2下降时，也可因肺通气量增加，排出的CO_2增多，动脉血PCO_2和H^+浓度降低，使低O_2对呼吸的兴奋作用大为减弱。研究证实，CO_2对呼吸的刺激作用最强，H^+次之，缺O_2作用最弱（图5-16）。

（三）防御性呼吸反射

呼吸道黏膜受刺激时，可引起一些对机体有保护作用的呼吸反射，称为防御性呼吸反射。常见有咳嗽反射和喷嚏反射。

1. 咳嗽反射　咳嗽反射是常见的一种清除激惹物，避免其进入肺泡的重要防御反射。它的感受器位于喉、气管和支气管的黏膜，能接受机械或化学的刺激，冲动沿迷走神经传入延髓，然后经传出神经到声门、呼吸肌，从而引发一系列协调且有序的反射效应。先是短促的深吸气，接着紧闭声门，呼吸肌强烈收缩，肺内压和胸膜腔内压急剧上升，然后声门突然打开，由于气压差

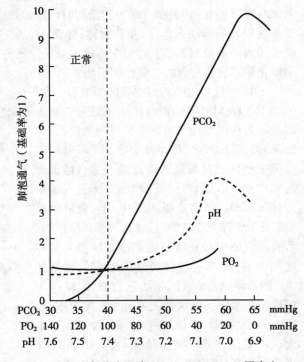

图5-16　改变动脉血液PCO_2、PO_2、pH三因素之一而不控制另外两个因素时的肺泡通气反应

极大，气体便以极高的速度从肺内冲出，将肺及呼吸道内异物或分泌物排出。故咳嗽反射的生理意义是具有清洁、保护和维持呼吸道畅通的作用。由于咳嗽时胸内压和肺内压明显升高，胸膜腔内压升高会阻碍静脉血回流，肺内压长时间升高很容易形成肺气肿，因此剧烈或频繁的咳嗽对机体不利，应当及时制止。

2. 喷嚏反射　该反射是由鼻黏膜受到刺激而引起，但传入冲动沿三叉神经到脑干中枢，其动作与咳嗽反射类似，但不同的是悬雍垂下降，舌压向软腭，使肺内气体从鼻黏膜猛烈冲出，其生理意义是清除鼻腔中的异物。

拓展阅读:缺氧和氧疗

拓展阅读:肺心病的诊断与治疗

三、特殊条件下的呼吸生理

（一）运动对呼吸的影响

运动时，在神经和体液因素的调节下，呼吸加深、加快，肺通气量增大，以适应机体代谢活动的加强。这种运动时呼吸功能的改变可能与下列因素有关：

1. **神经调节** 在运动开始前，只要有运动的暗示，就会出现肺通气量增加的现象，这可能与在锻炼过程中形成的条件反射有关。在运动开始之后，通气量迅速增加，可能是由于一方面大脑皮质发出冲动使肌肉收缩，同时也发出了指令兴奋脑干呼吸中枢，引起呼吸增强。另一方面，运动时，肌肉关节内的本体感受器受到刺激，其传入冲动也可以反射性刺激呼吸，使呼吸运动增强。在动物实验中，被动运动动物的肢体，可引起动物快速通气反应；阻断运动肢体的传入神经，则通气增强的反应消失。

2. **体液调节** 体液中的 pH、PCO_2、PO_2 的波动可能在通气调节过程中起重要作用。尽管中度运动时，动脉血中的 pH、PCO_2、PO_2 的均值变化不大，但它们却都能随呼吸呈周期性波动，波动幅度与运动强度相关。

（二）潜水对呼吸的影响

高气压是潜水时遇到的特殊环境。随着潜水深度的增加，潜水者所处的环境压力增加，呼吸器的压力也相应增加。潜水深度每增加 10m，压力就增加 760mmHg。而高压对呼吸的影响主要表现为呼吸阻力增大、频率减慢、幅度加深，潮气量和肺活量增大。呼吸阻力增大是由于高压下气体的密度增加。呼吸阻力的增大，增加了呼吸肌的做功，能量的消耗随之增大，尽管呼吸的频率减慢，但由于潮气量增大，所以肺泡通气量并不减小，甚至有所增加。

在高气压或高氧压下，血氧饱和度并无明显增加（氧离曲线的上段），但是血液中物理溶解的氧量可随着氧压的增加而增加。研究显示，在 3 个大气压下，每升血浆中溶解的氧气可达 6.3ml，相当于 HbO_2 释放的氧量增加。根据这一现象，临床上采用高压氧舱来治疗某些疾病。但是若持续吸入高压氧对中枢神经系统和肺组织可能产生毒性作用，其程度取决于吸入气 PO_2 以及暴露的时间。若氧压过高，可引起急性氧中毒，表现为脑组织受损、惊厥，继而昏迷，又称惊厥性氧中毒，此为深海潜水的常见致死原因之一。产生高压氧毒性的机制是由于高压氧可以通过产生氧自由基对各种组织产生毒性。因此，随着下潜深度的加大，必须减少吸入气中氧的百分浓度，使 PO_2 不超过安全值。此外，在高压氧下，如果呼吸空气，由于血液中氮气分压的增加，有可能产生氮麻醉，因此要高度注意吸入气的配比。

在潜水时返回水面的减压过程中，若减压过快，同样存在很大风险，可导致减压病（decompression sickness，DCS）。DCS 是指机体因所处环境气压降低过快或幅度过大（减压不当），超出了安全减压的速度，释放的氮气量将超过血液运输和肺泡排出的负荷，气体逸出，使氮气在组织和血管内堆积，形成气泡和气栓而引起的疾病。轻者只表现为短期的关节疼痛，重者会导致肺损伤及神经系统损害，并留有后遗症。因此，减压过程必须严格遵守规程，防止减压病的发生。

（三）高海拔环境对呼吸的影响

1. **高海拔对呼吸的影响** 高海拔对呼吸系统的影响主要是由于空气稀薄，大气压降低，氧分压降低而导致的机体缺氧。人体为了适应高海拔下的低氧环境，会出现一系列生理与病理反应。在海拔 3000m 以下时，肺泡气 PO_2 仍可维持在 60mmHg 以上，根据氧离曲线的特点，这时处于曲线的上段平坦区，Hb 氧饱和度并无明显减少，可被增强的肺通气所代偿。但如果高度增加到 5500m 以上，大气压降低为海平面的 1/2，肺泡气 PO_2 降低为 38mmHg 以下，Hb 氧饱和度明显降低，出现严重的缺氧症状。研究表明，一般人能够耐受的最低 PO_2 是 35~40mmHg，低于此值，必须吸入纯氧，但海拔超过 15 000m，即使吸入纯氧也会丧失知觉。

2. **高海拔的习服** 习服是指居住在海平面的个体进入高海拔区域，经过几小时到几周的时间，机体逐渐耐受高海拔高度，对低氧环境产生适应的状态。习服主要表现为呼吸加深加快，肺通气量显著增大，血液中的红细胞数量和 Hb 含量都有所增加，肺部毛细血管开放增多，由于呼吸加深加快，胸腔负压增大，回心血量与肺血流量随之增多，血液循环加快，有利于 O_2 的摄入和运输。

近年来，我国的神舟系列载人航空航天、"蛟龙"号 7000m 载人深潜、嫦娥三号、四号成功着陆月球、深海 300m 饱和潜水作业等科技领域迅猛发展。深入开展宇宙空间和深海领域等特殊环境下生命科学的研究,既是生理科学工作者的重大机遇也是巨大挑战。

(景文莉　姚齐颖)

本章小结

　　呼吸过程包括肺通气、肺换气,气体运输和组织换气等几个不同的环节。呼吸运动是肺通气的原动力。胸膜腔内压的大小由肺回缩压决定。肺泡表面活性物质降低肺泡表面张力。肺容积包括潮气量、补吸气量、补呼气量和余气量四种互不重叠的基本肺容积。肺泡通气量 =(潮气量 − 无效腔气量)× 呼吸频率,又称为有效通气量。血浆中溶解的 O_2 量极少。扩散进入血液的 O_2 绝大部分(98.5%)在红细胞内与血红蛋白(Hb)结合运输。CO_2 在血液中主要以碳酸氢盐的形式进行运输。延髓是产生呼吸节律的基本中枢。呼吸的反射性调节主要包括机械和化学两类感受性反射调节。

扫一扫　测一测

思考题

　　1. 何谓新生儿呼吸窘迫综合征? 应如何预防和治疗? 为什么?

　　2. 为什么临床上容易出现缺 O_2,而 CO_2 潴留不明显?

　　3. 某患者因外伤造成胸膜破裂,临床有可能出现哪些症状? 应如何救治? 为什么?

　　4. 男,19 岁,主诉右侧胸痛伴胸闷、气急一天。现病史:患者昨日剧烈咳嗽后突然出现右侧胸痛,撕裂样痛,深呼吸时症状加重,伴有胸闷、气急,感呼吸困难,时有刺激性干咳,无明显咳痰,无畏寒、发热,无心悸,未重视治疗,今日症状有所加重,发病前无胸部外伤,发病以来,无昏迷、晕厥,无全身抽搐,无腹痛、腹泻,无恶心、呕吐,食纳尚可,夜间睡眠欠佳,体重无明显变化,大小便正。体格检查:胸廓无畸形 ,双侧胸廓呼吸活动度均等,右侧叩诊呈鼓音,右侧肺呼吸音消失,左侧肺呼吸音稍粗,未闻及干湿性啰音,心前区无隆起,心界不扩大,心率 100 次 /min,律齐,心音不钝,未闻及病理性杂音。请思考:通过以上信息综合分析能做出什么初步判断,还需要进一步做什么检查?

病例型思考题:思路解析

笔记

学习目标

1. 掌握：消化、吸收的概念；胃的排空及其控制，胃液的成分及其作用，调节胃液分泌的神经和体液因素，胃黏液-碳酸氢盐屏障和黏膜屏障；胰液及胆汁的成分、作用；吸收的主要部位，糖类、脂肪和蛋白质吸收的形式、机制、途径和过程，铁和钙的吸收形式及影响因素。

2. 熟悉：机械性消化、化学性消化的概念，消化道平滑肌的一般生理特性和电生理特性，胃肠激素的主要生理作用；胃和小肠的运动形式及生理作用；小肠对钠的吸收与其他物质吸收的关系。

3. 了解：消化道的神经支配；唾液的成分及作用，咀嚼与吞咽；小肠液的成分及作用；大肠的运动及排便反射，大肠液的分泌；水、负离子和维生素的吸收。

消化系统的基本功能是消化食物和吸收营养物质，从而为机体的新陈代谢提供必要的物质和能量来源。消化器官能够排泄某些代谢产物，并具有重要的内分泌功能。

第一节 概　述

食物中的水、无机盐和维生素是小分子物质，可被机体直接吸收利用，而糖类、脂肪和蛋白质则为结构复杂的大分子物质，这些物质必须在消化道内分解成结构简单的小分子物质，如葡萄糖、甘油、脂肪酸和氨基酸等，才能被机体吸收、利用。消化（digestion）是食物在消化道内被分解成可吸收的小分子物质的过程。消化的方式有两种，一种是机械性消化（mechanical digestion），即通过消化道肌肉的运动将食物磨碎，使其与消化液充分混合，并将食物不断向消化道远端推进的过程。另一种是化学性消化（chemical digestion），即通过消化液中各种消化酶的作用，将食物中的大分子物质分解为可被吸收的小分子物质的过程。两种方式同时进行，密切配合，共同完成对食物的消化。经消化后的小分子物质透过消化道黏膜进入血液或淋巴液的过程，称为吸收（absorption）。消化和吸收是两个相辅相成、紧密联系的过程。

一、消化道平滑肌的生理特性

消化道通过肌肉的收缩、舒张活动，完成对食物的机械性消化，同时，消化道的运动对食物的化学性消化和吸收也具有促进作用。在整个消化道中，除口腔、咽、食管上端和肛门外括约肌为骨骼肌外，其余部分均由平滑肌组成。平滑肌细胞之间通过缝隙连接可进行同步性活动。

（一）消化道平滑肌的一般生理特性

消化道平滑肌具有肌肉组织的共同特性，如兴奋性、传导性和收缩性，但这些特性均表现出其自身的特点。

1. 兴奋性较低,舒缩缓慢 消化道平滑肌的兴奋性较骨骼肌低,收缩的潜伏期、收缩期和舒张期所占的时间比骨骼肌长得多,而且变异较大。这一特点与平滑肌细胞 ATP 水解及横桥构型变化缓慢,肌质网不发达,Ca^{2+} 回收较慢有关。

2. 具有自律性 在适宜的环境中,离体的消化道平滑肌在无外来刺激情况下能够自动产生节律性收缩,但节律较慢,且不规则。

3. 具有紧张性 消化道平滑肌经常保持一种微弱的持续收缩状态,称为紧张性。紧张性使消化道各部分能够维持一定的形状和位置,并使消化道管腔内保持一定的基础压力。消化道平滑肌的各种收缩活动都是在紧张性基础上进行的。

4. 富有伸展性 消化道平滑肌具有较大的伸展性。作为空腔脏器,这一特性使消化道特别是胃能容纳好几倍于自己原初体积的食物,而不发生明显的压力变化。

5. 对不同刺激的敏感性不同 消化道平滑肌对电刺激不敏感,但对牵张、温度和化学刺激特别敏感。如轻度牵拉、温度升高、微量的乙酰胆碱等均可引起消化道平滑肌明显收缩,而肾上腺素则使其舒张。

(二) 消化道平滑肌的电生理特性

消化道平滑肌的细胞电活动较骨骼肌复杂,主要有静息电位、慢波电位和动作电位三种形式(图 6-1)。

1. 静息电位 消化道平滑肌的静息电位较小,且不稳定,波动较大,实测值为 $-50\sim-60mV$。该电位主要由 K^+ 外流和生电性钠泵的活动形成,此外,少量的 Na^+、Ca^{2+} 内流和 Cl^- 外流也参与了静息电位的形成,由于平滑肌细胞对 Na^+ 的通透性较高,使其静息电位低于横纹肌。

2. 慢波电位 消化道平滑肌细胞在静息电位的基础上,自发的产生周期性的轻

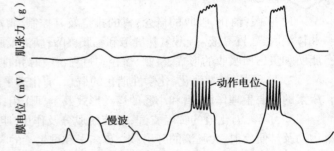

图 6-1 消化道平滑肌的电活动示意图

度去极化和复极化,由于其频率较慢,故称为慢波(slow wave)。慢波可决定消化道平滑肌的收缩节律,又称基本电节律(basic electric rhythm,BER),其波幅约为 $5\sim15mV$,持续时间由数秒至十几秒,频率随不同的部位而异,在每分钟 $3\sim12$ 次之间波动。慢波起源于纵行肌和环行肌之间的 Cajal 间质细胞,以电紧张形式扩布到周围的平滑肌细胞。在去除平滑肌的神经支配,或采用药物阻断神经冲动后,慢波依然存在,说明慢波的产生不依赖外来神经,但自主神经可调节慢波的幅度和频率。现已证实,慢波亦可引发肌收缩。因平滑肌细胞存在两个临界膜电位:机械阈和电阈,当慢波去极化达机械阈时可引起细胞内 Ca^{2+} 浓度增加及肌细胞收缩,且肌收缩幅度与慢波幅度呈正相关;当慢波去极化达电阈时则引发动作电位使细胞内 Ca^{2+} 浓度进一步增加,使肌收缩增强。慢波产生的离子基础尚未完全阐明,它可能与细胞膜上生电性钠泵活动的周期性减弱或停止有关。用哇巴因抑制钠泵活动后,消化道平滑肌的慢波随即消失。

3. 动作电位 消化道平滑肌在慢波的基础上可产生动作电位。动作电位可单个或成簇出现,其去极相主要和 Ca^{2+} 内流有关,复极相与 K^+ 外流有关。慢波上出现的动作电位数目越多,肌收缩的幅度也就越大(图 6-1)。

慢波、动作电位和平滑肌收缩的关系可归纳为:平滑肌在慢波的基础上产生动作电位,当动作电位出现时,肌收缩的幅度明显增大。动作电位的数目影响平滑肌收缩的张力,慢波则决定肌收缩的频率、传播速度和方向。

二、消化腺的分泌功能

消化腺包括广泛存在于消化道黏膜的腺体和附属于消化道的唾液腺、胰腺和肝等。成人每日由各种消化腺分泌的消化液总量达 $6\sim8L$,主要由水、无机盐和各种有机物(包括消化酶和黏液等)组成。消化液的主要功能为:①水解大分子营养物质,有利于吸收;②提供各种消化酶适宜的 pH 环境;③稀释食物,使消化道内容物的渗透压与血浆渗透压接近,有利于营养物质的吸收;④保护消化道黏膜,免受各种理化因素的损伤。

三、消化器官的神经支配及其作用

支配消化道的神经包括源于中枢的外来神经系统和位于消化道壁内的内在神经系统两部分。这两个系统相互协调,共同调节胃肠功能。

（一）外来神经系统

消化道中除口腔、咽、食管上段肌肉及肛门外括约肌为骨骼肌受躯体神经支配外,其余部分主要受自主神经系统(包括交感和副交感神经系统)支配,其中以副交感神经的影响较强。

1. 交感神经　交感神经起源于脊髓胸腰段(T_5~L_2)侧角,经腹腔神经节、肠系膜神经节或腹下神经节交换神经元后,节后纤维终止于壁内神经丛或直接支配胃肠平滑肌、血管平滑肌和胃肠道腺体。交感神经兴奋时,节后纤维末梢释放去甲肾上腺素,使胃肠运动减弱,腺体分泌减少及血流量减少,抑制消化和吸收,但对胃肠括约肌,如胆总管括约肌、回盲括约肌和肛门括约肌则引起收缩,对某些唾液腺(如舌下腺)也起到刺激分泌的作用。

2. 副交感神经　支配消化器官的副交感神经主要有迷走神经和盆神经。副交感神经的节前纤维在消化道壁内神经丛交换神经元,节后纤维支配消化道上皮、平滑肌和腺体。副交感神经兴奋时,节后纤维末梢主要释放乙酰胆碱,引起胃肠运动增强,腺体分泌增加,但对胃肠括约肌则引起舒张。

（二）内在神经系统

内在神经系统包括位于黏膜下层的黏膜下神经丛(主要调节腺细胞和上皮细胞的功能)和位于环行肌与纵行肌之间的肌间神经丛(主要调节平滑肌的运动),二者合称为壁内神经丛。壁内神经丛由大量神经元及其纤维组成,其中包括感觉神经元、运动神经元和中间神经元。神经纤维将胃肠壁内的各种感受器、效应器与神经元相互连接,构成一个完整而相对独立的整合系统,通过局部反射活动对胃肠运动、分泌和血流起调节作用,因而有"肠脑"之称。在完整的机体内,内在神经系统的活动受到外来神经系统的调控(图6-2)。

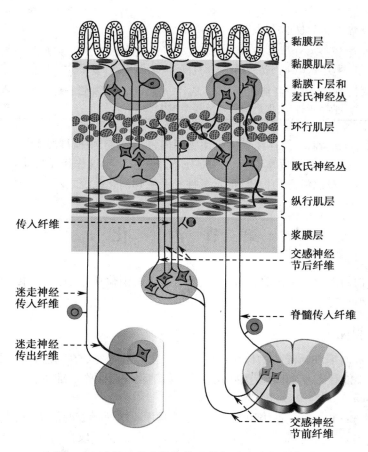

图 6-2　消化道壁内神经丛及其与外来神经的联系

四、消化道的内分泌功能

胃肠黏膜内分布有 40 多种内分泌细胞,其总量超过体内所有内分泌腺分泌细胞的总和。因此,消化道不仅是消化器官,也是体内最大最复杂的内分泌器官。由胃肠黏膜内分泌细胞分泌的激素统称胃肠激素(gastrointestinal hormone),属肽类物质(表 6-1)。

表 6-1　主要胃肠激素的分泌细胞及其分布部位

胃肠激素	分泌细胞	分布部位
促胃液素	G 细胞	胃窦、十二指肠
促胰液素	S 细胞	小肠上部
缩胆囊素	I 细胞	小肠上部
生长抑素	δ 细胞	胰岛、胃、小肠、大肠
胰岛素	β 细胞	胰岛
胰高血糖素	α 细胞	胰岛

胃肠激素的生理作用主要表现在以下三个方面:①调节消化道运动和消化腺分泌;②调节其他激素的释放:例如消化期,小肠上段释放的抑胃肽具有较强的刺激胰岛素分泌的作用;胃窦部 δ 细胞释放的生长抑素可抑制 G 细胞释放促胃液素,从而减少胃液分泌;③刺激消化道组织的代谢和生长(含营养作用):例如促胃液素和缩胆囊素可分别促进胃黏膜和胰腺外分泌组织的生长(表 6-2)。

表 6-2　部分胃肠激素的主要生理功能及引起释放的因素

激素名称	主要生理功能	引起释放的因素
促胃液素	促进胃液、胰液、胆汁分泌;加强胃肠运动和胆囊收缩,使胃窦和幽门括约肌收缩,抑制胃排空;促进胃肠上皮生长	迷走神经递质、蛋白质消化产物,扩张胃
促胰液素	促进胰液(以分泌 H_2O 和 HCO_3^- 为主)、胆汁、小肠液分泌,抑制胃酸分泌;抑制胃肠运动,收缩幽门括约肌,抑制胃排空;促进胰腺外分泌组织生长	盐酸、脂肪酸、蛋白质消化产物
缩胆囊素	促进胃液、胰液(以分泌消化酶为主)、胆汁、小肠液分泌;加强肠运动和胆囊收缩,抑制胃排空;促进胰腺外分泌组织生长	蛋白质消化产物、脂肪酸

研究表明,许多胃肠激素不仅存在于消化道黏膜内,也存在于中枢神经系统,如神经降压素、生长抑素、缩胆囊素、促胃液素、P 物质等。这些双重分布并起重要生理作用的肽类物质统称为脑 - 肠肽(brain-gut peptide)。脑 - 肠肽概念的提出,揭示了神经系统和消化系统之间存在着密切的内在联系。

第二节　消　化

消化系统对食物的消化始于口腔,但口腔仅具有简单的消化功能,大肠无重要消化功能。食物的消化主要是在胃和小肠完成的。

一、口腔内消化

食物在口腔内经咀嚼和唾液酶的作用得到初步消化。虽然食物在口腔内停留的时间很短,但能引起整个消化系统功能状态改变,为依次接收食物进行消化和吸收作好准备。

(一)咀嚼和吞咽

1. 咀嚼　咀嚼(mastication)是由咀嚼肌按一定的顺序收缩所形成的复杂的节律性动作,受大脑意识控制。咀嚼的作用为:①将食物切割、磨碎,并与唾液充分混合形成食团以利于吞咽;②使食物与唾液淀粉酶充分接触,有助于化学性消化;③加强食物对口腔内各种感受器的刺激,反射性地引起胃肠、胰腺、肝脏和胆囊等消化器官的活动,为随后的消化过程做准备。

2. 吞咽　吞咽(swallowing)是指食物由口腔经咽、食管进入胃的过程,是一种复杂的神经反射性动作。根据食物通过的部位,可将吞咽过程分为连续的三个阶段:①口腔期:食团由口腔到咽的过程。此期为大脑皮层控制下的随意动作,舌的运动对这一阶段的吞咽动作非常重要。②咽期:食团由咽进入食管上端的过程,约需 0.1 秒。食团刺激咽部感受器,可引起一系列肌肉的反射性收缩,使软腭上举,咽后壁向前突出,封闭鼻咽通路;声带内收,喉头升高并向前紧贴会咽,封闭咽与气管的通道,呼吸暂停,防止食物进入呼吸道;喉头前移,食管上括约肌舒张,使咽与食管的通道开放,食团由咽被推入食管。③食管期:食团沿食管下行至胃的过程。此期主要通过食管的蠕动实现。蠕动(peristalsis)是消化道平滑肌的一种基本运动形式,是一种由平滑肌的顺序收缩所形成的向前推进的波形运动。食管蠕动时,在食团前端出现舒张波,食团后端出现收缩波,从而挤压食团沿食管下行(图 6-3)。同时,食团对食管壁的刺激,反射性地引起食管下括约肌的舒张,使食团顺利进入胃。

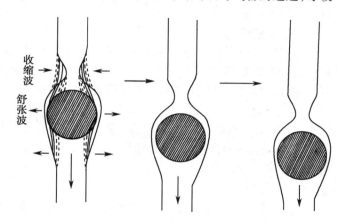

图 6-3　食管蠕动示意图

在食管上端,咽与食管交界处有食管上括约肌,属骨骼肌。在吞咽过程中,该括约肌松弛使食团进入食管,完成吞咽后,其强力收缩,可防止食物反流,并阻止呼吸时空气进入食管。

食管下端与胃贲门连接处虽然在解剖上并未发现括约肌,但此处有一段长 1~3cm 的高压区,其内压力比胃高出 5~10mmHg,可阻止胃内容物反流入食管,起生理性括约肌的作用,通常将这一段食管称为食管下括约肌。进食时,食物刺激食管壁上的机械感受器,反射性地引起食管下括约肌舒张,食物便进入胃内。如食管下括约肌张力减弱,可造成胃液反流入食管,损伤食管黏膜;反之,则可导致吞咽困难。

(二)唾液的分泌

唾液(saliva)是腮腺、颌下腺、舌下腺三对大唾液腺及许多散在的小唾液腺分泌的混合液体。

1. 唾液的性质和成分　唾液为无色、无味、近中性(pH 6.6~7.1)的低渗液体。正常成人每日唾液分泌量为 1.0~1.5L,其中水分约占 99%,此外还有少量的有机物、无机物和一些气体分子。唾液中的有机物主要为唾液淀粉酶(salivary amylase)、溶菌酶、黏蛋白、免疫球蛋白等;无机物有 Na^+、K^+、Ca^{2+}、HCO_3^-、Cl^- 和 SCN^- 等。

2. 唾液的作用　唾液的主要作用为:①湿润和溶解食物,以利于吞咽;②溶解食物,引起味觉;③消化淀粉,唾液淀粉酶(最适 pH 为 7.0)可水解淀粉为麦芽糖,随食物入胃后,当 pH 低于 4.5 时该酶失活;④清洁和保护口腔,清除口腔中的残余食物,当有害物质进入口腔时,它可以冲淡、中和这些物质,唾液中的溶菌酶和免疫球蛋白具有杀灭细菌和病毒的作用;⑤排泄功能,进入体内的重金属(如铅、汞等)、氰化物和狂犬病毒可随唾液排出,因此,经唾液可传播某些疾病。

3. 唾液分泌的调节　唾液分泌的调节完全是神经调节,包括条件反射和非条件反射。进食前,食物的形状、颜色、气味、进食环境乃至语言文字的描述,均能形成条件反射,引起唾液分泌。所谓"望梅止渴"就是条件反射引起唾液分泌的典型例子。进食活动中,食物对口腔的机械、化学和温度刺激,通过中枢神经引起唾液分泌的过程为非条件反射。

唾液分泌的基本中枢在延髓,高位中枢在下丘脑、大脑皮层等处。支配唾液腺的传出神经包括副交感神经和交感神经,二者均可刺激唾液分泌,且以前者的作用为主。副交感神经兴奋时末梢释放乙酰胆碱,作用于腺细胞膜 M 受体,引起唾液分泌的量较多而有机物较少,故唾液稀薄。M 受体阻断剂阿托品可抑制上述唾液分泌。交感神经兴奋时末梢释放去甲肾上腺素,作用于腺细胞膜上的 β 受体,引起唾液分泌的量较少而有机物较多,唾液黏稠。

除食物相关因素外,恶心可引起唾液的大量分泌,而睡眠、疲劳、失水、恐惧等情况下唾液分泌减少。

二、胃内消化

胃是消化道内最膨大的部分,具有消化和暂时贮存食物的功能。食物在胃内经机械性和化学性消化使食物与胃液充分混合形成食糜,并对蛋白质进行初步分解。之后,食糜借助胃的运动被小量、逐步地排入十二指肠。

(一) 胃的运动

根据胃壁肌层的结构和功能特点可将胃分为头区和尾区两部分。头区包括胃底和胃体上 1/3,此区运动较弱,主要功能是容纳和贮存食物;尾区包括胃体其余 2/3 和胃窦,此区运动较强,主要功能是混合、磨碎食物形成食糜,并推动食物排入十二指肠。

1. 胃的运动形式

(1) 紧张性收缩:胃壁平滑肌经常处于一定程度的缓慢持续收缩状态,称为紧张性收缩(tonic contraction)。紧张性收缩是消化道平滑肌共有的运动形式,在空腹时已存在,进食后逐渐加强。其生理意义在于使胃保持一定的形状和位置;维持一定的胃内压,有利于胃液渗入食团;它还是胃其他运动形式有效进行的基础。

(2) 容受性舒张:进食时,食物刺激口腔、咽、食管等处的感受器,可通过迷走 - 迷走反射引起胃底和胃体平滑肌舒张,称为胃的容受性舒张(receptive relaxation)。这一运动形式可使胃容积由空腹时的 50ml 左右,增大到进食后的 1.5L 左右,而胃内压无显著升高。其生理意义是使胃更好地完成容纳和贮存食物的功能。

(3) 蠕动:胃的蠕动是一种起始于胃体中部并向幽门方向推进的波形运动(图 6-4),在食物进入胃后约 5 分钟开始出现。人胃蠕动波的频率约为每分钟 3 次,一个蠕动波到达幽门约需 1 分钟,通常是一波未平,一波又起。蠕动波开始时较弱,在传播途中逐步加强,速度也明显加快,一直传播到幽门,并将约 1~2ml 食糜排入十二指肠。也有些蠕动波到胃窦后即行消失,未能到达幽门。一旦收缩波超越胃内容物到达胃窦终末,由于该部位的有力收缩,部分食糜将被反向推回到近侧胃窦或胃体。食糜的这种后退,有利于食物和消化液的混合,还可磨碎块状固体食物。

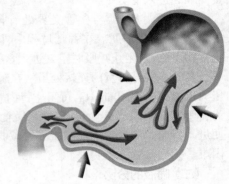

图 6-4 胃的蠕动示意图

胃蠕动的意义主要在于磨碎胃内食团;使胃内容物与胃液充分混合,形成食糜,有利于化学性消化;将食糜逐步推进到十二指肠。

2. 胃排空及其影响因素 食糜由胃排入十二指肠的过程称为胃排空(gastric emptying)。食物进入胃后 5 分钟左右即开始排空。胃排空的速度与食物的理化性状、食物量及胃运动等因素有关。稀的、流体食物比稠的或固体食物排空快;颗粒小的食物比大块的食物排空快;等渗液体比非等渗液体排空快。在三大营养物质中,糖类的排空最快,蛋白质次之,脂肪类食物最慢。混合食物由胃完全排空通常需要 4~6 小时。此外,胃内食物量的增加会扩张胃壁,在神经及体液因素参与下引起胃运动增强。胃运动是胃排空的动力,当胃运动增强使胃内压大于十二指肠内压,且幽门舒张时,则引起胃排空。增强胃运动的因素通常可促进胃的排空,反之,则延缓胃排空。

(1) 胃内食物促进胃排空:食物对胃的扩张,刺激胃壁牵张感受器,通过迷走 - 迷走反射和壁内神经丛反射,引起胃运动的加强,从而促进胃排空。另外,食物的化学刺激(主要是蛋白质消化产物)和扩张刺激还可直接或间接地刺激胃窦黏膜中的 G 细胞释放促胃液素。促胃液素可促进胃运动,但同时又增强幽门括约肌的收缩,其综合效应是抑制胃排空。

(2) 十二指肠内食物抑制胃排空:食糜中的酸、脂肪、高渗及扩张刺激,可兴奋十二指肠壁上的相应感受器,反射性地抑制胃运动,使胃排空减慢,称为肠 - 胃反射。肠 - 胃反射对酸的刺激特别敏感,从而阻止酸性食糜进入十二指肠。另外,食糜中的酸和脂肪还可刺激十二指肠黏膜释放促胰液素、抑胃肽、缩胆囊素等胃肠激素,抑制胃的运动,延缓胃排空。这些激素统称为肠抑胃素。

食糜进入十二指肠后,通过肠-胃反射和肠抑胃素的作用,抑制胃的运动,使胃排空暂停。随着胃酸在肠内被中和,食物消化产物被吸收,它们对胃排空的抑制作用逐渐消失,胃运动重新加强,胃排空再次发生。胃排空的间断进行可较好地适应十二指肠内消化吸收的速度。

3. 呕吐 胃内容物及部分肠内容物从口腔强力驱出的反射动作,称为呕吐(vomiting)。呕吐是一种反射活动。呕吐中枢位于延髓网状结构的背外侧,与呼吸中枢、心血管中枢等均有密切的联系,因而在呕吐时常出现呼吸、心率等方面的反应。颅内压增高(脑水肿、脑瘤等情况)可直接刺激呕吐中枢引起呕吐。此外,机械和化学刺激作用于舌根、咽部、胃、大小肠、胆总管、泌尿生殖系统等部位的感受器可引起呕吐,视觉和内耳前庭的位置觉感受器受到刺激,也可引起呕吐。有时厌恶的气味和情绪也可引起呕吐。

呕吐是一种具有保护意义的防御性反射,它可排出胃内有害物质,避免对人体造成损害。但长期剧烈的呕吐会影响进食和正常的消化活动,使大量消化液丢失,造成体内水、电解质和酸碱平衡的紊乱,须及时治疗。

(二)胃液的分泌

胃黏膜含有两类分泌细胞,一类是外分泌细胞,它们组成消化腺,包括贲门腺、泌酸腺和幽门腺,其中贲门腺分布于胃和食管连接处的环状区,幽门腺分布于幽门部,此二者主要分泌碱性黏液;泌酸腺分布于胃底和胃体部,由壁细胞(分泌盐酸和内因子)、主细胞(分泌胃蛋白酶原)和黏液颈细胞(分泌黏液)组成。此外,胃黏膜上皮细胞可分泌黏稠的黏液,是构成胃表面黏液层的主要成分。胃液是由外分泌腺和胃黏膜上皮细胞分泌的混合液体。另一类是内分泌细胞,它们分散于胃黏膜中,可分泌促胃液素、生长抑素、组胺等多种胃肠激素,对消化液的分泌及消化道运动起调节作用。

图片:胃黏膜泌酸腺示意图

1. 胃液的性质、成分和作用 纯净的胃液是无色的酸性液体,pH 为 0.9~1.5,正常成人每日分泌量约 1.5~2.5L。胃液的成分除水分外,主要有盐酸、HCO_3^-、胃蛋白酶原、黏液和内因子。

(1) 盐酸:盐酸(hydrochloric acid)由泌酸腺的壁细胞分泌,也称胃酸。正常成人空腹时盐酸排出量(基础酸排出量)约为 0~5mmol/h。在食物或某些药物刺激下,盐酸排出量可明显升高,其最大酸排出量可高达 20~25mmol/h。男性略高于女性,50 岁后分泌率有所下降。盐酸排出量可反映胃的分泌能力,与壁细胞的数量及功能状态有关。

壁细胞分泌的 H^+ 来自细胞内水的解离($H_2O \rightarrow H^+ + OH^-$)。$H^+$ 借助于壁细胞分泌小管膜上的 H^+、K^+-ATP 酶(质子泵)主动转运入分泌小管腔。而 OH^- 则在碳酸酐酶的催化作用下,与 CO_2 结合生成 HCO_3^-,细胞内的 HCO_3^- 再通过壁细胞基底侧膜上的 Cl^--HCO_3^- 逆向转运体与 Cl^- 交换进入血液。因此,在消化期,随着胃酸的大量分泌,大量的 HCO_3^- 转运进入血液,使血和尿的 pH 值升高出现"餐后碱潮"。与 HCO_3^- 交换进入壁细胞的 Cl^- 则通过分泌小管膜上特异性的 Cl^- 通道进入小管腔,与 H^+ 形成 HCl(图 6-5)。

胃酸具有以下生理作用:①激活胃蛋白酶原,并为胃蛋白酶提供适宜的酸性环境;②使蛋白质变性而易于水解;③杀灭随食物进入胃内的细菌;④随食糜排入小肠后,可促进促胰液素、缩胆囊素的释放,从而促进胰液、胆汁和小肠液的分泌;⑤盐酸造成的酸性环境,有助于小肠内铁和钙的吸收。

盐酸分泌过多会对胃和十二指肠黏膜产生侵蚀作用,是引起溃疡的重要因素之一。以往医学界曾认为"无酸则无溃疡",因此对胃溃疡的治疗多以制酸为主。近年的研究证明,大多数消化性溃疡、慢性胃炎和一些胃癌是由幽门螺杆菌引起的。幽门螺杆菌的发现是对溃疡病认识的一次革命,它从根本上改变了传统观点对胃溃疡的认识,使其治疗更为简单、有效。

(2) 胃蛋白酶原:胃蛋白酶原(pepsinogen)主要由泌酸

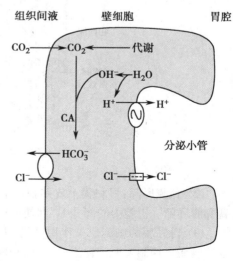

图 6-5 壁细胞分泌盐酸的基本过程

CA:碳酸酐酶

腺的主细胞合成并分泌,本身无生物学活性,进入胃腔后,在盐酸的作用下,被水解激活,转变为胃蛋白酶(pepsin)。激活的胃蛋白酶也可激活胃蛋白酶原。

胃蛋白酶可将食物中的蛋白质水解成胨和胨,以及少量的多肽和氨基酸。其作用的最适 pH 为 1.8~3.5,随着 pH 值的升高,酶活性逐步降低,当 pH>5.0 时,胃蛋白酶失活。因此,胃蛋白酶进入小肠后,将失去水解蛋白质的能力。

(3) 内因子:内因子(intrinsic factor)是由壁细胞分泌的一种糖蛋白。它有两个活性部位,一个活性部位可与维生素 B_{12} 结合成复合物,保护维生素 B_{12} 免遭肠内水解酶的破坏,另一活性部位可与回肠黏膜细胞上的受体结合,促进维生素 B_{12} 在回肠的吸收。壁细胞分泌内因子是持续的,正常人内因子的分泌量大大超过吸收维生素 B_{12} 的需要量。内因子分泌不足,将引起维生素 B_{12} 的吸收障碍,进而出现巨幼红细胞性贫血。

(4) 黏液和 HCO_3^-:黏液的主要成分为糖蛋白,由胃黏膜表面上皮细胞、泌酸腺、贲门腺和幽门腺的黏液细胞共同分泌。泌酸腺、幽门腺和贲门腺分泌的黏液存在于胃液中,为可溶性黏液,可润滑食糜,空腹时很少分泌,进食后分泌增加。表面上皮细胞分泌的黏液,呈胶冻状,覆盖于胃黏膜表面,形成厚约 $500\mu m$ 的凝胶层,可减少粗糙食物对胃黏膜的机械损伤。这部分黏液的分泌是持续性的,当酸分泌增多时,其分泌速度也加快,与此同时,靠近胃腔侧的黏液层又会被胃蛋白酶降解。正常情况下黏液的分泌与降解达到动态平衡,从而保证了黏液层的完整性和连续性。

胃内 HCO_3^- 主要由胃黏膜非泌酸细胞分泌。基础状态下,其分泌速率较低,进食时,分泌速率增加。HCO_3^- 可渗入到黏液的凝胶层中,形成黏液 - 碳酸氢盐屏障,对胃黏膜起到重要的保护作用。

2. 胃黏膜的自身保护作用 食物中含有多种刺激性物质,胃液中的盐酸和胃蛋白酶对胃黏膜也具有强的腐蚀作用。正常情况下,胃液不会消化由蛋白质组成的胃组织本身,这是由于胃黏膜拥有一套复杂而完善的自身保护机制。

(1) 黏液 - 碳酸氢盐屏障:覆盖于胃黏膜表面的黏液层除了可以减少粗糙食物对胃黏膜的机械损伤外,还与胃黏膜非泌酸细胞分泌的 HCO_3^- 形成黏液 - 碳酸氢盐屏障(mucus-bicarbonate barrier)。当胃腔内的 H^+ 通过黏稠度较高的黏液层向胃黏膜上皮细胞扩散时,其移动速度大为减慢,同时还不断与胃黏膜上皮细胞分泌的 HCO_3^- 相遇而发生中和,使胃黏液层内出现一个 pH 梯度。即靠近胃腔侧的 pH 值约为 2.0,而靠近黏膜上皮细胞侧的 pH 值约为 7.0。胃黏膜表面的中性或偏碱性环境能避免 H^+ 对胃黏膜的直接侵蚀,还可使胃蛋白酶失去活性,此外,黏液凝胶层还能选择性的阻止一些大分子(如霍乱毒素、细菌和某些药物)通过,在胃黏膜保护中起到重要作用(图 6-6)。

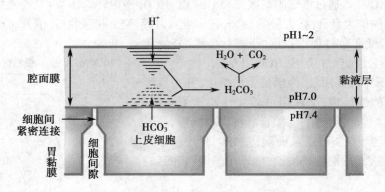

图 6-6 胃黏液 - 碳酸氢盐屏障模式图

(2) 黏膜屏障:胃黏膜上皮细胞顶端膜与相邻细胞间的紧密连接,可防止 H^+ 通透,这一结构称为胃黏膜屏障。胃腔内的部分 H^+ 即使通过了黏液 - 碳酸氢盐屏障,也很难穿透黏膜屏障,进入黏膜内。

(3) 胃黏膜的细胞保护作用:胃黏膜可合成、释放一些具有细胞保护作用的物质,如前列腺素等。这些物质可抑制胃酸和胃蛋白酶原的分泌,刺激黏液和 HCO_3^- 分泌,扩张胃黏膜微血管,增加黏膜血流量,有助于胃黏膜的修复,并及时带走渗入黏膜的 H^+ 等有害物质。除上述直接细胞保护作用外,经常存在的弱刺激可有效阻止日后强刺激对胃黏膜的损伤,这种现象称胃的适应性细胞保护作用。

动画:胃液分泌-假饲实验

许多因素如乙醇、胆盐、阿司匹林类药物以及幽门螺杆菌感染等均可破坏或减弱胃黏膜的自身保护功能,甚而造成胃黏膜的损伤,引起胃炎或胃溃疡。

3. 消化期胃液的分泌 消化期胃液分泌根据感受食物刺激的部位不同,人为地分为头期、胃期和肠期三个时期(图6-7)。这三期几乎是同时开始、互相重叠的。其中头期主要受神经调节,而肠期主要受体液调节。

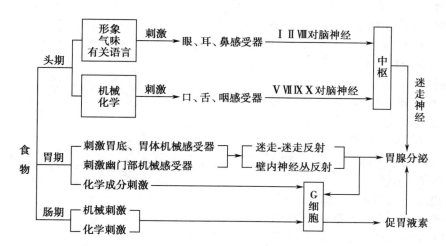

图 6-7 消化期胃液分泌的调节

(1) 头期胃液分泌:食物入胃前,刺激头面部感受器(如眼、鼻、耳、口腔、咽、食管等)所引起的胃液分泌称头期胃液分泌。动物实验中,给事先经手术处理形成食管瘘和胃瘘的狗喂食,使食物经口进入食管后由食管瘘流出,同时由胃瘘收集胃液。结果显示,食物虽未入胃(假饲),却能引起胃液大量分泌。

引起头期胃液分泌的机制包括非条件反射和条件反射。非条件刺激由食物对口腔、咽等处的机械和化学刺激引起;条件刺激由与食物有关的气味、形象、声音等对嗅、视、听觉器官的刺激引起。其传出神经均为迷走神经。

头期胃液分泌的特点为:分泌量较大,占消化期胃液总分泌量的30%;酸度较高,胃蛋白酶原含量丰富,消化力强。头期胃液分泌量的多少与食欲、情绪有很大关系。

(2) 胃期胃液分泌:食物进入胃后,继续刺激胃液分泌称为胃期胃液分泌。引起胃期胃液分泌的主要途径为:①胃内容物刺激胃底和胃体部的机械感受器,通过迷走-迷走反射,促进胃腺分泌;②食糜扩张刺激胃底、胃体及幽门部感受器,通过壁内神经丛的局部反射,直接刺激胃腺分泌,或作用于G细胞,引起促胃液素释放,进而促进胃腺分泌;③胃腔内食糜的化学成分(主要是蛋白分解产物),可直接作用于G细胞引起促胃液素释放,进而促进胃腺分泌。

胃期胃液分泌的特点为:分泌量大,占消化期胃液总分泌量的60%;酸度高,但胃蛋白酶原的含量较头期少,消化力比头期弱。

(3) 肠期胃液分泌:食糜进入小肠上段(主要是十二指肠)后,继续引起胃液分泌,称为肠期胃液分泌。食糜对十二指肠黏膜的机械及化学性刺激可促使其释放促胃液素和肠泌酸素等胃肠激素,上述胃肠激素经血液循环作用于胃腺,刺激胃液分泌。切断支配胃的神经后,食糜对小肠的刺激仍能引起胃液分泌,说明引起肠期胃液分泌的机制主要是体液调节。

肠期胃液分泌的特点为:分泌量较少,约占消化期胃液分泌总量的10%,酸度及胃蛋白酶原的含量均较低。

4. 胃液分泌的神经和体液调节

(1) 促进胃液分泌的主要因素:①迷走神经:大部分支配胃的迷走神经末梢释放的递质是ACh,ACh可作用于壁细胞上的M受体,直接引起胃酸分泌。此外,ACh还可作用于胃泌酸区黏膜的肠嗜铬样(ECL)细胞,刺激其分泌组胺(一种强的胃酸分泌刺激物),间接引起胃酸分泌。②促胃液素:促胃液素是由胃窦和上段小肠黏膜G细胞分泌的一种肽类激素,既可作用于壁细胞上的相应受体,引起胃酸分泌,也可作用于 ECL 细胞,通过释放组胺间接刺激胃酸分泌。③组胺:组胺由胃泌酸区黏膜的 ECL 细胞分泌,与壁细胞膜上的 H_2 受体结合,具有强烈的刺激胃酸分泌的作用,同时,组胺还可提高壁细胞对 ACh 及促胃液素的敏感性。而 ACh 和促胃液素亦可作用于 ECL 细胞,促使其释放组胺,间接刺激胃液分泌。因此,临床上可运用 H_2 受体阻断剂西咪替丁治疗消化性溃疡。

空腹时胃液的分泌量很少。进食是胃液分泌的自然刺激。食物作用于消化器官,通过神经及体液机制刺激胃液大量分泌,其中,迷走神经末梢释放的递质 ACh、促胃液素和组胺是影响胃酸分泌的主要因素,这三者间相互影响,共同构成对胃酸分泌的调节(图 6-8)。引起壁细胞分泌胃酸的大多数刺激物也能刺激主细胞及黏液细胞分泌胃蛋白酶原和黏液。

(2) 抑制胃液分泌的主要因素:①盐酸:盐酸对胃液分泌具有负反馈调节作用。当胃窦内 pH≤1.2~1.5 时,盐酸可直接抑制 G 细胞释放促胃液素或刺激胃窦部 δ 细胞释放生长抑素(胃酸分泌的抑制物),从而减少胃液分泌。盐酸随食糜进入十二指肠后可刺激十二指肠黏膜分泌促胰液素(可抑制促胃液素引起的胃酸分泌)和球抑胃素,进而抑制胃液分泌。②脂肪:脂肪及其消化产物进入十二指肠后可刺激小肠黏膜释放肠抑胃素(小肠黏膜分泌的具有抑制胃液分泌及胃运动功能的一类激素的总称,包括促胰液素、抑胃肽、神经降压素等)。③高渗溶液:十二指肠内的高渗溶液既可激活小肠内渗透压感受器,通过肠 - 胃反射抑制胃液分泌,也可刺激小肠黏膜释放一种或多种抑制性激素来抑制胃液分泌。

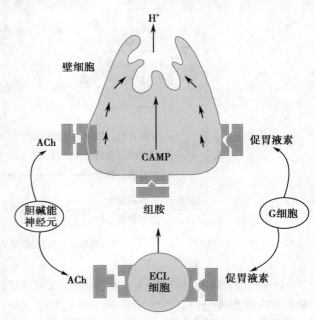

图 6-8　三种刺激胃酸分泌的内源性物质的作用及其相互关系

食物在刺激胃液分泌的同时,消化道中的食物消化产物(尤其是进入小肠的消化产物)亦可通过释放生长抑素及肠抑胃素,引起肠 - 胃反射等方式抑制胃液分泌。需要指出,情绪、环境、生活习惯等行为调节因素对胃液分泌有明显的调节作用。

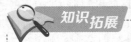

幽门螺杆菌的发现

1979 年,澳大利亚病理科医生沃伦在慢性胃炎病人胃窦黏膜组织切片上观察到一种弯曲状细菌——幽门螺杆菌,发现其邻近的胃黏膜总有炎症存在,意识到这种细菌可能和慢性胃炎有密切关系。沃伦与消化科临床医生马歇尔合作,成功地从胃黏膜活检样本中培养、分离出这种细菌,研究并证实幽门螺杆菌在胃炎和消化性溃疡发生和发展过程中的作用及作用机制。两人由此获得 2005 年度诺贝尔生理学或医学奖。

幽门螺杆菌的发现,打破了当时人们对胃炎和消化性溃疡发病机制的传统观点,使溃疡病从原先难以治愈反复发作的慢性病,变成一种采用短疗程的抗生素和抑酸剂就可治愈的疾病,被誉为是消化病学研究领域中里程碑式的革命。

三、小肠内消化

小肠是食物消化最主要的部位。在小肠内,食糜通过小肠运动的机械性消化及胰液、胆汁和小肠液的化学性消化转变成可被吸收的小分子物质。

（一）小肠的运动

1. 小肠的运动形式

（1）紧张性收缩：紧张性收缩使小肠保持一定的形状和位置，并维持肠腔内一定的压力，是小肠进行其他各种运动的基础。

（2）分节运动：分节运动（segmentation contraction）是一种以环行肌为主的节律性收缩和舒张交替进行的运动。表现为食糜所在的一段肠管，环行肌以一定距离间隔多点同时收缩或舒张，把食糜分割成许多节段，之后，原收缩处舒张，原舒张处收缩，使食糜原来的节段分成两半，邻近的两半又彼此合并，组成新的节段（图6-9），如此反复进行。空腹时几乎不存在分节运动，进食后才逐渐加强。小肠的分节运动存在由上至下的频率梯度，即小肠上部频率较快（十二指肠约12次/min），向小肠远端频率逐渐减慢，在回肠末端仅有6~8次/min。

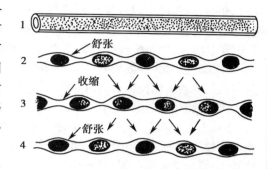

图6-9 小肠分节运动模式图

分节运动的生理学意义：①使食糜与消化液充分混合，有利于化学性消化；②增加小肠黏膜与食糜的接触，并挤压肠壁以促进血液与淋巴液的回流，有助于吸收；③由于分节运动存在由上而下的频率梯度，对食糜有弱的推进作用。

（3）蠕动：蠕动可起始于小肠的任何部位，推进速度约为0.5~2.0cm/s，运行数厘米后消失，其作用是将食糜向远端推进一段后，在新的肠段开始分节运动。此外，小肠还有一种推进速度很快、传播较远的蠕动，称为蠕动冲。它可将食糜从小肠的始端一直推送至末端，甚至直达结肠。蠕动冲可由吞咽动作或食糜对十二指肠的刺激引起，有些药物（如泻药）的刺激，也可以引起蠕动冲。

2. 回盲括约肌的功能

回肠末端与盲肠交界处的环行肌明显加厚，具有括约肌的作用，称回盲括约肌。回盲括约肌静息时处于收缩状态，食物进入胃后，可通过胃-回肠反射引起回肠蠕动，当蠕动波到达回肠末端时，回盲括约肌舒张，约4ml食糜被送入大肠。此后，盲肠的充盈刺激，可通过壁内神经丛的局部反射，使回盲括约肌收缩。

回盲括约肌的主要功能为：①防止小肠内容物过快排入大肠，延长食糜在小肠内停留的时间，有利于小肠内容物的完全消化和吸收；②阻止大肠内容物向回肠倒流。

3. 小肠运动的调节

（1）壁内神经丛：食糜对小肠的机械或化学性刺激可通过壁内神经丛（主要是肌间神经丛）反射性的增强小肠蠕动。切断支配小肠的外来神经，蠕动仍可进行，麻痹壁内神经丛后，蠕动消失。说明壁内神经丛在小肠运动的调节中起着重要的作用。

（2）外来神经：通常情况下，交感神经兴奋对小肠运动起抑制作用，副交感神经兴奋则加强小肠运动。外来神经的作用一般是通过小肠壁内神经丛实现的。

（3）体液因素：促胃液素、P物质、脑啡肽、5-羟色胺等可增强小肠运动，促胰液素、生长抑素、肾上腺素等可抑制小肠的运动。

（二）胰液的分泌

胰腺兼有外分泌和内分泌功能。胰腺内分泌功能将在内分泌一章中讨论。胰液由胰腺外分泌部分的腺泡细胞和小导管上皮细胞分泌，经胰腺导管排入十二指肠。在各种消化液中，胰液的消化能力最强。

1. 胰液的性质、成分和作用

胰液是无色、无味的碱性液体（pH 7.8~8.4），渗透压约与血浆相等。成人每日分泌量为1.0~2.0L。胰液中的无机物主要由胰腺小导管上皮细胞分泌，包括大量水分以及 HCO_3^-、Na^+、K^+、Cl^- 等；有机物主要包括由胰腺腺泡细胞分泌的各种消化酶，如胰淀粉酶、胰蛋白酶原、糜蛋白酶原、胰脂肪酶、核糖核酸酶和脱氧核糖核酸酶、羧基肽酶等。

（1）碳酸氢盐：HCO_3^- 是胰液呈碱性的主要原因。其主要作用为：中和进入十二指肠的胃酸，保护肠黏膜免受酸性食糜的侵蚀；为小肠内多种消化酶的活动提供适宜的pH环境。

（2）胰蛋白酶原和糜蛋白酶原：胰液进入十二指肠后，在小肠液中肠激酶（enterokinase）的作用下

笔记

水解胰蛋白酶原为有活性的胰蛋白酶(trypsin),此外,胃酸、组织液及胰蛋白酶本身也能激活胰蛋白酶原。胰蛋白酶又进一步激活糜蛋白酶原,使之转变为糜蛋白酶(chymotrypsin)。胰蛋白酶和糜蛋白酶作用相似,都能将蛋白质水解为䏡和胨,两者共同作用时,可将蛋白质水解为小分子的多肽和氨基酸。多肽又可被羧基肽酶进一步水解。

胰腺细胞还分泌少量胰蛋白酶抑制物,贮存于腺细胞内酶原颗粒周围的胞浆中,它可防止胰蛋白酶原在腺细胞、腺腔以及导管内被激活,从而防止胰腺组织的自身消化。但在胰腺导管梗阻、痉挛或饮食不当引起胰液分泌急剧增加时,因胰管内压力升高可导致胰小管和胰腺腺泡破裂,胰蛋白酶原被组织液激活,消化胰腺自身组织,发生急性胰腺炎。

(3) 胰淀粉酶:胰淀粉酶(pancreatic amylase)以活性形式分泌,最适 pH 为 6.7~7.0,可将淀粉、糖原及多数其他碳水化合物水解为糊精、麦芽糖及麦芽寡糖,但不能水解纤维素。

(4) 胰脂肪酶:胰脂肪酶(pancreatic lipase)可分解甘油三酯为甘油一酯、甘油和脂肪酸,其最适 pH 为 7.5~8.5。胰脂肪酶需在胰腺分泌的另一种小分子蛋白质辅脂酶存在的条件下才能发挥作用。辅脂酶可将胰脂肪酶固定在脂肪表面,避免胆盐将其从脂肪表面置换下来。胰液中还含有胆固醇酯酶和磷脂酶,能分别水解胆固醇和磷脂。

胰液中含有水解三大营养物质的消化酶,是所有消化液中消化力最强和最重要的。如胰液分泌障碍,即使其他消化液的分泌都正常,食物中的蛋白质和脂肪仍不能彻底消化,产生胰性腹泻。脂肪吸收障碍还可影响脂溶性维生素 A、D、E、K 的吸收。但胰液缺乏时,淀粉的消化一般不受影响。

2. 胰液分泌的调节　胰液的分泌主要出现在消化期,受神经及体液双重调控,且以体液调节为主。

(1) 神经调节:食物的形象、气味,食物对口腔、食管、胃和小肠的刺激,都可通过神经反射引起胰液分泌。反射的传出神经主要是迷走神经。它可通过末梢释放的 ACh 直接作用于胰腺,也可通过促胃液素的释放,间接作用于胰腺,引起胰液分泌。迷走神经主要作用于胰腺的腺泡细胞,对导管细胞作用较弱,因此其引起的胰液分泌的特点是酶含量丰富,水和碳酸氢盐含量较少。

(2) 体液调节:调节胰液分泌的体液因素主要有促胰液素和缩胆囊素。

促胰液素由小肠上段黏膜的 S 细胞分泌。刺激其分泌的最强因素是进入十二指肠内的盐酸,其次是蛋白质分解产物和脂肪酸。糖类几乎没有作用。促胰液素主要作用于胰腺小导管上皮细胞,促使其分泌水和碳酸氢盐,增加胰液量,但酶的含量不高。

缩胆囊素由小肠黏膜 I 细胞分泌,引起该激素分泌的因素由强至弱依次为蛋白质分解产物、脂肪酸、盐酸、脂肪,糖类没有刺激作用。缩胆囊素主要作用于胰腺腺泡细胞促进胰液中各种消化酶的分泌,同时还促进胰腺组织蛋白质和核酸的合成,对胰腺组织具有营养作用。

当促胰液素和缩胆囊素共同作用于胰腺时可产生协同作用。此外,促进胰液分泌的体液因素还有促胃液素和血管活性肠肽,而抑制胰液分泌的体液因素有胰高血糖素、生长抑素、胰多肽、降钙素基因相关肽等。

(三) 胆汁的分泌和排出

肝细胞可持续分泌胆汁(bile)。肝细胞分泌的胆汁可经肝管、胆总管直接排入十二指肠(肝胆汁),或由肝管转入胆囊管,贮存于胆囊(胆囊胆汁)。胆汁对脂肪的消化和吸收起易化作用。胆汁的分泌是机体的排泄途径之一,肝脏通过分泌胆汁可排出某些不为肾脏排泄的代谢尾产物及外源性化学物质,如胆固醇、胆红素和某些药物。

1. 胆汁的性质和成分　胆汁是一种有色、味苦、较稠的液体,肝胆汁为金黄色,弱碱性(pH 7.4),胆囊胆汁因在胆囊中被浓缩颜色变深(深棕色),并因碳酸氢盐被胆囊吸收而成弱酸性(pH 6.8)。成人每日分泌胆汁 0.8~1.0L,胆汁中除水和无机盐外,还有胆盐、胆色素、胆固醇、卵磷脂等。胆汁中不含消化酶。

人体内每天约合成胆固醇 1.0~1.5g,其中 0.4~0.6g 的胆固醇通过肝细胞转变为胆汁酸,因此,生成胆汁酸是人体清除胆固醇的主要途径。胆汁酸与甘氨酸或牛磺酸结合形成的钠盐或钾盐称胆盐,占胆汁中固体成分的 50%。胆盐是胆汁中参与脂肪消化、吸收的主要成分。在正常情况下,胆汁中的卵磷脂是胆固醇的有效溶剂。当胆固醇分泌过多,或卵磷脂合成减少时,胆固醇就容易沉积下来,这是形成胆石的原因之一。胆色素是血红蛋白的代谢产物,胆色素的种类和浓度决定胆汁的颜色。

2. 胆汁的作用　胆汁中虽然不含消化酶,但它对脂肪的消化和吸收具有重要意义。

(1) 促进脂肪的消化:胆汁中的胆盐、胆固醇和卵磷脂等都可作为乳化剂,降低脂肪的表面张力,使脂肪乳化成微滴,分散在肠腔内,从而增加胰脂肪酶与脂肪的接触面积,加速脂肪分解。

(2) 促进脂肪及脂溶性维生素的吸收:胆盐是双嗜性分子,在水溶液中可聚合形成微胶粒。脂肪分解产物脂肪酸、甘油一酯及胆固醇等均可掺入到微胶粒中,形成混合微胶粒(一种水溶性复合物),从而运送不溶于水的脂肪分解产物通过肠黏膜表面的静水层到达肠上皮细胞,促进它们的吸收。胆汁的这一作用也能促进脂溶性维生素 A、D、E、K 的吸收。

(3) 利胆作用:进入小肠的胆盐大部分由回肠吸收入血,再经门静脉运送回到肝脏重新合成胆汁,称为胆盐的肠 - 肝循环(enterohepatic circulation of bile salt)。返回到肝脏的胆盐有刺激肝胆汁分泌的作用,称为胆盐的利胆作用(图 6-10)。

3. 胆汁分泌和排出的调节　食物是引起胆汁分泌和排出的自然刺激物。高蛋白质食物引起胆汁排放量最多,高脂肪或混合食物次之。在非消化期,由 Oddi 括约肌收缩,胆囊舒张,肝细胞分泌的胆汁大部分流入胆囊储存;进食后,胆囊收缩,Oddi 括约肌舒张,胆汁(肝胆汁和胆囊胆汁)排入十二指肠。胆汁的分泌、排出受神经及体液因素的双重调节,且以体液调节为主。

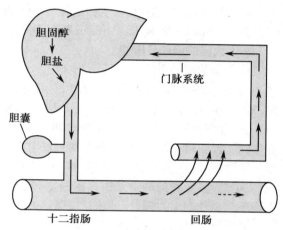

图 6-10　胆盐的肠 - 肝循环示意图

(1) 神经调节:进食动作或食物对胃、小肠的刺激可通过迷走神经引起肝胆汁分泌的少量增加及胆囊收缩的轻度增强。迷走神经还可通过促胃液素的释放而间接引起胆汁的分泌和胆囊收缩。

(2) 体液调节:①促胃液素:可通过血液循环作用于肝细胞和胆囊,引起肝胆汁分泌和胆囊收缩。也可刺激胃酸分泌,间接引起促胰液素释放而引起胆汁分泌。②促胰液素:主要作用于胆管系统,使胆汁中水和 HCO_3^- 的分泌量增加,而胆盐的分泌并不增加。③缩胆囊素:可引起胆囊强烈收缩及 Oddi 括约肌舒张,促使胆囊胆汁大量排放。④胆盐:通过肠 - 肝循环返回肝脏的胆盐具有强的刺激肝胆汁分泌作用,是临床上常用的利胆剂之一。

(四) 小肠液的分泌

小肠内有两种腺体,分布于十二指肠黏膜下层的十二指肠腺和分布于全部小肠黏膜层的小肠腺。小肠液是这两种腺体分泌的混合液。

1. 小肠液的性质、成分和作用　小肠液是一种弱碱性液体(pH 为 7.6),分泌量大,成人每日分泌量为 1.0~3.0L,渗透压接近血浆。除水分外,小肠液还含有无机盐、黏蛋白和肠激酶。小肠液中还常混有脱落的肠上皮细胞、白细胞以及由肠上皮细胞分泌的免疫球蛋白。

小肠液可润滑肠道,中和胃酸,保护十二指肠黏膜;并为多种消化酶提供适宜的 pH 环境;大量的小肠液可稀释消化产物,使其渗透压降低,有利于吸收;由小肠腺分泌的肠激酶可激活胰蛋白酶原,有利于蛋白质的消化。此外,在小肠上皮细胞内存在多种消化酶,如肽酶(多肽酶、二肽酶、三肽酶)、麦芽糖酶和蔗糖酶等。它们对进入肠上皮细胞的营养物质继续起消化作用。这些酶可随脱落的肠黏膜上皮细胞进入肠腔,但它们对小肠内的消化不起作用。

2. 小肠液分泌的调节　食糜对肠黏膜的局部机械和化学刺激引起的肠神经系统的局部反射是调节小肠分泌的主要机制。小肠黏膜对扩张刺激最敏感,小肠内食糜量越多,小肠液分泌也越多。此外,促胃液素、促胰液素、缩胆囊素和血管活性肠肽等对小肠液分泌也有刺激作用。

肝脏不仅仅是体内最大的消化腺

肝脏不仅是体内最大的消化腺,而且还具有广泛的生理作用,是维持生命活动必不可少的器官。肝脏的生理作用主要包括:①分泌胆汁,在消化过程中促进脂肪在小肠消化和吸收;②参与糖、脂肪、蛋白质以及维生素和激素的代谢,肝脏含有体内几乎所有的酶类,是新陈代谢的中心站;③解毒作用,能够通过化学、分泌、蓄积和吞噬等方式将有害物质从血液中清除和解毒;④防御和免疫功能;⑤调节循环血量;⑥合成凝血因子Ⅱ、Ⅶ、Ⅸ、Ⅹ;⑦参与机体产热以及水电解质的平衡等。

四、大肠内消化

大肠的主要功能是:吸收水和电解质,参与机体对水、电解质平衡的调节;吸收结肠内微生物产生的维生素 B 和维生素 K;形成并暂时贮存粪便并最终将其排出体外。

(一) 大肠的运动及排便

1. 大肠的运动形式

(1) 袋状往返运动:常见于空腹和安静时,由环行肌不规律地收缩引起。它使结肠出现一串结肠袋,其中的内容物向前、后两个方向作短距离位移,但并不向前推进。它有助于促进水的吸收。

(2) 分节推进运动和多袋推进运动:分节推进运动指环形肌有规律的收缩,将一个结肠袋内容物推移到邻近肠段;如果一段结肠上同时发生多个结肠袋的收缩,并且其内容物被推移到下一段,则称为多袋推进运动。进食后或副交感神经兴奋时可见这种运动。

(3) 蠕动:大肠的蠕动是由一些稳定向前的收缩波所组成,其意义在于将肠内容物向远端推进。大肠还有一种收缩力强,行进快且传播远的蠕动,称集团蠕动。它开始于横结肠,可将一部分大肠内容物推送至乙状结肠或直肠。集团蠕动常见于进食后,可能是由于食物扩张胃或十二指肠,引起胃-结肠反射或十二指肠-结肠反射的缘故。

2. 排便 食物残渣在大肠内停留时,一部分水和无机盐等被大肠黏膜吸收,剩下的食物残渣经大肠内细菌的发酵和腐败作用,形成粪便。粪便中除食物残渣外,还包括脱落的肠上皮细胞和大量的细菌。机体的某些代谢产物也随粪便排出。

正常人的直肠中通常没有粪便。一旦结肠的蠕动将粪便推入直肠,就会引起排便反射。直肠壁内的感受器受到粪便刺激时,冲动沿盆神经和腹下神经传入脊髓腰骶段,兴奋初级排便中枢,同时上传到大脑皮层引起便意。如果条件允许,大脑皮层将促进脊髓初级排便中枢的活动,使盆神经的传出冲动增加,引起降结肠、乙状结肠和直肠收缩,肛门内括约肌舒张,同时,使阴部神经的传出冲动减少,引起肛门外括约肌舒张,使粪便排出体外。此外,由于支配腹肌和膈肌的神经兴奋,腹肌和膈肌也发生收缩,腹内压增加,进一步促进粪便的排出。如果条件不允许,大脑则发出冲动抑制脊髓初级排便中枢的活动,抑制排便。

经常有意识地抑制排便,会逐渐使直肠壁压力感受器的敏感性降低,粪便在大肠中停留时间过久,水分被吸收而变得干硬,不易排出,这是导致便秘的原因之一。食物中的纤维素对改善肠道功能具有重要影响。膳食粗纤维不能被人体消化、吸收,但它可以吸收水分,使粪便体积增大、变软,刺激肠运动,缩短粪便在大肠内停留的时间,从而减少肠壁与粪便中有害细菌产生的毒素及代谢产物的接触时间。膳食纤维还可吸收胆汁酸,增加其在粪便中的排泄,从而使经肠肝循环回收的胆汁酸(胆盐)减少,肝脏需利用更多的胆固醇合成新的胆汁酸。因此,增加食物中的纤维含量不但可以预防便秘,还可以降低血浆胆固醇水平以及减少患结肠癌、直肠癌的风险。

(二) 大肠内细菌的作用

大肠内的 pH 值和温度对一般细菌的繁殖极为适宜。肠道内的细菌种类繁多,对人体的作用繁杂,既有有害的作用,也有有利的作用。

细菌对糖和脂肪的分解称为发酵。对蛋白质的分解称为腐败,在此过程中会产生一些对机体有毒害的物质。在正常情况下,由于毒害物质吸收甚少,经肝脏解毒后,对人体无明显不良影响。消化不良及便秘时,其中一些有毒物质的产生和吸收增多,严重时可危害人体。正常情况下,机体的体表及与外界相通的腔道中,存在不同种类和数量的微生物,通常这些微生物对人类无害,称为"正常菌群"。一方面这些"正常菌群"与人体保持平衡状态,另一方面菌群之间也维持相对平衡,并发挥一定程度的营养、生物拮抗、免疫等作用。近年来,许多生理科学家高度重视对肠道细菌的研究和利用。

拓展阅读:肠道菌群

大肠内的细菌利用较为简单的物质可以合成维生素 B 和维生素 K,它们能够被大肠吸收并为人体利用。若长期使用肠道抗菌药物,肠道内正常菌群被抑制,不仅引起肠道菌群失调,也可引起维生素 B 和维生素 K 缺乏。

(三)大肠液的分泌

大肠液是由大肠黏膜表面的柱状上皮细胞和杯状细胞分泌的。大肠的分泌物富含黏液和碳酸氢盐,pH 为 8.3~8.4。大肠液中的黏液蛋白具有保护肠黏膜和润滑大便的作用。大肠液的分泌主要是由食物残渣对肠壁的机械性刺激引起的。刺激副交感神经可使大肠液分泌增加,刺激交感神经则使分泌减少。

第三节 吸　收

消化道不同部位的吸收能力和吸收速度相差很大,这主要与消化道各部位的组织结构、食物被消化的程度和食物停留的时间等因素有关。

一、吸收部位及途径

资料证实,除一些脂溶性药物如硝酸甘油可经口腔黏膜进入血液外,营养物质在口腔和食管基本无法吸收。胃黏膜没有绒毛,加之此时食物大多尚未被消化成小分子物质,所以吸收能力很弱,仅能吸收少量的水、酒精及某些药物。小肠是吸收的主要部位,绝大部分糖类、脂肪、蛋白质的消化产物在十二指肠和空肠吸收。回肠主要吸收维生素 B_{12} 和胆盐。通常当食糜到达回肠时已吸收完毕,因此回肠可作为吸收功能的贮备(图 6-11)。大肠主要吸收水和无机盐。

小肠之所以成为吸收的主要部位,是因为其具有以下有利条件:①吸收面积大。成人的小肠长约 4~5m,其黏膜向肠腔突起形成许多环状皱襞,皱襞上有大量的绒毛,绒毛的柱状上皮细胞顶端又有许多微绒毛。这些结构使小肠黏膜的表面积达到 $200m^2$ 以上(图 6-12);②食物在小肠内已被消化成适合吸收的小分子物质;③绒毛内部有丰富的毛细血管、毛细淋巴管、平滑肌纤维和神经纤维网。消化期,平滑肌的舒缩使绒毛发生节律性伸缩和摆动,促进绒毛内血液和淋巴液的回流,有利于吸收;④食物在小肠内停留的时间较长,大约 3~8 小时,使营养物质有足够时间被吸收。

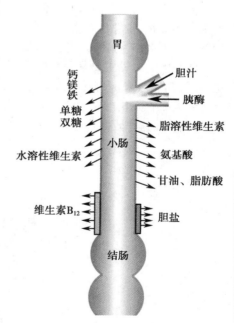

图 6-11　各种物质在小肠的吸收示意图

营养物质在小肠的吸收主要通过跨细胞途径和细胞旁途径来实现。前者指肠腔内的物质由肠上皮细胞顶端膜进入细胞,再经基底侧膜进入细胞外间隙的过程;后者指肠腔内物质通过上皮细胞间的紧密连接进入细胞外间隙的过程。营养物质的吸收机制有被动转运和主动转运。

二、小肠内主要营养物质的吸收

(一)糖的吸收

食物中的糖类包括多糖(如淀粉、糖原)、双糖(如蔗糖、麦芽糖、乳糖)和单糖(如葡萄糖、果糖、半

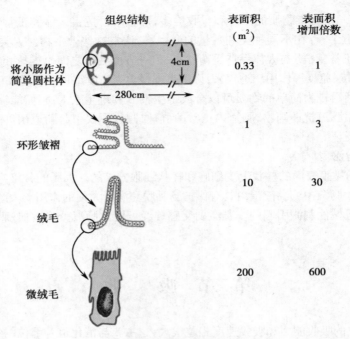

组织结构		表面积（m²）	表面积增加倍数
将小肠作为简单圆柱体		0.33	1
环形皱褶		1	3
绒毛		10	30
微绒毛		200	600

图 6-12　小肠黏膜结构示意图

动画：葡萄糖吸收

乳糖）。小肠黏膜通常只吸收单糖，也有少量的双糖可被吸收，其他形式的糖类需分解为单糖才能被小肠黏膜上皮细胞吸收。

　　消化管腔内存在的糖类消化酶有唾液淀粉酶和胰淀粉酶，二者均为 α - 淀粉酶，只能将碳水化合物水解为糊精、麦芽糖及麦芽寡糖。上述分解产物需在小肠黏膜上皮细胞顶端膜上几种寡糖酶的作用下进一步水解为单糖。当寡糖酶缺乏时（如低乳糖酶症）会引起渗透性腹泻。

　　肠腔内的单糖主要是葡萄糖，约占单糖总量的 80%。葡萄糖在小肠黏膜的吸收过程属继发性主动转运，其能量来自钠泵的活动（图 6-13）。各种单糖与转运体的亲和力不同，因而吸收速率也不同。半乳糖的吸收方式与葡萄糖类似，吸收速率也相似。果糖是通过易化扩散进入肠上皮细胞的，属被动扩散，其吸收速率较低。进入细胞内的果糖大部分转化为葡萄糖进入细胞间隙被吸收。

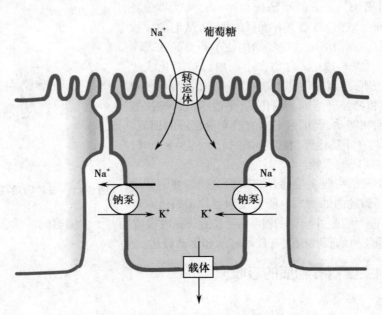

图 6-13　葡萄糖吸收示意图

（二）蛋白质的吸收

食物中的蛋白质经消化分解成氨基酸和寡肽后才能被吸收。小肠黏膜上皮细胞顶端膜上存在有多种氨基酸转运体。小肠吸收氨基酸的机制与上述葡萄糖的吸收机制类似，即通过 Na^+- 氨基酸同向转运体进行转运，也属于继发性主动转运。此外，上皮细胞顶端膜上存在二肽和三肽转运系统。进入细胞的二肽、三肽在细胞内二肽酶、三肽酶的作用下进一步水解为氨基酸，并经基底侧膜上的氨基酸转运体转运出细胞，之后进入血液循环。当小肠吸收蛋白质后，门静脉血中的氨基酸含量即升高。

婴儿的肠上皮细胞可吸收适量未经消化的蛋白质，例如母亲初乳中的免疫球蛋白 A 被婴儿完整地吸收进入血液，可提高婴儿对病原体的免疫力。随着年龄的增长，完整蛋白质的吸收越来越少。外来蛋白质被吸收后不但无营养价值，反而会成为抗原引起过敏反应。

（三）脂肪的吸收

脂类消化产物脂肪酸、甘油一酯、胆固醇等，可与胆盐形成混合微胶粒，借助胆盐的亲水性携带脂质分解产物穿越肠黏膜上皮细胞表面的静水层到达细胞膜表面。之后，脂类消化产物从混合微胶粒中释出，经脂质膜进入上皮细胞，而胆盐仍留在肠腔内，重复利用，最终在回肠被吸收。

进入上皮细胞的长链脂肪酸（含 12 个碳原子以上）及甘油一酯在内质网中大部分被重新合成甘油三酯，并与载脂蛋白结合形成乳糜微粒（chylomicron），最终以出胞的方式离开上皮细胞，进入组织间隙，之后扩散至淋巴管（图 6-14）。上皮细胞中的中、短链（12 个碳原子以下）脂肪酸及其组成的甘油一酯是水溶性的，可直接扩散进入血液循环。由于膳食动、植物油中以长链脂肪酸居多，因此脂肪的吸收以淋巴途径为主。

动画:脂肪的吸收

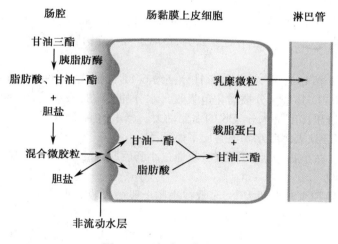

图 6-14　脂肪吸收示意图

（四）无机盐的吸收

盐类只有在溶解状态下才能被吸收。一般说，单价碱性盐类如钠、钾、铵盐的吸收较快；多价碱性盐类则吸收很慢；与钙结合形成沉淀的盐，如硫酸盐、磷酸盐、草酸盐等，不能被吸收。

1. 钠的吸收　成人每天摄入的 Na^+ 和消化腺分泌的 Na^+ 有 95%~99% 被吸收入血，仅少量随粪便排出。小肠主要以主动转运的方式通过跨细胞途径吸收 Na^+。肠黏膜上皮细胞基底侧膜上钠泵的主动转运使细胞内 Na^+ 浓度降低，同时，上皮细胞内电位较黏膜面低 40mV，因此，肠腔内的 Na^+ 可顺电 - 化学梯度，经由上皮细胞顶端膜上的多种转运体向细胞内扩散。进入细胞内的 Na^+ 又通过细胞基底侧膜上钠泵的活动，逆电 - 化学梯度进入组织间隙，进而进入血液。

Na^+ 的吸收可为其他多种物质的吸收提供动力。如被钠泵泵入组织间隙的 Na^+ 可升高组织间隙渗透压，从而吸引肠腔内的水透过细胞膜和细胞之间的紧密连接进入组织间隙，使组织间隙静水压升高，最终 Na^+ 和水一同转运进入毛细血管，促进了水的吸收。另外，Na^+ 在肠上皮细胞顶端膜通过转运体进入细胞时，往往与葡萄糖、氨基酸或 HCO_3^- 同向转运，促进了上述物质的吸收。

2. 铁的吸收　机体每日吸收的铁约为 1mg，仅为每日膳食中含铁量的 5%~10%。铁的吸收与人体对铁的需要有关。急性失血病人、孕妇、儿童对铁的需要量增加,铁的吸收也增加。食物中的铁绝大部分是 Fe^{3+},不易被吸收,须还原为 Fe^{2+} 后,方能被吸收,Fe^{2+} 的吸收速度比相同量的 Fe^{3+} 快 2~5 倍。维生素 C 能将 Fe^{3+} 还原为 Fe^{2+},因而可促进铁的吸收。此外,食物中的植酸、鞣酸易与铁形成不溶性复合物,妨碍铁的吸收,而这些铁的复合物在酸性环境中易溶解,故胃液中的盐酸有促进铁吸收的作用。胃大部分切除的病人可伴发缺铁性贫血。

铁主要在小肠上部被吸收。食物中的三价铁首先被铁还原酶还原为亚铁,再经肠上皮细胞顶端膜上的二价金属转运体转运入细胞。进入细胞内的铁,一部分经基底侧膜以主动转运形式进入血液,其余则与胞内的脱铁铁蛋白结合成铁蛋白,留在细胞内,慢慢向血液中释放,以调节铁的吸收量,防止铁的过量吸收。

3. 钙的吸收 钙的吸收部位在小肠上段。食物中的钙只有小部分被吸收,大部分随粪便排出体外。正常人每日钙的净吸收量为 100mg。钙只有呈离子状态下才能被吸收。影响钙吸收的主要因素是维生素 D 和机体对钙的需要。维生素 D 可促进小肠对钙的吸收。儿童、孕妇和乳母因对钙的需要量增加而使其吸收量增加。进入小肠的胃酸可促进钙的游离,有助于钙的吸收,食物中钙与磷的适当比例,以及脂肪、乳酸和某些氨基酸也可促进钙的吸收,而膳食中的草酸和植酸等可与钙结合成不溶性的化合物而妨碍其吸收。

钙的吸收主要是通过主动转运进行的。肠黏膜细胞的微绒毛上有一种特异的钙通道,可转运钙离子进入细胞,进入胞质的钙迅速与钙结合蛋白结合,以维持胞质中低水平的游离 Ca^{2+} 浓度,并最终通过位于基底侧膜上的钙泵或 Na^+-Ca^{2+} 交换体转运出细胞,进入血液循环。有些 Ca^{2+} 还可通过细胞旁途径被吸收。

图片:钙的吸收示意图

4. 负离子的吸收 小肠吸收的负离子主要是 Cl^- 和 HCO_3^-。Na^+ 吸收所造成的电位梯度可促进肠腔中的负离子向细胞内被动扩散。也有证据认为,负离子可独立跨膜移动。

(五) 水的吸收

成人每日从外界摄取 1~2L 水,消化腺每日分泌约 6~8L 的消化液,两者之和达 8L 左右,其中随粪便排出的水仅为 0.1~0.2L,其余水分被消化道吸收。水分的吸收是被动的,各种溶质,特别是 NaCl 的主动吸收所产生的渗透压梯度是水分吸收的主要动力。严重的呕吐、腹泻、大量出汗可使人体丢失大量水分和电解质,从而导致人体脱水和电解质平衡紊乱。

水的主要吸收部位在小肠,大肠可继续吸收通过小肠后所余的水分,胃中吸收的水很少。

(六) 维生素的吸收

维生素分为脂溶性和水溶性两大类,多数在小肠上段被吸收。水溶性维生素包括维生素 B 复合物和维生素 C,主要通过依赖于 Na^+ 的同向转运体被吸收,维生素 B_{12} 必须与胃黏膜分泌的内因子结合成复合物才能在回肠被吸收。脂溶性维生素包括维生素 A、D、E、K 等,其吸收机制与脂类消化产物的吸收机制相似。

三、大肠的吸收功能

每日约有 1~1.5L 小肠内容物进入大肠,其中仅 150ml 液体和少量 Na^+、Cl^- 随粪便排出,其余水和电解质被大肠吸收。

大肠黏膜具有很强的主动吸收 Na^+ 的能力。Na^+ 的主动吸收导致 Cl^- 的被动同向转运,Na^+ 和 Cl^- 的吸收又可引起水的渗透性吸收。大肠在吸收 Cl^- 时,通过 Cl^--HCO_3^- 逆向转运,伴有 HCO_3^- 的分泌,进入肠腔内的 HCO_3^- 可中和结肠内细菌产生的酸性产物。严重腹泻的病人,由于 HCO_3^- 的大量丢失,可导致代谢性酸中毒。

大肠黏膜具有很强的吸水能力,每日可吸收 5~8L 水和电解质溶液。如果粪便在大肠内停留时间过久,几乎所有水分都被吸收,会形成较干燥的粪便。某些细菌感染时,常引起终末回肠及大肠分泌 10L 或 10L 以上的液体,从而导致严重的腹泻。由于大肠具有很强的吸收能力,所以通过直肠灌肠可作为一种有效的给药途径。如某些麻醉药、镇静剂等药物可以通过灌肠迅速被大肠吸收。此外,大肠还能吸收肠内细菌合成的维生素,以补充维生素摄入的不足。

第四节 社会、心理因素及行为调节对消化功能的影响

消化、吸收功能不仅受神经、体液因素的调节,也受社会、心理因素的影响。社会、心理因素可通过神经系统、内分泌系统和免疫系统影响胃肠运动、消化腺分泌及黏膜血管状态等,在胃肠功能调节方面发挥着不可忽视的作用。同时,胃肠道也是最能表现情绪变化的一种器官,生活应激事件常常会诱发或加重消化系统疾病,而神经质、情绪化等人格特征则明显影响消化科病人的就诊率和症状程度。

研究显示,和谐的社会环境、良好的精神状态和稳定、乐观的情绪,可使消化器官活动旺盛,从而促进食欲,有益健康。动荡的社会环境、情绪过度紧张或精神抑郁则会干扰大脑高级神经系统的正常活动,影响自主神经功能,进而引起食欲减退,消化不良。例如:人处于激动和对抗情绪时,交感神经兴奋、血管收缩、胃黏膜缺血缺氧、胃腺分泌减少、肌肉松弛、运动减弱、胃排空障碍,出现上腹部饱胀不适、反酸、嗳气、恶心、呕吐等消化道症状;反之,消沉失落时副交感神经兴奋、胃酸分泌增多,加重对胃黏膜的损害。战争时期溃疡病(应激性溃疡)的发病率明显增高,这显然与战争带来的紧张、恐惧、动荡等严重的精神创伤和心理改变有密切关系。

近年来,医学的研究模式逐步从单纯的生物模式向生物 - 心理 - 社会模式转变,心理异常和社会压力对机体健康的影响已受到广泛关注。个体的行为因素亦对消化功能产生重要影响,一些不良生活习惯,会导致胃肠功能紊乱。如不规律的饮食或暴饮暴食可加重胃肠负担,造成消化不良,甚而引发胃炎、胆囊炎、急性胰腺炎等消化系统疾病;过量饮酒、大量服用阿司匹林等药物,可破坏胃黏液 - 碳酸氢盐屏障,降低机体自身保护功能,从而损伤胃黏膜;膳食缺乏纤维素、饮水不足、缺乏运动、缺乏良好的排便习惯等,可引发腹胀、便秘等病症。总之,行为性调节在维持胃肠正常功能的过程中发挥重要作用。

(刘文彦 白慧君 白波)

本章小结

消化包括机械性消化和化学性消化两种方式。在消化道中,除口腔、咽、食管上端、肛门外括约肌外,大部分由平滑肌组成。食物在口腔内通过咀嚼被磨碎,同时在唾液淀粉酶的作用下,淀粉开始分解。胃液是由胃黏膜外分泌细胞分泌的混合液,主要成分有盐酸、胃蛋白酶原、黏液和内因子等。胰液由胰腺外分泌部的腺泡细胞和小导管上皮细胞所分泌。胰液中的消化酶包括胰淀粉酶、胰蛋白酶原、糜蛋白酶原、胰脂肪酶、核糖核酸酶、脱氧核糖核酸酶、羧基肽酶等。肝脏是体内最大的消化腺。小肠是机体吸收的主要部位。绝大部分糖类、脂肪、蛋白质的消化产物在十二指肠和空肠吸收。

扫一扫 测一测

思考题

1. 慢波与平滑肌的活动有何关系?
2. 胃液中含大量胃酸和胃蛋白酶,为何不会消化胃自身组织?
3. 胰液分泌过多或过少,可对机体产生什么影响?为什么?

4. 试述糖、脂肪、蛋白质在消化道内消化吸收的过程。

5. 胆囊切除术后一段时间内,为何常会出现腹泻? 此期间,病人在饮食安排上应注意些什么?

6. 病人,男,51 岁,因溃疡病急性大出血危及生命,临床行胃大部切除术治疗。请思考:该病人术后有可能出现哪些消化和吸收的障碍?

病例型思考题:思路解析

第七章　能量代谢和体温

学习目标

1. 掌握：影响能量代谢的因素；基础代谢的概念、正常值及其测定意义；体温的概念、正常值和生理性变动。

2. 熟悉：能量代谢、食物卡价、呼吸商和氧热价概念；机体产热和散热的主要器官和方式；体温相对恒定的调节过程。

3. 了解：机体能量的来源和去路；能量代谢测定原理和方法。

第一节　能　量　代　谢

视频：能量代谢

人体生命活动最基本的特征是新陈代谢。人体不断地通过物质代谢来构筑、更新自身的组织，又通过能量代谢来进行各种生命活动。因此，能量代谢与物质代谢是相伴随发生的，合成代谢时，需要获取能量，而物质在氧化分解过程中，伴有能量的释放。生理学中将人体内物质代谢过程中伴随发生的能量的贮存、释放、转移和利用称为能量代谢（energy metabolism）。

一、机体能量的来源和去路

图片：思维导图-能量代谢

（一）能量的来源

人体生命活动所需的能量，主要来源于食物中营养物质所蕴含的化学能。机体从外界摄取的营养物质中糖、脂肪和蛋白质是主要的能量来源。

1. 糖　糖（carbohydrate）提供了人体所需能量的 70% 左右，葡萄糖被吸收入血液后，可供细胞直接氧化利用。在氧供应充分的情况下，机体绝大多数组织细胞通过糖的有氧氧化获得能量。在氧供应不足时，某些组织还可通过糖的无氧酵解获取少量能量，这在人体处于缺氧状态时极为重要，这是人体唯一不需氧的供能途径。例如，人在进行剧烈运动时，骨骼肌的耗氧量剧增，由于循环、呼吸等功能的加强不能很快满足骨骼肌对氧的需求，使骨骼肌处于相对缺氧状态，机体只能依靠无氧酵解获取部分能量。当机体糖的摄入量大于消耗量时，多余的葡萄糖可以合成糖原，贮存在肝脏和肌肉组织中。通常情况下机体内糖原的贮存量较少，成年人糖的贮存量仅为 150g 左右，只能供给机体半天的活动能量。

在生理情况下，脑组织耗能较多，其能量均来自于糖的有氧氧化，因此脑组织对缺氧非常敏感。又由于脑组织细胞中贮存的糖原极少，导致脑对血糖水平的依赖性很高，当血糖浓度降低，低于正常值的 1/2~1/3 时，可能出现脑功能障碍和低血糖休克。

2. 脂肪　脂肪（fat）在体内的主要作用是储存和供给能量。机体中的脂质可分为组织脂质和贮存脂质两部分。前者是组织、细胞的组成成分,包括胆固醇、磷脂等,不参与机体供能。贮存脂质中主要是脂肪,它是人体内重要的供能物质,又是能源物质贮存的主要形式。机体脂肪的贮存量可达体重的20%。脂肪被分解成甘油和脂肪酸后,在细胞内氧化释放能量。每克脂肪在体内氧化释放的能量约为同等重量糖或蛋白质的 2 倍。正常体重者体内贮存的脂肪所提供的能量可供机体使用多达 2 个月之久。但由于脂肪酸经过 β 氧化作用形成大量的乙酰辅酶 A,会转化成大量酮体,因此长期饥饿者易发生酮症酸中毒。一般情况下,通过脂肪氧化分解为机体提供的能量在机体消耗的总能量中不超过30%。

3. 蛋白质　蛋白质(protein)的基本组成单位是氨基酸。在生理状态下,蛋白质的主要功能是构成细胞成分和形成某些生物活性物质,并不作为供能物质。在某些特殊情况下,如长期不能进食或消耗量极大时,体内的糖原和贮存的脂肪几乎耗竭,能量极度缺乏时,机体才会依靠由蛋白质分解所产生的氨基酸供能,以维持必需的生理活动。蛋白质在体内不能被完全氧化,这部分没有被完全氧化的代谢终产物是以尿素、尿酸和肌酸等形式经肾脏排出体外。

(二) 能量的去路

体内的糖、脂肪或蛋白质在氧化分解过程中,生成代谢终产物 H_2O、CO_2 和尿素等,同时释放出的能量中约有 50% 以上直接转变为热能,维持体温;其余不足 50% 的部分则以化学能的形式被二磷酸腺苷(adenosine diphosphate, ADP)获取,用于合成三磷酸腺苷(adenosine triphosphate, ATP),能量被转移到了 ATP 的高能磷酸键上。ATP 是机体的贮能物质和各种生理活动的直接供能物质,据测定,1mol的 ATP 转变成 ADP 时,可释放出 30.54kJ 的能量。由于 ATP 有直接促进或改善组织代谢的作用,临床上常把 ATP 作为治疗昏迷、休克、脑血管疾病、心肌炎等疾病的急救辅助药物。当机体氧化释放的能量过剩时,ATP 也能将释放的能量转移给肌酸,形成磷酸肌酸(creatine phosphate, CP),作为暂时的贮存能量形式;CP 在细胞中含量较多,约为 ATP 的 3~8 倍,尤其在肌肉组织中更丰富。CP 的功能是在 ATP 消耗较快时将其贮存的能量再转移到 ADP 分子上,快速生成 ATP,以补充 ATP 的消耗。因此CP 不是机体直接的供能物质,而是 ATP 的贮存库。体内能量的释放、转移、贮存和利用之间的关系见图 7-1。

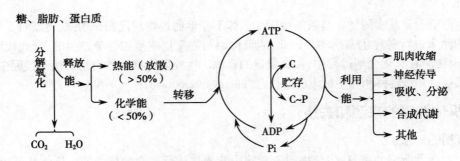

图 7-1　体内能量的释放、转移、贮存和利用
C. 肌酸;Pi. 磷酸;C-P. 磷酸肌酸

二、能量代谢的测定

人体的能量代谢遵循了"能量守恒定律",即在生命活动中,机体摄入的蕴藏于食物中的化学能与最终转化的热能和所做的外功,按能量折算是相等的。可以测定机体在一定条件下和一定时间内所散发的总热量。我们把单位时间内的能量代谢,称为能量代谢率(energy metabolism rate)。单位时间内所消耗的能量,可通过测定机体在一定时间内所消耗的食物,按照食物的热价计算出食物所含的能量,也可测定机体一定时间内产生的热量与所做的外功。在实际工作中,如果排除机体所做的外功,测定一定时间内机体的产热量即为机体消耗的全部能量。这就是测定能量代谢的基本原理。目前测定机体的产热量有两种方法,直接测热法和间接测热法。目前通用的计量单位是焦耳(J)或千焦耳(kJ)。

1. 直接测热法　让受试者居于一个由隔热材料组成的密封房间内,收集人体在安静状态一定时间内散发的总热量,这种方法叫直接测热法。此方法所需设备复杂,操作繁琐,一般用于科学研究。通常临床工作中主要采用间接测热法分析机体的能量代谢。

2. 间接测热法　根据物质化学反应的"定比定律",糖、脂肪和蛋白质在体内氧化分解时的耗 O_2 量、产生 CO_2 的量和产热量之间有一定的比例关系。间接测热法,先测算出机体在单位时间内的耗 O_2 量和 CO_2 产生量,以此来计算人体的产热量和能量代谢率。例如,1mol 葡萄糖氧化时,消耗 6mol O_2,产生 6mol 的 CO_2 和 6mol 的水,同时释放一定量(约 2826kJ)的热($\triangle H$),即:

$$C_6H_{12}O_6+6O_2=6CO_2+6H_2O+\triangle H$$

耗氧量和产热量之间具有一定的比例关系。因此,可以利用这一关系,通过测定单位时间的耗氧量来推算该时间内的产热量。

应用间接测热法测定能量代谢,必须了解食物的热价、氧热价与呼吸商等与能量代谢相关的几个概念。

(1) 食物的热价:1g 食物氧化时所释放出的能量,称为该食物的热价(thermal equivalent of food)。食物热价的单位通常为焦耳(J),它反映了一定量的能源物质贮存能量的大小,是间接测定能量代谢的基础,在临床工作中为合理配制营养饮食提供理论依据。食物的热价可分为物理热价和生物热价,前者是指该食物在体外燃烧时所释放出的热量,后者是指食物在体内氧化时所释放出的热量。糖和脂肪两者的物理热价与生物热价相等,而蛋白质因体内氧化不完全,有一部分能量以尿素的形式排出体外,其物理热价与生物热价不等(表 7-1)。

表 7-1　三种营养物质的热价、氧热价和呼吸商

营养物质	产热量(kJ/g)		耗 O_2 量(L/g)	CO_2 产生量(L/g)	氧热价(kJ/L)	呼吸商
	物理热价	生物热价				
糖	17.15	17.15	0.83	0.83	21.1	1.00
脂肪	39.75	39.75	2.03	1.43	19.6	0.71
蛋白质	23.43	17.99	0.95	0.76	18.9	0.80

(2) 食物的氧热价:某种营养物质氧化时,每消耗 1L 氧所产生的热量,称为该种食物的氧热价(thermal equivalent of oxygen)。利用氧热价计算产热量的公式为:某种食物的产热量 = 该食物的氧热价 × 该食物的耗氧量。由于各种物质所含的碳、氢、氧比例不同,氧热价也不同(表 7-1)。

(3) 呼吸商:营养物质在氧化分解过程中,需要消耗 O_2 并产生 CO_2 。生理学上把营养物质在体内氧化时,同一时间内 CO_2 产生量与 O_2 消耗量的比值称为呼吸商(respiratory quotient,RQ)。即:

$$RQ = \frac{产生的\ CO_2\ mol\ 数}{消耗的\ O_2\ mol\ 数}$$

由于不同的营养物质分子结构不同,其在体内氧化分解时 CO_2 产生量和 O_2 耗量也不同。因此,三种营养物质各自的呼吸商也就不同。葡萄糖氧化时,呼吸商为 1.00。脂肪氧化时,呼吸商为 0.71。蛋白质在体内不能完全氧化,呼吸商大约为 0.80(表 7-1)。混合性食物的呼吸商应介于 0.71~1.0 之间。如果实际测得的呼吸商接近于 1.0,反映此时体内的主要供能物质为糖;如果测得的呼吸商接近于 0.71,则反映体内主要供能物质是脂肪。事实上,人在进食后不久呼吸商接近于 1.0,说明此时参与分解代谢的食物几乎全部是糖;进食后大约 8~10 小时,呼吸商接近于 0.71,表明此时大部分糖储备已经用尽,机体以脂肪供能为主。根据我国的膳食情况,一般混合性膳食时,呼吸商约为 0.85 左右。

通常情况下,体内能量主要来自糖和脂肪的氧化,蛋白质用于氧化供能的量极少,且氧化不彻底,故可忽略不计。机体在氧化非蛋白质(糖和脂肪)时产生的 CO_2 量和消耗 O_2 量的比值称为非蛋白呼吸商(non-protein respiratory quotient,NPRQ)。混合食物的氧热价是由呼吸商决定的。由于正常情况下蛋白质用于供能的量极少,故混合食物的氧热价可以从非蛋白呼吸商求得(表 7-2)。

表 7-2 非蛋白呼吸商与氧热价

非蛋白呼吸商	氧化的百分比(%)		氧热价(kJ/L)	非蛋白呼吸商	氧化的百分比(%)		氧热价(kJ/L)
	糖	脂肪			糖	脂肪	
0.71	0.0	100.0	19.62	0.85	50.7	49.3	20.34
0.75	15.6	84.4	19.84	0.90	67.5	32.5	20.60
0.80	33.4	66.6	20.10	0.95	84.0	16.0	20.86
0.82	40.3	59.7	20.20	1.00	100.0	0.0	21.12

（4）能量代谢的计算：在临床工作中，常采用简易方法测算能量代谢率，其计算的基本步骤是：①测定单位时间内总的耗 O_2 量和 CO_2 产生量，并据此计算呼吸商；②以计算得到的呼吸商作为非蛋白呼吸商，从非蛋白呼吸商与氧热价对应关系表（表 7-2）中查得相应氧热价；③利用公式：产热量 = 氧热价（kJ/L）× O_2 耗量（L），求出单位时间内的产热量，即能量代谢率。

资料显示，基础状态下的非蛋白呼吸商为 0.82，对应的氧热价为 20.20kJ/L，因此，用测定的耗 O_2 量与氧热价相乘，即可求得产热量。用此方法算出的结果与使用三种混合营养食物的呼吸商测算出的结果相接近，是一种较为方便、快捷、可靠的方法。

视频：影响能量代谢的因素和基础代谢

三、影响能量代谢的主要因素

影响能量代谢的因素很多，主要有以下四个方面。

（一）肌肉活动

肌肉活动对能量代谢的影响最为显著。人体任何轻微的躯体活动都可提高能量代谢。机体耗氧量的增加与肌肉活动强度呈正比关系。机体剧烈运动或劳动时，产热量可达到安静状态的 10~20 倍，而且在肌肉剧烈活动停止后的一段时间内能量代谢仍然维持在较高水平。所以能量代谢可作为评价肌肉活动强度的指标。

（二）环境温度

人体在安静状态下，环境温度 20~30℃时能量代谢水平比较低，也最稳定。当环境温度低于20℃时，寒冷刺激引起寒战和肌肉紧张度增强，体内能量代谢显著提高，以维持正常体温。当环境温度超过 30℃时，体内的生物化学反应速度加快，人体的呼吸、循环功能加强等原因也使能量代谢增强。

（三）食物的特殊动力效应

进食后即使人体处于安静状态，其产热量也比进食前有所增加。这种由于进食引起机体产生"额外"产热量的现象称为食物特殊动力效应（specific dynamic action of food）。实验证明，在三种主要营养物质中，进食蛋白质时的特殊动力效应最为显著，持续时间也最长，可使机体"额外"的产热量增加30%，糖和脂肪的摄入可使产热量增加 4%~6%，混合性食物产热量大约增加 10%。

产生食物特殊动力效应的原因还不十分清楚。可能与肝脏内氨基酸脱氨基过程和尿素的形成有关。

（四）精神和心理活动

精神和情绪活动对能量代谢也有较大的影响。人处于紧张状态时，如激动、愤怒、恐惧、焦虑等，能量代谢往往显著增高。这可能是由于肌紧张增强，交感 - 肾上腺髓质系统兴奋，刺激代谢的激素分泌增多等，使能量代谢增强所致。

四、基础代谢

人体在基础状态下的能量代谢称为基础代谢（basal metabolism）。通常，临床上将基础状态下单位时间内的基础代谢，称为基础代谢率（basal metabolism rate，BMR）。所谓基础状态，是指人体处于清晨、清醒、静卧、未做肌肉活动、空腹（禁食 12 小时以上）、环境温度在 20~25℃、无精神紧张的状态。基础状态排除了肌肉活动、食物的特殊动力效应、环境温度和精神活动等对能量代谢的影响。在这种状态下的能量代谢消耗，主要用在维持人体的最基本生命活动如心跳、呼吸等。这时的能量代谢较为稳定。应当指出，基础代谢率比一般安静时的代谢率要低些，但并不是最低的。熟睡无梦时，能量代谢率更低。

实验证明，能量代谢率与体表面积（而不是体重）基本上成正比。为了比较不同个体之间的能量代谢情况，基础代谢率以每小时每平方米体表面积的产热量为单位，通常以 $kJ/(m^2·h)$ 表示。体表面积的计算公式如下：

体表面积(m^2)=0.0061× 身高(cm)+0.0128× 体重(kg)− 0.1529

体表面积还可以依据图 7-2，将受试者的身高与体重数据作一连线，从连线与体表面积线的交点直接查出：

在临床实际工作中，常用基础代谢率的相对值表示测定结果，其计算公式如下：

$$基础代谢率的相对值 = \frac{实际测得值 - 正常平均值}{正常平均值} × 100\%$$

我国正常人基础代谢率的平均值见表 7-3。一般说来，基础代谢率的实测值与正常平均值比较，相差在 ±15% 以内均属于正常范畴。相差值超过 ±20% 时，才有可能是病理变化。很多疾病都伴有基础代谢率的改变，而在各种疾病中，甲状腺功能改变对基础代谢率影响最为显著。甲状腺功能亢进时，基础代谢率可比正常值高 25%~80%；甲状腺功能减退时，基础代谢率低于正常值20%~40%；基础代谢率的测定是临床用来诊断甲状腺疾病的重要辅助方法。此外，糖尿病、肾上腺皮质功能亢进、发热时，基础代谢率也会增高；而病理性饥饿、肾病综合征时，基础代谢率则降低。

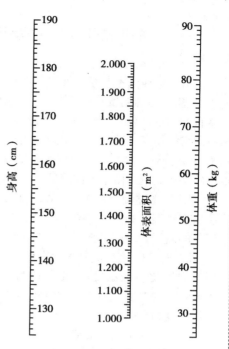

图 7-2　体表面积测算图

表 7-3　我国人正常基础代谢率平均值〔$kJ/(m^2·h)$〕

年龄（岁）	11~15	16~17	18~19	20~30	31~40	41~50	51 以上
男性	195.5	193.4	166.2	157.8	158.6	154.0	149.0
女性	172.5	181.7	154.0	146.5	146.9	142.4	138.6

第二节　体　温

人体的温度分为体表温度和深部温度。体表温度是指人体外围组织即表层的温度，它包括皮肤、皮下组织和肌肉等部位的温度。体表温度散热较多较快，容易随着环境温度的变化而变化，很不稳定。身体各部位的体表温度也不同，越向肢体远端温度越低（图 7-3）。临床上所说的体温（body temperature）是指机体深部组织的平均温度，也叫体核温度（core temperature）。体核温度和体表温度（shell temperature）是完全不同的两个概念。人体体核温度（体温）相对稳定，是机体新陈代谢和一切生命活动正常进行的必要条件。细胞的各种生物化学反应速度，明显受到温度的影响，参与化学反应的酶类必须在适宜的温度条件下才能充分发挥作用。体温过低，可使酶的活性降低，细胞代谢受到抑制。当体温低于 34℃时，意识将丧失，低于 25℃则可使呼吸停止，心脏停搏。体温过高，可引起酶和蛋白质功能改变，甚至导致细胞实质损害。当体温持续高于 41℃时，可出现神经系统功能障碍，甚至永久性脑损伤，超过 43℃将危及生命。

拓展阅读：肥胖

视频：体温

图片：思维导图 - 体温

一、人的正常体温及生理变动

(一) 正常体温

由于机体内不同组织器官的能量代谢率不一样,使得各器官的温度略有差异。肝的温度最高,约38℃左右;脑的温度也接近38℃;肾、胰腺、十二指肠等器官的温度较低;直肠温度则更低。由于血液循环,使不同组织器官之间的热量得到迅速交换,使体内各部分的温度趋于一致。因此血液的温度可以看成是人体深部的平均温度。由于人体深部的温度不易测量,所以临床上通常通过测量口腔、腋窝或直肠的温度来反映体温。直肠温度最高,正常值为 36.9~37.9℃,较接近机体深部的温度。口腔正常温度大约比直肠温度低,正常值为 36.7~37.7℃,该测量方法使用方便,临床上最常使用。腋窝温度比口腔温度低,正常值为 36.0~37.4℃。另外可测量食管温度作为体温的指标,测量鼓膜温度作为脑组织温度的指标。

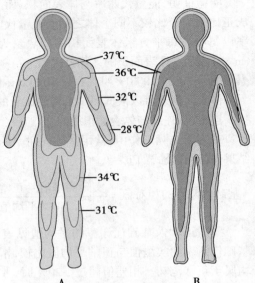

图 7-3　不同环境温度下人体体温分布示意图
A. 环境温度 20℃;B. 环境温度 35℃

(二) 体温的生理变动

人的体温是相对稳定的,但在生理情况下,体温可随昼夜、性别、年龄、肌肉活动等因素有所变化。

1. **昼夜变化**　正常人体温在一昼夜之间有周期性波动,清晨 2~6 时体温最低,午后 1~6 时最高,但波动幅度一般不超过 1℃。人体体温的这种昼夜周期性波动称为昼夜节律或日节律(circadian rhythm)。体温的日节律是受下丘脑控制的,下丘脑的视交叉上核很可能是机体各种日节律包括体温日节律的控制中心。

2. **性别差异**　青春期后女子的平均体温比男子高 0.3℃,这可能与女性皮下脂肪较多、散热较少有关。育龄女性的基础体温(指基础状态下的体温)随月经周期发生规律性变化(图 7-4)。从月经期到排卵日之前体温较低,排卵日最低,排卵后体温立即上升 0.3~0.6℃,并且维持在较高水平。临床上通过测定女性月经周期中基础体温的变化,有助于了解受试者有无排卵及排卵的日期。排卵后体温升高与黄体分泌的孕激素的产热效应有关。

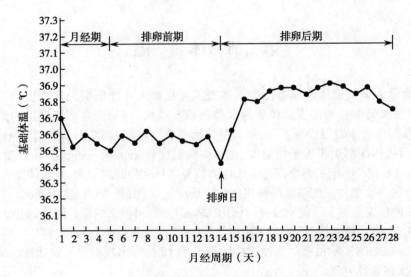

图 7-4　女性月经周期中基础体温的变化

3. 年龄的影响　不同年龄人的能量代谢不同,体温也不同。一般来说,儿童和青少年的体温比较高,老年人的体温偏低,新生儿尤其是早产儿的体温调节中枢发育还不成熟,调节体温的能力差,易受环境温度变化的影响。当环境温度下降时体温代偿能力较差,应注意保暖。

4. 肌肉活动　肌肉活动增强时,能量代谢增高,产热量明显增多,可导致体温升高。长时间剧烈运动可使体温接近40℃。因此,测量体温前要让受试者安静休息一段时间。测量小儿的体温时,要尽量避免其哭闹不安,以避免因肌肉活动增强导致的体温升高。

此外,环境温度过高、情绪激动、精神紧张和进食均可对体温产生影响,所以在测定体温时应予充分考虑。

二、人体的产热和散热

人体在代谢过程中不断地产生热量,同时又将热量不断地散发到体外。人体正常体温的维持是由于在体温调节机制地控制下,产热过程与散热过程的动态平衡的结果。

(一)人体的产热

1. 主要产热器官　机体的热量是由糖、脂肪、蛋白质等物质在组织细胞中进行分解代谢时产生的。其中对体温影响比较大的产热器官是内脏和骨骼肌。在安静状态下,主要的产热器官是内脏器官,其产热量约占全身产热量的56%,其中以肝组织产热量最大。劳动或运动时,骨骼肌是主要的产热器官,其产热量可达到人体产热量的90%。骨骼肌产生热量的潜力很大,剧烈运动时,人体产热量可比安静时提高40多倍(表7-4)。

表7-4　几种组织器官在不同状态下的的产热量

器官、组织	重量(占体重的%)	产热量(占机体总产热量的%)	
		安静状态	劳动或运动
脑	2.5	16	1
内脏	34.0	56	8
骨骼肌	56.0	18	90
其他	7.5	10	1

2. 机体的产热形式及其调节　机体有多种产热形式,如基础代谢产热、骨骼肌运动产热、食物的特殊动力效应产热等。通常机体的产热量大部分来自全身各组织器官的代谢活动。而安静时在寒冷环境中,机体则主要依靠战栗产热(shivering thermogenesis)和非战栗产热(non-shivering thermogenesis)两种形式增加产热量。

在寒冷刺激下,骨骼肌在肌紧张增强的基础上,发生不随意的节律性收缩,此时骨骼肌不做外功,收缩的能量全部转化为热能,因此产热显著增加,这样的产热方式称为战栗产热。

在寒冷刺激下,机体通过升高代谢率而增加产热的现象,称为非战栗产热。体内的褐色脂肪组织的非战栗产热量最大,约占代谢性产热总量的70%。在褐色脂肪细胞的线粒体内膜上存在解耦联蛋白,可使代谢和ATP生成之间发生脱耦联,可以产生更多的热量。褐色脂肪细胞有密集的交感神经支配。寒冷刺激引起交感神经活动增强,使褐色脂肪组织分解代谢和线粒体脂肪酸氧化活动增强,从而增加产热量。寒冷刺激引起甲状腺激素合成和释放增加也是促进代谢性产热的机制之一。

(二)人体的散热

1. 散热的部位　人体散热的主要途径有皮肤、呼吸道、消化道、泌尿器官散热等。人体几种主要散热途径的散热量比较见表7-5。可见在人体几种散热方式中,最重要的散热部位是皮肤。

表7-5　在环境温度为21℃时人体几种散热方式散热量的比较

散热途径	占总散热量百分数(%)	散热途径	占总散热量百分数(%)
皮肤辐射、传导、对流	70	呼吸	2
皮肤蒸发	27	排尿、排便	1

2. 皮肤散热方式 皮肤的主要散热方式有辐射散热、传导散热、对流散热和蒸发散热等。

(1) 辐射散热：辐射散热（thermal radiation）是机体以热射线的形式将体热传给外界较冷物体的散热方式。机体辐射散热量取决于皮肤温度和周围环境之间的温度差，以及有效辐射面积。当皮肤温度高于环境温度时，皮肤与环境之间的温差越大，皮肤的有效散热面积越大，则皮肤散热量越多；反之，当外界环境温度超过皮肤温度时，皮肤会吸收热射线热量，使体温升高。在 21℃ 的环境温度及人体裸体状态时，此方式散热量约占皮肤总散热量的 60%。

(2) 传导散热：传导散热（thermal conduction）是机体将热量直接传给与皮肤接触的较冷物体的散热方式。传导散热的多少取决于皮肤表面与接触表面的温度差、接触面积以及接触物体的导热性。棉毛织物、木材、脂肪导热性能差，传导散热量少。如肥胖者皮下脂肪较多，人体深部的热量不易向外散发，因此炎热天气特别容易出汗。水的导热性能好，故应用冰袋、冰帽可为高热病人降温。

(3) 对流散热：对流散热（thermal convection）指通过气体或液体的流动交换热量的一种散热方式。它是传导散热的一种特殊形式。当皮肤温度高于环境温度时，体热传给与皮肤表面相接触的空气，并使其温度升高；空气受热后，密度变小而离开皮肤，周围温度较低的空气又会补充进去。对流散热量的多少除取决于皮肤与周围环境的温度差及机体有效散热面积以外，还与气体或液体的流速有关。

(4) 蒸发散热：蒸发（evaporation）是机体通过体表水分的蒸发来散发体热的一种方式。体表每蒸发 1g 水可使机体散发 2.43kJ 的热量。影响蒸发散热的主要因素有环境温度、湿度和风速。高温、高湿度和低风速时，不易蒸发；反之，容易蒸发。临床上对高热不退的病人使用乙醇擦浴，就是利用蒸发散热来达到降温的目的。蒸发散热有两种形式：①不感蒸发：指体内水分从皮肤和黏膜表面不断渗出而被汽化的一种散热方式，也称不显汗。这种蒸发在皮肤表面上弥漫而持续不断地进行。它不被察觉，也不受生理性体温调节机制地控制。环境温度在 30℃ 以下时，不感蒸发比较稳定，人体每日不感蒸发的量约为 1000ml，其中经皮肤表面蒸发约 600~800ml，经呼吸道黏膜蒸发约 200~400ml。不感蒸发受体温影响较大，体温上升 1℃ 时，蒸发量增加 15%。婴儿不感蒸发的速度较快，体温升高时较容易发生脱水。临床上给患者补液时，应该注意补充不感蒸发所丢失的液体量。②发汗：又称可感蒸发（sensible evaporation）指汗腺主动分泌汗液的过程。通过发汗可有效带走大量体热。汗腺的分泌量差异很大，在冬季或低温环境中，无汗腺分泌或分泌量少，形不成汗滴，一般计入不感蒸发；在高温环境或剧烈运动及劳动时，汗腺分泌量可达每小时 1.5L 或更多。通过汗液蒸发散发大量体热，防止体温骤升，与体温调节密切相关。

图片：皮肤散热的方式

3. 散热的调控 机体调节散热主要是通过调节皮肤血流量和发汗实现的。

(1) 皮肤血流量的调节：调节皮肤血流量可以直接影响皮肤温度，从而调节经皮肤进行的辐射、传导和对流散热。在寒冷的环境中，交感神经紧张性增强，皮肤血管收缩，皮肤血流量减少，皮肤与环境之间的温差减小，散热量下降。在炎热环境中，交感神经紧张性降低，皮肤小动脉舒张，动静脉吻合支开放，皮肤血流量大大增加，皮肤温度增高，散热能力显著增强，防止体温的升高。当环境温度为 20~30℃ 且产热量没有大幅度变化（如运动性产热）时，机体既不出汗也无战栗反应，仅仅通过调节皮肤血管口径，改变皮肤温度即可保持体温相对恒定。因此，在各种体温调节反应中，仅仅动用皮肤血流量的调节是一种最节能的方式。

(2) 发汗的调节：人在安静状态下，当环境温度达 30℃ 左右时开始发汗。劳动或运动时，气温虽在 20℃ 以下，亦可发汗。这种由温热性刺激引起的汗腺分泌称为温热性发汗（thermal sweating）。温热性发汗是一种反射性活动，见于全身各处，主要参与体温调节。当体温升高或较强的温热性刺激作用于皮肤的热感受器时，下丘脑发汗中枢开始活动，并最终通过交感神经（胆碱能交感神经纤维）支配到全身的小汗腺，引起温热性发汗。影响温热性发汗的因素包括劳动强度、环境温度和湿度等。劳动强度越大，环境温度越高，发汗速度就越快。环境湿度大时，汗液不易蒸发，体热不易散失，这将会反射性引起大量发汗。一般情况下，汗液中水分占 99% 以上，溶质成分中以 NaCl 为主，还有少量的 KCl、尿素、乳酸等，属低渗液体。人体大量出汗时，由于水分的丢失比盐的丢失多，容易发生高渗性脱水。但是如果发汗速度过快，汗腺导管来不及重吸收氯化钠，将使大量的氯化钠随汗液排出，这时机体除丢失大量水分外，还丢失了大量的氯化钠。因此，应注意及时补充水分和氯化钠，防止电解质紊乱。

拓展阅读：中华人民共和国职业性中暑诊断标准

精神紧张或情绪激动时，常出现手掌、足底、前额等局部汗腺的分泌，称为精神性发汗，在体温调

笔记

节中作用不大。其中枢可能在大脑皮层运动区。

三、体温调节

人体体温的相对稳定,有赖于自主性体温调节(autonomic thermoregulation)和行为性体温调节(behavioral thermoregulation)的共同参与,使机体的产热和散热过程处于动态平衡之中。自主性体温调节是在体温调节中枢控制下,通过改变皮肤血流量、汗腺活动、寒战等生理调节反应,使机体的产热量和散热量维持平衡,从而使体温保持相对恒定的水平。行为性体温调节是有意识的保持体温相对恒定的活动。如在寒冷环境下增加衣服来保温的行为;在炎热环境中减少衣服来增加散热等,它是人类体温调节的重要方式。

(一)温度感受器

温度感受器是感受机体各个部位温度变化的特殊结构。按照感受器分布位置的不同,可以分为外周温度感受器和中枢温度感受器。

1. 外周温度感受器 分布于皮肤、黏膜和腹腔内脏等处的一些对温度敏感的游离神经末梢,包括热感受器和冷感受器。它们能够感受局部环境的冷、热变化,将信息传入体温调节中枢。外周温度感受器可以对机体外周部位的温度起到监测作用。

2. 中枢温度感受器 存在于下丘脑、脑干网状结构、延髓和脊髓等部位的对温度敏感的神经元称为中枢温度感受器,中枢温度敏感神经元包括热敏神经元和冷敏神经元。在视前区-下丘脑前部(preoptic-anterior hypothalamus area,PO/AH)热敏神经元的数量较冷敏神经元数量明显多,提示下丘脑的温度感受器主要是感受体温升高的刺激。

(二)体温调节中枢

在多种恒温动物的实验中观察到,只要保留下丘脑及其以下神经组织的结构完整,动物就能够保持体温相对稳定,如果破坏下丘脑后,动物的体温不能维持稳定。说明调节体温的基本中枢位于下丘脑。PO/AH 的热敏神经元和冷敏神经元不但能感受人体深部组织温度变化的刺激,而且能对从其他途径传入的温度变化信息进行整合和处理。热敏神经元对体温升高变化敏感,体温升高时其兴奋,而冷敏神经元被抑制,机体散热增加,产热减少,体温下降。反之,当体温降低时,冷敏神经元兴奋,热敏神经元被抑制,机体产热增多,散热减少,体温回升。中枢内热敏神经元的数量远多于冷敏神经元。

由下丘脑发出的控制信号可经广泛的传出途径调节产热和散热装置的活动,以维持体温的稳定。这些传出途径包括:①通过交感神经系统来调节皮肤血管舒缩反应和汗腺分泌活动,改变人体的散热量;②通过躯体神经来调节骨骼肌的活动,如战栗反应,改变产热量;③通过改变激素的分泌(如甲状腺激素和肾上腺髓质激素)来调节人体的代谢水平,影响产热量的变化。

(三)体温调节的调定点学说

正常人体体温为什么能够维持在 37℃左右?体温调定点学说认为体温调节机制类似于恒温器工作原理。下丘脑 PO/AH 中的温度敏感神经元起着调定点(set point)的作用。当体温和调定点水平一致,如 37℃时,机体的产热和散热保持平衡。当体温高于调定点的水平时,热敏神经元活动明显增强,散热活动明显大于产热活动,使得升高的体温开始下降,直到回到调定点为止;当体温低于调定点水平时,冷敏神经元活动明显增强,产热活动明显大于散热活动,这使降低的体温开始回升,直到回到调定点为止。

四、温度习服

当机体较长时间处于高温或低温环境中时,机体对环境的耐受性将逐渐增高,而维持正常的健康状态,这种现象称为温度习服(thermal acclimation),包括热习服和冷习服。热习服(heat acclimation)是机体暴露于高温后产生的适应性变化。习服后,引起发汗的体温阈值降低,机体的发汗时间提前,发汗速率增加,使散热效率大大增加,同时,汗液排出的氯化钠减少,这主要是由于肾上腺皮质激素醛固酮分泌增加,使汗腺导管对 Na$^+$ 重吸收增加所引起的。冷习服(cold acclimation)是机体暴露于冷环境后产生的适应性变化。习服后,机体基础代谢率增加,非战栗性产热增加,细胞骨架重新构建,细胞膜流动性改变,皮肤血管紧张度较高而皮肤温度较低。但习服也是有限度的,如果环境温度超过了一定

拓展阅读:发热和过热

图片:发热过程中体温调定点变化

的范围,已产生习服的人也难以耐受。一般来说,在干燥的环境中,不着衣物的健康人体能够长时间耐受的环境温度范围大约在 15~54℃ 之间,超出这个范围,体温就会随着环境温度的改变而变化。

(王　珏)

知识拓展

中　暑

　　中暑常发生在湿热的环境中,是以体温调节中枢的功能障碍、汗腺功能衰竭和水电解质丢失过多为特征的疾病。根据我国职业性中暑诊断标准可将中暑分为:①轻症中暑。表现为面色潮红、大量出汗、脉搏快速、体温升高等表现。②重症中暑。重症中暑可分为热射病、热痉挛和热衰竭三型,也可出现混合型。热射病体温可高达 40℃ 以上,可伴有皮肤干热及不同程度的意识障碍等;热痉挛主要表现为明显的肌痉挛,伴有收缩痛;热衰竭主要临床表现为头昏、头痛、多汗、口渴、恶心、呕吐,血压下降、心律紊乱等。

本章小结

　　本章首先讲述了能量的来源,大部分来自糖类。简单介绍了能量代谢的测定,详细分析了影响能量代谢的因素和测定能量代谢的意义。临床上所指的体温是机体深部的平均温度。机体在安静和运动时,主要的产热器官分别是内脏和骨骼肌。而机体的散热主要通过皮肤。皮肤散热包括辐射、传导、对流和蒸发四种方式散热。体温调节的基本方式包括自主性体温调节和行为性体温调节。下丘脑的 PO/AH 区是自主性体温调节的基本中枢。

扫一扫　测一测

思考题

　　1. 肥胖是影响健康的一大危害,请利用能量代谢的相关知识,提出合理的减肥方式。

　　2. 人体的散热方式主要有哪几种? 根据散热原理,如何降低高热病人的体温?

　　3. 人体受到细菌感染后,为何在发热前表现出畏寒、战栗等反应?

　　4. 某市最高气温 38℃,相对湿度 >80%。某制衣车间内空调设备损坏停止运转,且通风不良。下午 2 时至 6 时,先后有 7 名工人在工作中出现不同程度的头晕、胸闷、无力、口渴、大量出汗和恶心等症状。急救中心赶到现场后,经问诊和检查,立即进行现场急救治疗。诊断:热射病(中暑)。请思考:①病因是什么? ②根据机体散热的方式和机制,如何进行急救和预防?

病例型思考题:思路解析

第八章　肾的排泄功能

排泄（excretion）是指机体的排泄器官将代谢终产物、进入机体过剩的物质和异物，经血液循环排至体外的过程。机体主要的排泄途径包括：肾、呼吸道、消化器官以及皮肤等。其中，肾是体内最重要的排泄器官。肾通过尿的生成和排出，去除机体大部分代谢终产物、过剩的物质和异物；维持细胞外液量和渗透压，调节机体水和电解质平衡；调节动脉血压和酸碱平衡；维持内环境的相对稳定。

肾具有内分泌功能。肾合成、释放肾素参与血压的调节；肾合成的促红细胞生成素调节骨髓红细胞生成；肾的 1α- 羟化酶催化 25- 羟维生素 D_3 转化为 $1,25$- 二羟维生素 D_3，调节钙的吸收和骨骼生长发育；肾还合成激肽、前列腺素等活性物质，参与局部或全身血管活动的调节。本章主要阐述肾的排泄功能。

第一节　肾的结构和血液循环特点

一、肾的结构特点

（一）肾单位和集合管

肾单位是肾的基本功能单位，正常人两肾共有 170 万 ~240 万个肾单位。肾单位由肾小体和肾小管构成。肾小体由肾小球和肾小囊组成。肾小球是指位于入球小动脉和出球小动脉之间的一团毛细血管网。包绕于肾小球的囊性结构即肾小囊。肾小囊由两层上皮细胞构成，内层（脏层）上皮细胞紧贴于肾小球毛细血管壁基膜的外面，而外层（壁层）延续移行为肾小管。肾小管由近端小管、髓袢细段和远端小管三部分组成。近端小管包括近曲小管和髓袢降支粗段。髓袢细段由降支细段和升支细段构成。远端小管包括髓袢升支粗段和远曲小管。远曲小管末端与集合管相连（图 8-1）。集合管不包括在肾单位内，功能上与远端小管共同在尿的浓缩与稀释过程中发挥重要作用。每根集合管接纳多条远曲小管的液体，生成的尿液汇入乳头管，再经肾盏、肾盂和输尿管进入膀胱，由膀胱经尿道排出机体。

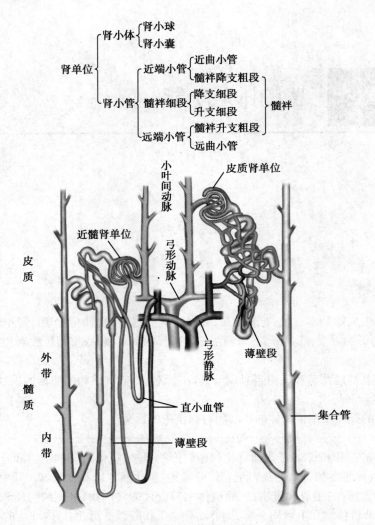

图 8-1　肾单位和肾血管示意图

肾单位分为皮质肾单位(cortical nephron)和近髓肾单位(juxtamedullary nephron)。肾小体位于外皮质层和中皮质层的称为皮质肾单位,其主要功能是生成尿液。肾小体位于内皮质层靠近髓质的肾单位称为近髓肾单位,其主要功能是维持髓质高渗和尿的浓缩与稀释(表 8-1)。

表 8-1　皮质肾单位和近髓肾单位的结构和特点比较

	皮质肾单位	近髓肾单位
分布	肾皮质的外层和中层	肾皮质的近髓层
占肾单位总数(%)	85%~90%	10%~15%
肾小球体积	较小	较大
入、出球小动脉口径	入球小动脉 > 出球小动脉	差异甚小
出球小动脉分支	形成的毛细血管网几乎全部缠绕在皮质部肾小管周围	形成肾小管周围毛细血管网和 U 形直小血管
髓袢	短,只达外髓层	长,深入内髓层,甚至达乳头部
球旁器	有,肾素含量多	几乎无

（二）球旁器

球旁器(juxtaglomerular apparatus)又称近球小体,由球旁细胞、致密斑和球外系膜细胞三部分组成,主要位于皮质肾单位(图 8-2)。球旁细胞也称颗粒细胞,是入球小动脉和出球小动脉壁中一些特殊分

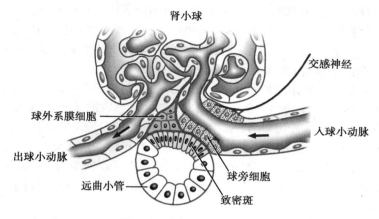

图 8-2　球旁器组成示意图

化的平滑肌细胞,内含分泌颗粒,能合成、储存和释放肾素。致密斑是指髓袢升支粗段的远端部穿越同一肾单位的入球小动脉和出球小动脉夹角处的一小块特殊分化的高柱状上皮组织,向管腔内呈斑状隆起。致密斑与球旁细胞和球外系膜细胞相接触,感受小管液中 NaCl 含量的变化,并将信息传至球旁细胞,调节肾素的释放。位于入球小动脉、出球小动脉和致密斑之间的一群细胞聚集成底面朝向致密斑的锥形体,具有吞噬和收缩功能,称为球外系膜细胞。

二、肾血液循环的特点及调节

(一)肾血液循环的特点

1. 血流量大,主要分布于肾皮质　肾的血液供应十分丰富。正常成人安静时每分钟流过两肾的血液可达 1200ml,约占心排出量的 20%~25%。其中约 94% 的血液分布于肾皮质,5%~6% 分布在外髓,分布于内髓的血液不足 1%,通常所说的肾血流量主要是指肾皮质的血流量。

2. 两套毛细血管网的血压差异大　肾动脉由腹主动脉分出后,在肾内逐级分支形成入球小动脉。入球小动脉进入肾小体后分支成肾小球毛细血管网,再汇集成出球小动脉。出球小动脉再次分支成肾小管周围毛细血管网或直小血管,最后汇集成肾静脉。皮质肾单位的入球小动脉比出球小动脉短而粗,使肾小球血液灌注量大于流出量,形成的肾小球毛细血管网压力高,有利于肾小球滤过和原尿的生成;出球小动脉细而长,阻力大,血压下降较多,形成的肾小管周围毛细血管网血压较低,有利于肾小管的重吸收。

(二)肾血流量的调节

肾血流量(renal blood flow,RBF)的调节包括自身调节、神经调节和体液调节。

1. 自身调节　肾的离体灌流实验证实,当肾动脉灌注压在 80~180mmHg 范围内变动时,肾血流量保持相对恒定;当灌注压低于 80mmHg 或高于 180mmHg 时,肾血流量随肾动脉灌注压的升降而增减(图 8-3)。在没有外来神经和体液因素影响的情况下,肾血流量在一定的血压变动范围(80~180mmHg)内保持相对恒定的现象称为肾血流量的自身调节(autoregulation of renal blood flow)。它是生理情况下维持肾排泄功能正常进行的基础。

肾血流量自身调节的生理学机制有肌源性学说和管-球反馈两种学说。

肌源性学说认为,当灌注压升高但尚未超过180mmHg 时,随着牵张刺激增强,入球小动脉血管平

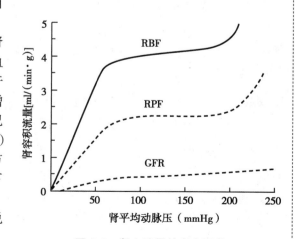

图 8-3　肾血流量的自身调节

RBF:肾血流量;RPF:肾血浆流量;GFR:肾小球滤过率

127

滑肌紧张性增加,口径变小,血流阻力增大,使肾血流量不因灌注压升高而明显增多。当灌注压下降但不低于 80mmHg 时则发生相反的变化,入球小动脉平滑肌舒张,血流阻力变小,使肾血流量不因灌注压下降而明显减少。当灌注压低于 80mmHg 时,平滑肌达到舒张的极限;而灌注压高于 180mmHg 时,平滑肌达到收缩的极限,故肾血流量将随血压的升降而增减。

管 - 球反馈学说认为,当肾血流量和肾小球滤过率增加时,流经致密斑的小管液增加,Na^+、K^+、Cl^- 的转运速率增加,致密斑将信息传递至肾小球,引起入球小动脉收缩,使肾血流量和肾小球滤过率回降至正常;反之,当肾血流量和肾小球滤过率下降时,小管液流速变慢使髓袢升支对 Na^+、Cl^- 重吸收增强,到达致密斑的小管液中 NaCl 浓度降低,通过致密斑与肾小球的信息反馈,使入球小动脉舒张,同时增加肾素 - 血管紧张素 II(AngII)的活性使出球小动脉收缩,升高肾小球毛细血管静水压,使肾血流量和肾小球滤过率回升至正常。这种由小管液流量的变化而影响肾血流量和肾小球滤过率的现象称为管 - 球反馈(tubuloglomerular feedback)。

2. 神经和体液调节 肾血管平滑肌主要接受交感神经的支配。肾交感神经兴奋和(或)体液中的肾上腺素、去甲肾上腺素、血管升压素、血管紧张素 II 和内皮素等增多时,肾血管收缩,肾血流量减少。而 PGI_2、PGE_2、NO 和缓激肽等增多时,肾血管舒张,肾血流量增加。正常生理条件下,血压在正常范围内变动时,肾依靠自身调节来保持肾血流量的相对恒定,以维持正常的排泄功能。在失血、休克、缺 O_2 等应急状态时,通过交感神经及肾上腺素的作用,对全身血液重新分配,肾血流量减少,以保证脑、心脏等重要器官的血液供应。

第二节 肾小球的滤过作用

肾小球的滤过作用(glomerular filtration)是指血液流经肾小球毛细血管时,血浆中的水和小分子物质经滤过膜进入肾小囊腔形成原尿的过程。在肾血流量充足的前提下,肾小球滤过作用主要与滤过膜及其通透性和有效滤过压有关。微穿刺取样化学分析表明,滤过生成的原尿中除蛋白质含量极少外,其他成分以及晶体渗透压、pH 值等都与血浆基本相同(表 8-2)。滤过生成的原尿属于血浆的超滤液而非分泌液。

表 8-2 血浆、原尿和终尿中物质含量及每天的滤过量和排出量

成分	血浆 (g/L)	原尿 (g/L)	终尿 (g/L)	终尿 / 血浆 (倍数)	滤过总量 (g/d)	排出量 (g/d)	重吸收率 %
Na^+	3.3	3.3	3.5	1.1	594.0	5.3	99
K^+	0.2	0.2	1.5	7.5	36.0	2.3	94
Cl^-	3.7	3.7	6.0	1.6	666.0	9.0	99
碳酸根	1.5	1.5	0.07	0.05	270.0	0.1	99
磷酸根	0.03	0.03	1.2	40.0	5.4	1.8	67
尿素	0.3	0.3	20.0	67.0	54.0	30.0	45
尿酸	0.02	0.02	0.5	25.0	3.6	0.75	79
肌酐	0.01	0.01	1.5	150.0	1.8	2.25	0
氨	0.001	0.00	0.4	400.0	0.18	0.6	0
葡萄糖	1.0	1.0	0	0	180.0	0	100*
蛋白质	80.0	0	0	0	微量	0	100*
水					180L	1.5L	99

* 几乎为 100%

一、滤过膜及其通透性

肾小球滤过膜由内层、基膜和外层构成（图8-4）。内层是毛细血管内皮细胞，细胞间有直径70~90nm的圆形微孔（窗孔），允许血浆中的小分子溶质和小分子量蛋白质自由通过，而血细胞不能通过。中间层是非细胞性的基膜，厚约300nm，由基质和带负电荷的蛋白质构成，形成直径2~8nm的网孔。网孔允许水和部分溶质通过，阻碍血浆蛋白滤过，决定着滤过膜的通透性。外层是肾小囊脏层上皮细胞，细胞突起相互交错对插，贴附于基膜外面形成滤过裂隙膜，膜上有4~11nm的小孔，构成滤过膜的第三道屏障。上

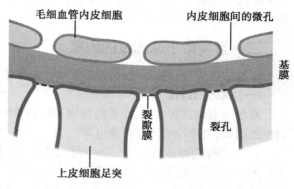

图8-4　肾小球滤过膜示意图

述三层结构组成了滤过膜的机械屏障，而各层带负电荷的糖蛋白构成滤过膜的电学屏障。

物质通过滤过膜的能力由分子大小及所带电荷的性质决定。一般而言，凡有效半径小于2.0nm的带正电荷或呈电中性的物质均可自由通过滤过膜，如水、Na^+、尿素、葡萄糖等。有效半径大于4.2nm的物质不能滤过，而有效半径在2.0~4.2nm之间的分子则随有效半径增大滤过能力逐渐降低。尽管血浆白蛋白（分子量69 000）的有效半径只有3.6nm，但由于带负电荷，不能通过电学屏障；而Cl^-、HCO_3^-、HPO_4^{2-}和SO_4^{2-}等虽然带负电荷，但因有效半径很小，故容易通过滤过膜。两种屏障的性质决定了通过滤过膜的物质具有高度的选择性。

二、有效滤过压

在滤过膜通透性和肾血浆流量不变的情况下，有效滤过压（effective filtration pressure，EFP）是决定超滤液量多少的主要因素。肾小球有效滤过压是指促进超滤的动力与对抗超滤的阻力之间的差值。促进超滤的动力包括肾小球毛细血管血压和肾小囊内超滤液的胶体渗透压（超滤液中蛋白质含量极少，胶体渗透压可忽略不计）。对抗超滤的阻力包括血浆胶体渗透压和肾小囊内压（图8-5）。因此，肾小球有效滤过压 = 肾小球毛细血管血压 −（血浆胶体渗透压 + 肾小囊内压）。在入球小动脉端和出球小动脉端毛细血管血压基本不变，约为45mmHg，肾小囊与肾小管相通，肾小囊内压恒定，约为10mmHg。因此，肾小球毛细血管不同部位有效滤过压的大小，主要取决于血浆胶体渗透压的变化。血液自入球小动脉端向出球小动脉端流动的过程中，随着超滤液生成，血浆中蛋白质的浓度不断升高，血浆胶体渗透压不断增大，有效滤过压逐渐降低。当滤过的阻力与动力相等时，有效滤过压降为零，则滤过停止，称为滤过平

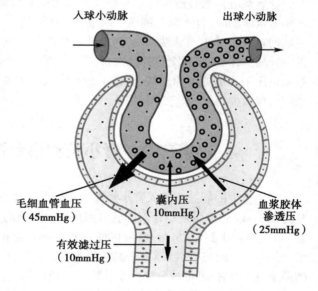

图8-5　肾小球有效滤过压示意图
○代表不可滤过的大分子物质；·代表可滤过的小分子物质

衡（filtration equilibrium）。有效滤过压下降的速率决定了产生滤过作用的毛细血管长度和有效滤过面积。当有效滤过压下降的速率变慢时，产生滤过作用的毛细血管就长，有效滤过面积就大，超滤液生成量增多；反之，产生滤过作用的毛细血管短，有效滤过面积减小，生成的超滤液量减少。

衡量肾小球滤过作用的重要指标是肾小球滤过率（glomerular filtration rate，GFR），即两肾每分钟生成的超滤液量。正常成人安静时约为125ml/min，故每昼夜生成的原尿量可达180L。

肾小球滤过率与每分钟的肾血浆流量的比值,称为滤过分数(filtration fraction,FF),正常人安静时肾血浆流量为 660ml/min,滤过分数 =(125/660)×100%=19%。滤过分数表明,约 20% 的血浆流量由肾小球滤出到肾小囊形成原尿。

三、影响肾小球滤过的因素

有效滤过压、滤过膜面积与通透性及肾血浆流量是影响肾小球滤过的主要因素。

(一)有效滤过压

肾小球毛细血管血压、血浆胶体渗透压和肾小囊内压中任何一个因素发生改变,都会影响有效滤过压的高低,进而改变肾小球滤过率。

1. 肾小球毛细血管血压　当动脉血压在 80~180mmHg 范围内变动时,通过自身调节肾小球毛细血管血压保持相对稳定,肾血流量保持相对恒定,肾小球滤过率基本不变。当循环血量减少,动脉血压降低到 80mmHg 以下时,因交感神经兴奋,入球小动脉收缩,肾小球毛细血管血压降低,有效滤过压降低,肾小球滤过率下降。

2. 血浆胶体渗透压　某些疾病可导致血浆蛋白浓度明显下降,或因静脉输入大量生理盐水,血浆蛋白被稀释导致胶体渗透压下降,有效滤过压升高,肾小球滤过率增大。

3. 肾小囊内压　当肾盂或输尿管结石,腹膜后肿物压迫输尿管或其他原因导致尿路阻塞时,因肾小囊内液体流出不畅使肾小囊内压升高,有效滤过压降低,肾小球滤过率下降。

(二)滤过膜的面积和通透性

人两侧肾脏全部肾小球毛细血管总面积在 $1.5m^2$ 以上,正常生理情况下,滤过膜的面积和通透性保持稳定。疾病时,如急性肾小球肾炎引起肾小球毛细血管的管腔变窄,使有效滤过面积减少,肾小球滤过率降低,可导致少尿甚至无尿。滤过膜上带负电荷的糖蛋白减少时,由于电学屏障减弱,滤过膜通透性加大,血浆蛋白质滤出,可出现蛋白尿。

(三)肾血浆流量

肾血浆流量通过改变滤过平衡点的位置使有效滤过面积发生改变,进而影响肾小球滤过率。肾血浆流量增加时,肾小球毛细血管内血浆胶体渗透压升高的速度和有效滤过压下降的速度均变慢,滤过平衡点向出球小动脉端移动,产生滤过作用的毛细血管长度增加,使有效滤过面积增大,肾小球滤过率升高。休克时,因交感神经兴奋,肾血管收缩,肾血浆流量下降,血浆胶体渗透压上升的速度和有效滤过压下降的速度均加快,滤过平衡点向入球小动脉端移动,有滤过作用的毛细血管段变短,有效滤过面积减少,肾小球滤过率下降。

第三节　肾小管和集合管的重吸收及其分泌

肾小囊中的超滤液流入肾小管即为小管液。肾小管和集合管对小管液的重吸收(reabsorption)和分泌(secretion)作用使小管液的成分和量发生明显的变化(表 8-2)。正常成人两肾生成的超滤液量约 180L/d,但终尿量仅 1.5L/d,表明 99% 的水由肾小管和集合管重吸收入血。终尿中不含葡萄糖和氨基酸,说明原尿中的这些物质被全部重吸收。滤出的 Na^+、Ca^{2+} 与尿素等可不同程度地被重吸收,而体内的肌酐、K^+ 和 H^+ 等可被分泌到小管液中。肌酐等代谢终产物全部排出体外,其在终尿中的浓度升高了约 100 倍。肾小管和集合管的上皮细胞通过选择性重吸收、主动分泌或排泄,对小管液进行了复杂的加工过程,使超滤液最后成为终尿。

一、肾小管和集合管的重吸收

(一)肾小管和集合管的重吸收方式

小管液中的物质经小管上皮细胞进入管周毛细血管的过程称为肾小管和集合管的重吸收。重吸收方式包括被动转运和主动转运。

小管液中的水和某些溶质通过扩散、渗透和易化扩散等被动转运方式顺浓度梯度、电位梯度或渗

拓展阅读:肾病综合征

透压梯度进入小管周围组织间液。肾小管上皮细胞膜上的质子泵、钠泵和钙泵通过原发性主动转运方式分泌 H^+，重吸收 Na^+ 和 Ca^{2+}；而 Na^+-葡萄糖同向转运体、Na^+-氨基酸同向转运体、Na^+-2Cl^--K^+ 同向转运体、Na^+-H^+ 交换体、Na^+-K^+ 交换体等通过继发性主动转运方式转运相应的物质和离子。此外，小管液中的小分子蛋白质通过入胞转运方式重吸收。小管上皮细胞的顶端膜和基底侧膜上所含转运体的种类和数量决定了其转运物质的种类和数量。物质重吸收时主要通过跨细胞途径，其次是细胞旁途径。相邻的小管上皮细胞之间有约 30nm 的间隙，只在靠管腔侧膜的紧密连接处构成闭锁区，将细胞间隙与管腔隔开，此紧密连接即细胞旁途径（图8-6）。

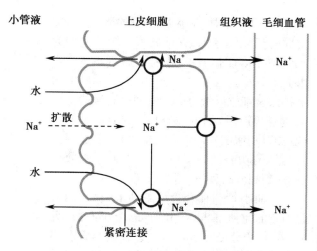

图 8-6　Na^+ 在近端小管重吸收示意图
空心圆表示钠泵

（二）几种物质的重吸收

肾小管和集合管各段上皮细胞的转运体不同，其转运物质的种类、方式、转运量和转运机制亦不相同，其中近端小管转运物质的种类多、数量大，是物质重吸收的主要部位。

1. Na^+、Cl^- 和水的重吸收　肾小球每天滤过的 Na^+ 约 500g，其中随尿排出体外的 Na^+ 仅 3~5g，表明滤过的 Na^+ 中 99% 以上被重吸收。小管液中约 65%~70% 的 Na^+、Cl^- 和水在近端小管被重吸收，约 20% 的 NaCl 和约 15% 的水在髓袢被重吸收，约 12% 的 Na^+、Cl^- 和一定量的水在远曲小管和集合管被重吸收。

近端小管的前半段，上皮细胞管周膜和基底侧膜上的 Na^+ 泵不断将细胞内的 Na^+ 泵出到细胞间隙，使细胞内 Na^+ 浓度降低且呈负电位。小管液中的 Na^+ 和上皮细胞内的 H^+ 通过管腔膜上的 Na^+-H^+ 交换体进行逆向转运，Na^+ 顺电-化学梯度进入细胞内，而上皮细胞内的 H^+ 被分泌到小管液中。分泌到小管液中的 H^+ 与 HCO_3^- 结合以 CO_2 的形式促进 HCO_3^- 重吸收，Cl^- 留在小管液中，其浓度高出管周细胞间液中的 Cl^- 20%~40%。小管液中的 Na^+ 还可以通过腔侧膜上的 Na^+-葡萄糖同向转运体或 Na^+-氨基酸同向转运体与葡萄糖、氨基酸共同转运，在 Na^+ 顺电-化学梯度进入细胞的同时，葡萄糖与氨基酸也被转运至细胞内。进入细胞内的葡萄糖、氨基酸经易化扩散通过管周膜再进入细胞间液。进入细胞内的 Na^+ 随即被管周膜和基底侧膜上的 Na^+ 泵转运至细胞间隙。这样，既保持了细胞内低 Na^+ 状态，有利于小管液中的 Na^+、葡萄糖与氨基酸继续向细胞内转运；又提高了细胞间液的渗透压。小管液中的水靠渗透作用进入细胞间液。由于细胞间隙在管腔膜侧存在紧密连接，细胞间液静水压的升高可促使 Na^+ 和水通过基膜进入相邻的毛细血管而被重吸收。但是，由于紧密连接的封闭程度是相对的，少部分 Na^+ 和水也可能通过紧密连接回漏（back-leak）到小管腔内（图8-6）。

近端小管后半段，上皮细胞腔侧膜除了有 Na^+-H^+ 交换外，还存在 Cl^--HCO_3^- 交换体，后者将小管液中的 Cl^- 转运到细胞内，将 HCO_3^- 转运到小管液，HCO_3^- 再以 CO_2 的形式进入细胞。进入细胞内的 Cl^- 则通过管周膜上的 K^+-Cl^- 同向转运体转运至细胞间液，再进入血液。由于近端小管后半段小管液中的 Cl^- 浓度较高，Cl^- 主要通过细胞旁途径顺浓度梯度被动重吸收。Cl^- 重吸收后，使管腔两侧出现电位差，驱使 Na^+ 顺电位梯度经细胞旁途径被动重吸收。

Na^+、HCO_3^-、Cl^-、葡萄糖与氨基酸主动或被动重吸收后使细胞间液渗透压升高，水在渗透压差作用下经跨细胞和细胞旁途径进入组织间液再进入血液。因此，近端小管对水的重吸收是通过渗透作用完成的。流过近端小管后的小管液仍为等渗液，此段物质的重吸收是等渗重吸收。

髓袢降支细段对 NaCl 不通透，对水通透性高，随着水的重吸收，小管液 NaCl 浓度不断增大，渗透压逐渐升高。髓袢升支细段对水不通透，但对 Na^+ 和 Cl^- 的通透性高，于是 Na^+ 和 Cl^- 不断被重吸收，使小管液渗透压逐渐降低。

髓袢升支粗段管周膜上的 Na^+ 泵将细胞内的 Na^+ 转运至细胞间液，使细胞内的 Na^+ 浓度降低，管腔膜上的转运体将小管液中的 Na^+、Cl^-、K^+ 协同转运到细胞内,三种离子的转运比例为 $Na^+:2Cl^-:K^+$(图 8-7)。进入细胞内的 Na^+ 再由 Na^+ 泵转运至细胞间液,Cl^- 经管周膜的通道扩散至细胞间液,而 K^+ 则通过管腔膜上的 K^+ 通道再返回至小管液。呋塞米(速尿)和依他尼酸(利尿酸)等利尿剂通过抑制管腔膜上转运体的功能使升支粗段 Na^+、Cl^- 重吸收减少,达到利尿的目的。

远曲小管和集合管可主动重吸收 NaCl,且 Na^+ 的重吸收与 K^+ 和 H^+ 的分泌有关(见 K^+ 和 H^+ 的分泌)。Na^+ 和水在远曲小管和集合管的重吸收分别受醛固酮和抗利尿激素的调节,属于调节性重吸收。而肾小管其余各

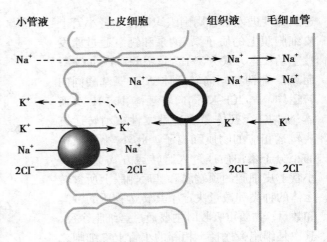

图 8-7 髓袢升支粗段对 Na^+、Cl^-、K^+ 的转运
实心圆表示转运体;空心圆表示钠泵

段对 Na^+ 和水的重吸收同机体是否存在 Na^+、水不足(或过剩)无直接关系,称为必然性重吸收。

2. K^+ 的重吸收 肾小球滤出的 K^+ 约 36g/d,其中 65%~70% 由近端小管重吸收,25%~30% 被髓袢升支粗段重吸收,远曲小管和集合管既可重吸收 K^+,也可分泌 K^+。终尿中的 K^+ 主要是由远曲小管和集合管分泌的。小管液中 K^+ 浓度约 4mmol/L,远远低于细胞内 K^+ 浓度(约 150mmol/L),小管液的电位约 –3.5mV,管周细胞间液为 0mV。因此,肾小管上皮细胞重吸收 K^+ 是一个逆电化学梯度进行的主动转运过程。

3. HCO_3^- 的重吸收 原尿中的 HCO_3^- 几乎全部被重吸收入血,其中 80% 的 HCO_3^- 由近端小管重吸收。近端小管重吸收 HCO_3^- 是以 CO_2 的形式进行的,此过程与管腔膜上的 Na^+-H^+ 交换密切相关。小管液中的 HCO_3^- 与上皮细胞分泌的 H^+ 结合生成 H_2CO_3,后者迅速分解为 CO_2 和水。CO_2 脂溶性强,迅速扩散进入细胞,在细胞内碳酸酐酶(carbonic anhydrase,CA)催化下,CO_2 又与 H_2O 结合生成 H_2CO_3。后者再解离成 H^+ 和 HCO_3^-,H^+ 通过 Na^+-H^+ 交换分泌到小管液中,HCO_3^- 则与 Na^+ 一起转运入血(图 8-8)。碳酸酐酶抑制剂乙酰唑胺,可使 Na^+-H^+ 交换减少,Na^+ 和 HCO_3^- 的重吸收减少,钠和水排出增多,引起利尿。由于近端小管液中的 CO_2 透过管腔膜的速度明显高于 Cl^- 的转运速度,使 HCO_3^- 的重吸收优先于 Cl^- 的重吸收,在体内酸碱平衡调节机制中具有重要作用。

4. 葡萄糖的重吸收 原尿中葡萄糖的浓度与血浆相同,但终尿中几乎不含葡萄糖,提示葡萄糖全部被重吸收入血。葡萄糖的重吸收部位仅限于近端小管,特别是近端小管的前半段。

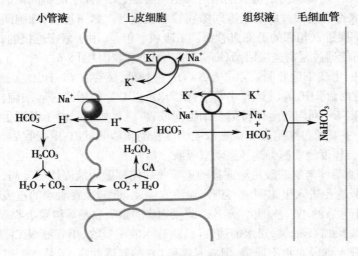

图 8-8 HCO_3^- 的重吸收示意图
CA:碳酸酐酶;实心圆表示转运体;空心圆表示钠泵

葡萄糖以继发性主动转运方式与 Na^+ 协同重吸收。小管液中的葡萄糖和 Na^+ 与小管上皮细胞刷状缘上的 Na^+- 葡萄糖同向转运体结合形成复合体后,转运体构型发生改变,使 Na^+ 进入细胞内的同时,葡萄糖亦随之进入细胞。进入细胞后的 Na^+ 和葡萄糖与转运体分离,后者构型恢复原状。进入细胞内的 Na^+ 通过小管上皮细胞管周膜或侧膜上的 Na^+ 泵转运至细胞间液再进入血液,葡萄糖则通过管周膜上的载体,经易化扩散到细胞间液再进入血液(图 8-9)。

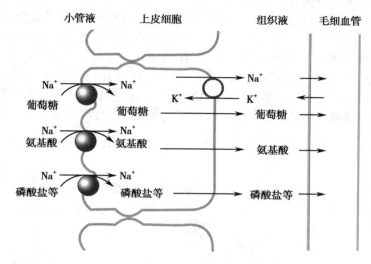

图 8-9　近端小管对葡萄糖、氨基酸和磷酸盐等的重吸收示意图
实心圆表示转运体;空心圆表示钠泵

近端小管上皮细胞刷状缘上转运体的数量是一定的,因而对葡萄糖的重吸收有一定的限度。当血糖浓度超过 10.08mmol/L(180mg/100ml)时,部分近端小管的上皮细胞重吸收葡萄糖的能力已达极限,这些肾小管超滤液中的葡萄糖已不能全部被重吸收而进入终尿,尿中刚刚开始出现葡萄糖时的最低血糖浓度称为肾糖阈(renal glucose threshold)。血糖浓度超过肾糖阈后,随着血糖浓度的进一步升高,达到吸收葡萄糖最大极限量的肾小管越来越多,随尿排出的葡萄糖增多。人两侧肾的全部近端小管在单位时间内能重吸收葡萄糖的最大量,称为葡萄糖的吸收极限量。此时,所有近端小管的上皮细胞对葡萄糖的吸收均达到极限(转运体全部饱和)。若血糖浓度继续升高,尿中排出的葡萄糖则平行性增加。正常人两侧肾对葡萄糖的吸收极限量,男性为 20.95mmol/min(375mg/min),女性为 16.78mmol/min(300mg/min)。

5. 其他物质的重吸收　小管液中的氨基酸、HPO_4^{2-}、SO_4^{2-} 等的重吸收机制与葡萄糖相似,只是转运体不同(图 8-9)。部分尿酸在近端小管重吸收。大部分的 Ca^{2+}、Mg^{2+} 在髓袢升支粗段重吸收。滤出的少量蛋白质以入胞方式在近端小管重吸收。

二、肾小管和集合管的分泌作用

肾小管和集合管上皮细胞将自身代谢产生的物质或血液中的某些物质排入到小管液中的过程称为肾小管和集合管的分泌作用。肾小管和集合管分泌的主要物质有 H^+、K^+ 和 NH_3。

(一)分泌 H^+

正常人血浆 pH 值保持在 7.35~7.45 之间,肾小球滤过液的 pH 值与血浆相同,而尿液的 pH 值在 5.0~7.0 之间,这是由于肾小管和集合管上皮细胞分泌 H^+ 到小管液中引起的。肾小管和集合管上皮细胞均可分泌 H^+,但以近端小管为主。近端小管细胞是通过 Na^+-H^+ 交换实现 H^+ 分泌的,同时促进 $NaHCO_3$ 重吸收。远曲小管和集合管的闰细胞依靠管腔膜上的 H^+ 泵主动分泌 H^+。闰细胞内代谢产生的或由小管液弥散进入的 CO_2,在碳酸酐酶的催化下,与 H_2O 结合生成 H_2CO_3,H_2CO_3 解离成 H^+ 和 HCO_3^-。HCO_3^- 通过基侧膜进入细胞间液再回到血液中,而 H^+ 则由管腔膜上的 H^+ 泵分泌到小管液中与 HCO_3^- 结合生成 CO_2 和 H_2O 促进 HCO_3^- 重吸收,也可以和 HPO_4^{2-} 结合生成 $H_2PO_4^-$,或与上皮细胞分

拓展阅读:糖尿病肾病

泌的 NH_3 结合成 NH_4^+ 酸化尿液。近端小管只有 Na^+-H^+ 交换,而远曲小管和集合管除存在 Na^+-H^+ 交换外,还存在 Na^+-K^+ 交换,二者之间具有竞争抑制作用。肾小管上皮细胞每分泌一个 H^+,就有一个 $NaHCO_3$ 重吸收入血(图 8-8),$NaHCO_3$ 是体内重要的"碱储",肾小管分泌 H^+ 的过程即肾排酸保碱的过程,对维持体内酸碱平衡(acid-base balance)有重要意义。

(二) 分泌 NH_3

细胞内的 NH_3 主要由谷氨酰胺的脱氨反应生成。正常情况下,NH_3 由远曲小管和集合管分泌,但酸中毒时,近端小管也可分泌 NH_3。NH_3 是脂溶性物质,又因小管液的 pH 值比管周细胞间液低,故主要通过细胞膜扩散入小管液中。进入小管液的 NH_3 与其中的 H^+ 结合成 NH_4^+,减少了小管液中 H^+ 的量,有利于 H^+ 的继续分泌。NH_4^+ 是水溶性物质,不能通过细胞膜。小管液中的 NH_4^+ 可与强酸盐(如 NaCl)的负离子结合生成铵盐(NH_4Cl)随尿排出,正离子(如 Na^+)则与 H^+ 交换而进入肾小管上皮细胞,然后和细胞内 HCO_3^- 一起被转运入血液。随着小管液中的 NH_3 与 H^+ 结合生成 NH_4^+,使小管液中的 NH_3 降低,可促进 NH_3 的继续分泌(图 8-10)。NH_3 分泌不仅有利于排 H^+,而且可以保碱,在维持体内酸碱平衡中起重要作用。

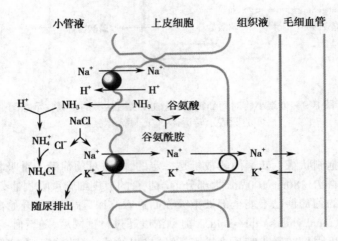

图 8-10 H^+、NH_3 和 K^+ 分泌关系示意图
实心圆表示转运体;空心圆表示钠泵

(三) 分泌 K^+

终尿中的 K^+ 主要是由远曲小管和集合管的主细胞分泌。远曲小管和集合管对 Na^+ 的主动重吸收,使管腔内呈负电位(-10~$-40mV$);管周膜钠泵的活动又使细胞间液的 K^+ 进入细胞,增大了细胞内和小管液间的 K^+ 浓度差,这是 K^+ 分泌的前提和基础。K^+ 的分泌与 Na^+ 的主动重吸收密切相关,在小管液中的 Na^+ 重吸收的同时,K^+ 被分泌到小管液中,这种 K^+ 的分泌与 Na^+ 的重吸收相耦联的现象,称为 Na^+-K^+ 交换。由于 Na^+-K^+ 交换和 Na^+-H^+ 交换都是 Na^+ 依赖性的(图 8-10)。酸中毒时,因小管细胞内的碳酸酐酶活性增强,H^+ 生成增多,使 Na^+-H^+ 交换增强,以增加 $NaHCO_3$ 的重吸收;同时 Na^+-K^+ 交换减弱,K^+ 随尿排出减少,故可引起高钾血症;当血钾浓度升高时又可因为使 Na^+-H^+ 交换减弱而出现酸中毒。

(四) 其他代谢产物和异物的排泄

除了 H^+、K^+ 和 NH_3 外,肾小管细胞还可将血浆中的某些代谢产物如肌酐等,以及进入机体内的某些药物如青霉素等分泌到小管液中随尿排出体外。肌酐由肌肉中肌酸脱水或磷酸肌酸脱磷酸产生,每天由尿排出的肌酐量大于滤过的总量(表 8-2),这是肾小管和集合管细胞将血浆中的肌酐分泌到小管液的结果。进入体内的物质如青霉素、酚红、呋塞米和依他尼酸等在血液中与血浆蛋白结合而运输,不能被肾小球滤过,主要由近端小管分泌而排出。

肾小管、集合管的重吸收与分泌作用综合归纳于图 8-11。

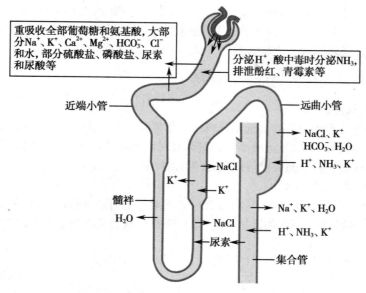

图 8-11　肾小管和集合管的重吸收及其分泌作用示意图

第四节　尿的浓缩和稀释作用

尿的浓缩和稀释是以尿和血浆的渗透压相比较而言的。如果排出的尿渗透压比血浆的高,称为高渗尿(hypertonic urine),表明尿液被浓缩;如果排出的尿渗透压比血浆的低,则称为低渗尿(hypotonic urine),表明尿液被稀释。正常血浆的渗透压约为 300mOsm/L,肾小球超滤液的渗透压与血浆的基本相同,但终尿渗透压在 50~1200mOsm/L 之间波动,其高低与机体内的水平衡状况密切相关。当机体缺水时,排出高渗尿;机体内水分过多时,排出低渗尿,尿液被稀释。当肾实质遭到严重破坏时,不管机体是否存在缺水或水分过多,尿液的渗透压总是与血浆渗透压相等,即排出等渗尿。因此,尿液渗透压是判断肾脏对尿液浓缩和稀释能力的指标。肾对尿的浓缩和稀释功能在维持机体水平衡中有重要意义。

一、尿浓缩与稀释的基本过程

肾小球滤过液流经各段肾小管时,其中的水分被重吸收的程度是尿液浓缩和稀释的基础。小管液流经近端小管时,其渗透压未变,属于等渗性重吸收,因此,尿液的浓缩和稀释是在髓袢、远端小管和集合管内完成的。尿液稀释的本质是小管液中溶质重吸收的程度高于水被重吸收的程度。在髓袢升支粗段,随着 NaCl 的主动重吸收,而水不被重吸收,使小管液变为低渗液。当体内水分过多致抗利尿激素释放减少时,远曲小管和集合管对水的通透性降低,来自于髓袢升支粗段的小管液流经远曲小管和集合管时,NaCl 继续被重吸收,而水重吸收量少,故小管液渗透压进一步下降,形成低渗尿,完成尿液的稀释。尿液浓缩的本质是小管液中水重吸收的程度大于溶质重吸收的程度。水重吸收的动力来自于由外髓质到内髓乳头部依次增高的渗透压梯度。肾皮质部组织液的渗透压与血浆相等,由髓质外层向乳头部深入,组织液的渗透压逐渐升高,分别为血浆的 2.0、3.0 和 4.0 倍(图 8-12)。

在抗利尿激素存在的情况下,远曲小管和集合管对水的通透性高,低渗的小管液由外髓集合管向内髓集合管流动时,由于渗

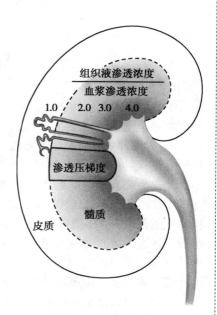

图 8-12　肾髓质渗透压梯度示意图
髓质颜色越深,表明渗透压越高

透作用,水不断被"抽吸"进入高渗的组织间液,使小管液被浓缩,形成高渗尿,尿量减少。

在尿液浓缩和稀释的过程中,肾髓质渗透压梯度的形成和保持是尿液浓缩和稀释的先决条件,抗利尿激素的释放则是尿液浓缩和稀释的决定因素。

二、肾髓质渗透压梯度的形成和保持

(一)髓质渗透压梯度的形成

肾髓质渗透压梯度形成的基础是近髓肾单位长的髓袢结构和功能。在髓袢的降支与升支之间液体的逆向流动过程中,髓袢各段及远曲小管和集合管对水和溶质的通透性不同,使小管液与组织液溶质浓度和渗透压由外髓质到内髓质成倍地升高,即髓袢的逆流倍增(counter current multiplication)作用,这是肾髓质高渗梯度形成的基础。

在外髓部,髓袢升支粗段主动重吸收 Na^+ 和 Cl^- 而对水不通透,使升支粗段内小管液的 NaCl 浓度和渗透压逐渐降低,而管周组织液的渗透压则升高,于是从皮质到近内髓部的组织液形成了一个渗透压逐渐升高的梯度(图 8-13A)。

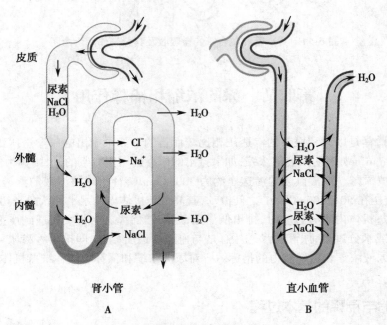

图 8-13 尿浓缩机制示意图
A.髓质渗透压梯度的形成;B.直小血管在渗透压梯度保持中的作用

内髓部高渗透压梯度是由尿素的再循环和 NaCl 由小管液向管周组织液扩散形成的。远曲小管及皮质部、外髓部的集合管对尿素不通透,但对水通透性高,随着水的重吸收,小管液中的尿素浓度逐渐升高;内髓部集合管对尿素通透,当小管液流经此处时,尿素顺浓度差进入内髓部组织液,使间质渗透压升高;髓袢升支细段对尿素的通透性大,内髓组织液中的尿素则顺浓度差扩散入小管液,经远曲小管及皮质部和外髓部集合管,至内髓集合管时再次扩散进入细胞间液,即尿素的再循环,促成并加强了内髓质的高渗透压梯度。NaCl 由小管液向管周组织液的扩散发生于内髓部的髓袢升支细段。髓袢降支细段对 Na^+ 不通透,对水易通透,小管液中的水不断进入内髓组织液,使小管液中 NaCl 浓度和渗透压逐渐增大,在髓袢底端折返处达到最高。在升支细段,小管上皮细胞对 Na^+ 易通透而对水不通透,NaCl 则顺浓度差扩散入组织液,和尿素一起共同参与内髓部高渗透压梯度的形成(图 8-13A)。

(二)肾髓质渗透压梯度的保持

近髓肾单位出球小动脉形成的"U"形直小血管与同一肾单位的髓袢伴行,其升支与降支血流方向相反,形成逆流交换(counter current exchange),是髓质渗透压梯度得以保持的主要机制。在血液沿降支下行时,因周围组织液的 NaCl 和尿素浓度逐渐升高,NaCl 和尿素便顺浓度差扩散入直小血管,同时直小血管降支血液中的水则渗出到组织液,使得愈至内髓深层,直小血管血液中的 NaCl 和尿素浓度愈高,直至折返处达最高。当血液沿升支回流时,其中的 NaCl 和尿素浓度比同一水平组织液的高,NaCl 和尿素又不断扩散到组织液,同时水又重新渗入直小血管的血液中。由此,NaCl 和尿素在直小血管的升支和降支之间循环,产生逆流交换作用。由于直小血管细而长、血流阻力大、流速慢,进行逆流交换的时间长。当直小血管升支离开外髓部时,带走的只是部分过剩的溶质和水(主要是水),从而保持了髓质的高渗透压梯度(图 8-13B)。

拓展阅读:人工肾

第五节　尿生成的调节

机体通过改变尿生成的各个环节,如肾小球滤过、肾小管和集合管的重吸收与分泌,以及尿的浓缩和稀释等实现对尿生成的调节。影响肾小球滤过功能的相关因素已在前文述及,本节主要讨论肾小管和集合管重吸收和分泌功能改变对尿生成的调节。

一、体液调节

(一)抗利尿激素

抗利尿激素(antidiuretic hormone,ADH)由下丘脑视上核和室旁核的神经内分泌细胞合成,经下丘脑垂体束运输到神经垂体储存,在机体需要时释放入血。

1. 抗利尿激素的作用及机制　抗利尿激素通过提高远曲小管和集合管上皮细胞对水的通透性,加强水的重吸收而发挥抗利尿作用。血液中的抗利尿激素与远曲小管和集合管上皮细胞管周膜上的 V_2 受体相结合,激活兴奋性 G- 蛋白,活化膜内的腺苷酸环化酶,使 cAMP 生成增多,进而激活蛋白激酶 A,后者使上皮细胞内的水孔蛋白 -2(aquaporin-2,AQP-2)镶嵌在管腔膜上,形成水通道,增加远曲小管和集合管水的通透性,促进水的重吸收,使尿量减少。当抗利尿激素缺乏时,管腔膜上的水通道返回到细胞内,管腔膜对水通透性下降,尿量增多。

2. 抗利尿激素合成与分泌的调节　抗利尿激素的释放受血浆晶体渗透压和循环血量的调节。血浆晶体渗透压是生理情况下调节抗利尿激素释放的重要因素。下丘脑的视上核、室旁核及其周围区域有渗透压感受器细胞,对血浆晶体渗透压,尤其是血浆 NaCl 浓度的变化非常敏感。当大量出汗或严重呕吐、腹泻使体内水分丢失过多时,血浆晶体渗透压升高,通过渗透压感受器使抗利尿激素合成、释放增多,促进远曲小管和集合管对水的重吸收,尿液浓缩,有利于血浆晶体渗透压回归正常范围。

当短时间内大量饮清水使血浆晶体渗透压降低时,抗利尿激素分泌和释放减少甚至停止,远曲小管和集合管对水的重吸收减少,尿量增多,以排出体内多余的水分(图 8-14)。这种因一次性饮用大量清水,反射性地使抗利尿激素分泌和释放减少而引起尿量明显增多的现象,称为水利尿(water diuresis)。

抗利尿激素的合成与释放还受循环血量的影响。循环血量减少时,左心房和胸腔大静脉壁上的容量感受器所受刺激减弱,同时心排出量减少,血压降低,对颈动脉窦压力感受器的刺激也减弱,二者经迷走神经传入中枢的冲动减少,反射性地引起抗利尿激素的分泌和释放,增加远曲小管和集合管对水的重吸收,使尿量减少,有利于血容量的恢复。当循环血量

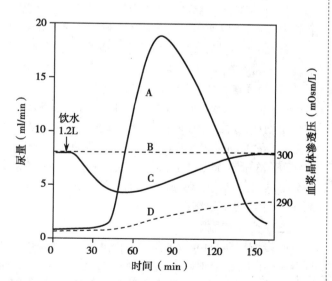

图 8-14　饮清水或生理盐水后尿量和血浆晶体渗透压的变化

——饮清水　---- 饮生理盐水
A 和 D:尿量;B 和 C:血浆晶体渗透压

拓展阅读:癌症引起的 ADH 分泌异常

笔记

增多时,容量感受器受到的刺激增强,同时,血压升高,对压力感受器的刺激也增强,通过迷走神经反射性地抑制抗利尿激素的合成与释放,使水重吸收减少,尿量增多,使循环血量回归正常水平。

知识拓展

抗利尿激素与尿崩症

下丘脑视上核、室旁核病变导致抗利尿激素分泌不足,或肾对抗利尿激素反应性下降时,病人出现多尿、烦渴多饮、低比重尿和低渗尿等临床改变,称为尿崩症。原发性抗利尿激素分泌不足者称为中枢性或垂体性尿崩症;对抗利尿激素敏感性下降者称肾性尿崩症。患者24小时尿量可多达5~10L,尿比重常在1.005以下,尿渗透压50~200mOsm/kg·H₂O,尿色淡,易引起脱水或其他并发症。

(二) 醛固酮

醛固酮(aldosterone)是由肾上腺皮质球状带合成并分泌的一种盐皮质激素。

1. 醛固酮的作用及作用机制　醛固酮的主要作用是促进远曲小管和集合管的上皮细胞对 Na^+ 和水的重吸收,促进 K^+ 的分泌,具有保 Na^+ 排 K^+ 和增加血容量的作用。

醛固酮随血液循环到达远曲小管和集合管的上皮细胞,进入细胞与胞质内受体结合,形成激素 - 受体复合物,后者进入细胞核,与 DNA 特异性结合位点相互作用,调节特异性 mRNA 的转录,合成多种醛固酮诱导蛋白,增大管腔膜对 Na^+ 的通透性,增强线粒体内 ATP 的合成和管周膜上钠泵的功能,同时还加强 Na^+-K^+ 和 Na^+-H^+ 交换过程,使远曲小管和集合管上皮细胞对 Na^+ 的重吸收增加,进而增加水的重吸收,使细胞外液量增多,同时排 K^+ 也增多。

2. 醛固酮分泌的调节　醛固酮的分泌主要受肾素 - 血管紧张素系统和血 K^+、血 Na^+ 浓度的调节。

(1) 肾素 - 血管紧张素 - 醛固酮系统:肾素主要由近球细胞分泌,是一种蛋白水解酶。人体失血,循环血量减少,肾血流量减少,对入球小动脉的牵张刺激减弱,管壁上的牵张感受器兴奋;肾血流量减少,肾小球滤过率和滤过的 Na^+ 量减少,流经致密斑的 Na^+ 量也减少,使致密斑感受器激活。以上二者均可促进肾素的释放。交感神经兴奋使肾素释放增加,肾上腺素、去甲肾上腺素可直接刺激近球细胞分泌肾素。

肾素促进血浆中的血管紧张素原(主要在肝脏产生,是一种 α - 球蛋白)分解,生成血管紧张素 I (10 肽)。血管紧张素 I 可刺激肾上腺髓质分泌肾上腺素,对血管的直接作用则较弱。血管紧张素 I 在血液和组织中转换酶(该酶在肺中最丰富)作用下,降解成血管紧张素 II (8 肽),血管紧张素 II 在氨基肽酶作用下降解成血管紧张素 III (7 肽)。血管紧张素 II 和血管紧张素 III 都具有收缩血管和刺激醛固酮分泌的作用,但血管紧张素 II 的缩血管作用较强,血管紧张素 III 主要刺激醛固酮的分泌(图 8-15)。此外,血管紧张素 II 进入脑内,还可促进抗利尿激素的分泌和引起渴感中枢兴奋。

肾素分泌的量,决定了血浆中血管紧张素的浓度,而血浆中醛固酮的水平则取决于血管紧张素的浓度。通常情况下,在血浆中肾素、血管紧张素和醛固酮的水平保持一致,构成一个相互关联的功能系统,称为肾素 - 血管紧张素 - 醛固酮系统。

(2) 血 K^+ 和血 Na^+ 的浓度:血 K^+ 浓度升高和(或)血 Na^+ 浓度降低,均可直接刺激醛固酮的合成和分泌增加;反之,则使醛固酮分泌减少。但肾上腺皮质球状带对血 K^+ 浓度的变化比血 Na^+ 更为敏感,血 K^+ 升高 0.5mmol/L 即可刺激其分泌活动增加,而血 Na^+ 浓度则需更大程度降低才能引起同样的效应。醛固酮促进肾保 Na^+ 排 K^+,以保持血 Na^+ 和血 K^+ 浓度的平衡。可见,血中的 Na^+、K^+ 浓度与醛固酮分泌的关系甚为密切,醛固酮的分泌首先受血中的 Na^+、K^+ 浓度的影响,其生理学作用又调节了血中的 Na^+、K^+ 浓度的平衡。

(三) 心房钠尿肽

心房钠尿肽(atrial natriuretic peptide, ANP)是由心房肌细胞合成和释放的一种肽类激素,具有促进 NaCl 和水排出的作用。当循环血量增多使心房扩张,以及钠摄入过多时,可刺激心房钠尿肽的合成与释放。心房钠尿肽通过抑制集合管对 NaCl 的重吸收、舒张入球和出球小动脉(以前者为主)以及抑制肾素、醛固酮和抗利尿激素的合成与释放,使水的重吸收减少,发挥利尿作用。

此外,体内其他多种激素均可影响肾功能和尿的生成,如甲状旁腺激素、缓激肽、糖皮质激素和前列腺素等。

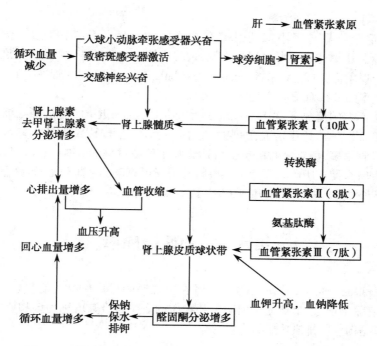

图 8-15　肾素 - 血管紧张素 - 醛固酮系统的生成和作用示意图

二、神经调节

正常机体在安静情况下,神经系统对肾生成尿的功能影响较小。在失血、呕吐、腹泻等因素使体液大量丧失,引起血容量减少和血压降低时,肾交感神经对尿生成具有一定的调节作用。

肾交感神经兴奋时主要通过以下作用影响尿的生成:①使入球小动脉和出球小动脉收缩,但前者收缩的程度大于后者,肾小球毛细血管血流量减少,毛细血管血压下降,有效滤过压降低,肾小球滤过率减少;②促进近端小管和髓袢上皮细胞对 Na^+、HCO_3^-、Cl^- 和水的重吸收;③刺激近球小体中的球旁细胞释放肾素,最终使醛固酮生成增多,肾小管对 Na^+ 和水的重吸收增多。

三、肾内自身调节

肾内自身调节包括小管液中溶质浓度对肾小管功能的调节和球 - 管平衡。

(一) 小管液中溶质浓度对肾小管功能的调节

小管液渗透压与溶质的浓度呈正相关,是对抗肾小管重吸收水分的力量。小管液溶质浓度高,则渗透压高,肾小管特别是近端小管对水的重吸收减少,进而小管液中 Na^+ 被稀释,与细胞内液之间的 Na^+ 浓度差变小,Na^+ 的重吸收也减少,使尿量增多。

糖尿病患者,因葡萄糖不能被近端小管完全重吸收,使之在小管液中的浓度增大,小管液渗透压升高,水和 NaCl 重吸收减少,尿量增多。这种由于小管液溶质浓度增大,渗透压上升使水钠重吸收减少引起的利尿称为渗透性利尿(osmotic diuresis)。

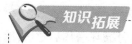　知识拓展

渗透性利尿的临床应用

临床上常用 20% 甘露醇静脉注射以达到利尿、消肿的目的。静脉注射后,甘露醇分布于细胞外液,从肾小球滤过后,不能被肾小管重吸收,使小管液溶质浓度升高,渗透压增大,肾小管和集合管对水的重吸收减少,使尿量增多。临床常用来治疗脑水肿、颅内高压、眼压升高、青光眼、急性肾功能不全等。

(二) 球 - 管平衡

近端小管的重吸收量与肾小球滤过率存在稳定的比例关系即定比重吸收（constant fraction reabsorption）。不管肾小球滤过率增多还是降低，近端小管对水和钠的重吸收率始终占肾小球滤过率的 65%~70%，这种现象称为球 - 管平衡（glomerulo-tubular balance）。球 - 管平衡的生理意义在于使尿量不因肾小球滤过率的增减而发生较大幅度的变化。

在肾血浆流量不变的情况下，当肾小球滤过率增加时，流入近端小管周围毛细血管的血量减少，毛细血管血压降低而胶体渗透压增大，细胞间液进入毛细血管增多，组织液的静水压降低，使肾小管对 Na^+ 和水的重吸收增多，使重吸收的量仍可达到肾小球滤过率的 65%~70%；当肾小球滤过率减少时，则发生相反的变化，使重吸收率不变。某些特殊情况可打破球 - 管平衡，如渗透性利尿时，近端小管重吸收率小于 65%~70%，排出的水和 NaCl 增多，尿量增加。

第六节　血浆清除率

血浆清除率（plasma clearance rate，C）是指肾在单位时间（每分钟）内能将多少毫升血浆中所含的某种物质完全清除出去，这个被完全清除了某物质的血浆毫升数就称为该物质的血浆清除率（ml/min）。血浆清除率是衡量肾排泄功能的重要指标。

一、血浆清除率的测定

肾对某一物质排泄量的多少，除与肾自身的功能有关外，还与该物质在血浆中的浓度有关。血浆中浓度高的物质即使肾对该物质的排泄能力低，也会在尿中有较高的浓度，而血浆中浓度低的物质即使肾对该物质的排泄能力高，该物质在尿中的含量也会很低。计算血浆清除率需要同时测量三个数值：尿中某物质的浓度 U（mg/100ml）、每分钟尿量 V（ml/min）和血浆中某物质的浓度 P（mg/100ml）。因为尿中该物质均来自血浆，所以，U×V=P×C 亦即 C=U×V/P。根据上式可以计算出某种物质的清除率。例如，尿素清除率的计算方法如下：测得尿量 V 为 1ml/min，尿中尿素浓度 U 为 2100mg/100ml，血浆尿素浓度 P 为 30mg/100ml，则尿素清除率 C=U×V/P=2100×1/30=70ml/min。这个数值表示肾每分钟可以清除 70ml 血浆中所含的所有尿素，它并非肾小球滤出的原尿量或流经肾的血浆量，其真实的含义是肾每分钟清除某物质的量相当于多少毫升血浆中所含该物质的量。血浆清除率能够反映肾对不同物质的清除能力，也可以了解肾对不同物质的排泄功能。

二、血浆清除率测定的意义

(一) 测定肾小球滤过率

菊粉对人体无毒，静脉注射后被肾小球自由滤过，且不被肾小管和集合管重吸收与分泌。因此，菊粉的血浆清除率即肾小球滤过率。用菊粉血浆清除率测定肾小球滤过率时，静脉滴注菊粉使之在血浆中的浓度稳定在 1mg/100ml，若此时测得尿中浓度为 125mg/100ml，尿量为 1ml/min，则计算菊粉的血浆清除率为 125×1/1=125（ml/min），即肾小球滤过率为 125ml/min。前文提到的正常人肾小球滤过率约为 125ml/min 就是根据菊粉的血浆清除率测得的。

(二) 测定肾血浆流量

碘锐特或对氨基马尿酸进入血液后被肾小球自由滤过，不被肾小管和集合管重吸收但有分泌作用。保持这类物质在动脉血中一定浓度，使肾静脉中其浓度接近于 0，说明经过肾循环一周后这些物质被完全清除，则该物质的清除率即为每分钟通过肾的血浆流量。若静脉滴注碘锐特或对氨基马尿酸的钠盐后维持较低的 1mg/100ml 的血浆浓度，肾静脉中的浓度接近于 0（极少部分血流通过肾的非泌尿部分），尿中浓度 220mg/100ml，尿量为 3ml/min，计算得出血浆清除率为 660ml/min，即肾血浆流量为 660ml/min。若测得肾小球滤过率和血细胞比容，可计算滤过分数和肾血流量。

(三) 肾小管的功能判断

通过血浆清除率的测定，可以推测物质是否被肾小管重吸收和分泌。尿素和葡萄糖可以自由通过滤过膜,它们的血浆清除率分别为 70ml/min 和 0,均小于 125ml/min(肾小球滤过率),说明尿素和葡萄糖滤过后均被重吸收,而且葡萄糖是完全被重吸收。肌酐的清除率为 175ml/min 大于 125ml/min,说明肌酐能被肾小管分泌。由于血浆清除率考虑到了物质的血浆浓度,因而比单纯用尿中物质的绝对量更能反映肾小管的排泄功能。

第七节　尿液及其排放

尿的生成是一个连续的过程,但膀胱排尿是间歇进行的。尿生成后汇入肾盂,经输尿管进入膀胱。当膀胱内储存的尿液达到一定量时,引起排尿反射(micturition reflex),尿液遂经尿道排出体外。

一、尿液

尿的质和量主要反映肾本身的结构和功能状态,也可反映机体其他方面的某些变化。

(一)尿量

正常人每昼夜尿量 1000~2000ml,尿量多少与摄入的水量和其他途径排出的水量有关。病理情况下,尿量长期保持在每昼夜 2500ml 以上,称为多尿;100~500ml 之间为少尿;少于 100ml 称为无尿。正常成人每天产生约 35g 固体代谢产物,至少需要 500ml 尿量才能将其溶解并排出体外。

(二)尿的理化特性

尿液中的水占 95%~97%,溶质占 3%~5%,包括 Na^+、K^+ 和 Cl^- 等电解质和尿素、尿酸、肌酐、氨等非蛋白含氮化合物,以及少量的硫酸盐、尿胆素等。

正常尿液透明、呈淡黄色,颜色深浅与尿量有关,同时还受药物的影响。病理情况下,血尿呈洗肉水色,胆红素尿呈黄色,乳糜尿呈乳白色等。正常尿液的比重在 1.015~1.025 之间,浓缩尿的比重可高于 1.025,稀释尿的比重可低于 1.003,正常尿液的渗透压一般比血浆的高。正常尿液的 pH 在 5.0~7.0 之间,呈弱酸性,最大变动范围为 4.5~8.0。尿的 pH 高低主要取决于食物的性质和成分,富含蛋白质的食物摄入较多时尿呈酸性,摄入水果、蔬菜等食物较多时尿呈弱碱性。

二、排尿

(一)膀胱与尿道的神经支配

膀胱逼尿肌和尿道内括约肌受交感神经和副交感神经的双重支配,尿道外括约肌接受躯体神经的支配。副交感神经的传出纤维走行于盆神经,其节前纤维由 2~4 骶髓(S_{2-4})发出,节后纤维兴奋时末梢释放乙酰胆碱,使膀胱逼尿肌收缩,尿道内括约肌舒张,促进排尿。交感神经走行于腹下神经,由腰髓发出,兴奋时引起膀胱逼尿肌舒张,尿道内括约肌收缩,抑制排尿。

阴部神经由骶髓发出,为躯体神经,支配尿道外括约肌,兴奋时引起尿道外括约肌收缩,有利于尿的储存,抑制时尿道外括约肌舒张,有利于排尿。

膀胱充盈感觉传入纤维走行于盆神经。膀胱痛觉传入纤维走行于腹下神经;尿道感觉传入纤维走行于阴部神经(图 8-16)。

(二)排尿及排尿反射

当膀胱充盈到 400~500ml 时,膀胱内压明显升高,膀胱壁的牵张感受器兴奋,冲动沿盆神经传入到骶髓部位(S_{2-4})的初级排尿中枢,同时向上到达脑干和大脑皮层的高级排尿中枢,并产生排尿感。排尿反射启动后,冲动沿盆神经到达膀胱和尿道,使膀胱逼尿肌收

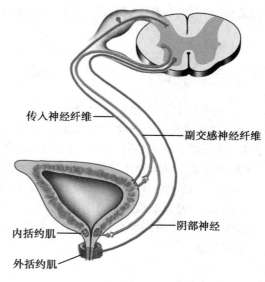

传入神经纤维

副交感神经纤维

内括约肌

阴部神经

外括约肌

图 8-16　膀胱和尿道的神经支配

缩,尿道内括约肌舒张,于是尿液进入后尿道,尿道感受器受到刺激而兴奋,传入冲动由阴部神经再次传入到脊髓排尿中枢,进一步加强其活动,并通过皮质抑制阴部神经活动,使尿道外括约肌开放,尿液在膀胱内压驱使下排出。排出过程中,尿液对尿道的刺激又进一步反射性地加强排尿中枢的活动,使排尿反射进一步加强,直至尿液排完为止,因此,这是一种正反馈调节。排尿末期,尿道海绵体肌肉收缩,可将残留于尿道内的尿液排出体外。

　　大脑皮层的高级中枢通过易化或抑制脊髓初级排尿中枢而控制排尿反射。通常排尿时腹肌和膈肌也配合收缩,使腹内压升高,有利于尿液的排出(图 8-17)。

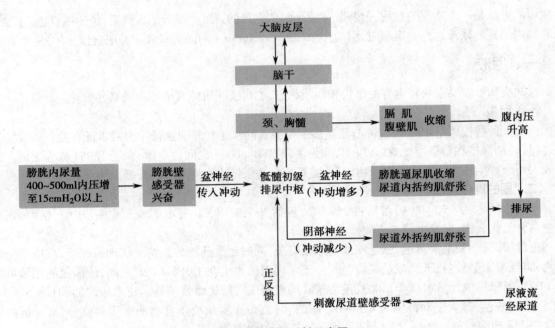

图 8-17　排尿反射示意图

　　临床上常见的排尿异常(abnormality of micturition)包括尿频、尿潴留(urine retention)和尿失禁(urine incontinence)。尿频是指排尿次数过多,每次排尿量少,一般由膀胱炎症或膀胱结石刺激所致。膀胱中尿液充盈过多,不能排出者称为尿潴留,多因腰骶部脊髓受损导致排尿初级中枢障碍,或尿道受阻所致。若初级中枢与大脑皮层失去功能联系,排尿反射失去意识控制,可出现尿失禁。婴幼儿大脑皮层发育尚未完善,对脊髓初级排尿中枢的控制能力较弱,故排尿次数多,易发生夜间遗尿。

(李良东)

本章小结

　　肾是人体最重要的排泄器官,并参与水盐代谢、酸碱平衡和血容量的调节。肾具有内分泌功能。尿生成是一个连续的生理过程:肾小球滤过,肾小管集合管的重吸收和分泌,尿液的浓缩和稀释作用,最后形成终尿。影响肾小球滤过的因素主要是有效滤过压、肾小球滤过膜的面积和通透性、肾血浆流量。肾小管各段和集合管都具有重吸收功能,近端小管是各类物质重吸收的主要部位。肾小管和集合管主要分泌 H^+、NH_3 和 K^+。尿液的浓缩和稀释关键取决于肾髓质渗透压梯度的形成、保持以及血液中 ADH 的浓度。远曲小管和集合管对 Na^+ 和水的重吸收,主要受 ADH、醛固酮的调节。神经调节和肾内自身调节在尿生成的调节中也发挥重要作用。排尿反射的初级中枢在骶髓。

笔记

扫一扫 测一测

思考题

1. 剧烈运动大量出汗后未及时饮水,尿量和尿渗透压有何变化?为什么?

2. 当机体发生酸中毒时,血 K^+ 浓度如何变化?为什么?

3. 原发性醛固酮增多症患者可出现水肿、高血钾、高血压等表现,这是为什么?

4. HCO_3^- 重吸收和 H^+ 分泌之间有何内在关系?

5. 简要说明肾在维持机体内环境稳态过程中的主要机制。

6. 某患者,男性,29 岁,多饮多食多尿,消瘦,易感染,血糖升高多年,近期出现肾功能衰竭,失明。请思考:①请做出诊断?依据是什么?②试述胰岛、血管、肾脏、视网膜等组织可能的病变。

病例型思考题:思路解析

学习目标

1. 掌握：感受器的一般生理特性；眼的折光系统，眼的调节，视网膜的两种感光换能系统；声波传入内耳的途径；前庭器官的适宜刺激和平衡感觉功能。

2. 熟悉：简化眼，眼的折光能力异常，视杆细胞的感光换能机制，视力、视野、暗适应和明适应的概念；人耳的听阈和听域，外耳和中耳的传音作用，耳蜗的感音换能作用。

3. 了解：感受器的概念及分类；视网膜的结构特点，视锥细胞的感光原理和色觉，视网膜中信息传递，双眼视觉和立体视觉；耳蜗及听神经的生物电现象；前庭器官的感受细胞，前庭反应；嗅觉、味觉感受器及其一般性质，皮肤的感觉功能。

感觉是客观事物在脑的主观反映，是机体适应内、外环境变化的一种基本功能活动。感觉是由感受器或感觉器官、传入神经和大脑皮层的感觉中枢共同活动而产生。本章只讨论与感受器和感觉器官有关的一些基本生理现象。

第一节　概　述

一、感受器与感觉器官

感受器（receptor）是指分布在体表或组织内部，主要感受机体内、外环境变化的结构或装置。感受器的种类繁多，结构也多种多样。最简单的感受器就是感觉神经末梢，如痛觉感受器；有的感受器是在裸露的神经末梢周围再包绕一些其他的结构，如环层小体和肌梭；还有些感受器是结构和功能上都高度分化的感受细胞，如视网膜中的视杆细胞和视锥细胞，耳蜗中的毛细胞等。

感受器的种类繁多，分类方法也不相同。根据所感受刺激的来源不同，可分为外感受器和内感受器；根据所感受刺激的性质不同，可分为化学感受器、光感受器、温度感受器和机械感受器等；根据引起感觉的类型和性质不同分为痛、温、触、视、嗅、听等感受器。内感受器位于机体内部的组织或器官中，感受机体内部的变化，如颈动脉窦的压力感受器、颈动脉体的化学感受器、下丘脑的渗透压感受器等；外感受器多分布于体表，感受外界的环境变化，如嗅、触、味、光、声等感受器。

感觉器官（sense organ）是由一些结构和功能都高度分化的感受细胞和它们的附属结构共同组成，简称感官。人体的感觉器官主要包括：视觉器官（眼）、听觉器官（耳）、位置觉器官（前庭）、嗅觉器官（鼻）、味觉器官（舌）等。

二、感受器的一般生理特性

（一）感受器的适宜刺激

一种感受器通常只对某种特定形式的刺激最敏感，将这种形式的刺激称为该感受器的适宜刺激（adequate stimulus）。如视网膜感光细胞的适宜刺激就是波长 380~760nm 的电磁波，耳蜗中毛细胞的适宜刺激是 20~20 000Hz 的机械声波等。适宜刺激必须达到一定的刺激强度和持续一定的作用时间才能引起感受器兴奋。

（二）感受器的换能作用

感受器接受刺激后，能把作用于它们的各种形式的刺激能量转换为传入神经的动作电位，这种能量转换称为感受器的换能作用（transducer function）。当刺激作用于感受器时，感受器并非直接将刺激能量转换为神经冲动，而是先在感受器细胞或感觉神经末梢出现一过渡性的电位变化，前者称为感受器电位（receptor potential），后者称为发生器电位（generator potential）。感受器电位或发生器电位是一种过渡性局部电位，不具有"全或无"的性质，但可以总和，并以电紧张的形式在细胞膜上作短距离扩布。感受器电位可以是去极化或超极化局部电位，可通过其强度、持续时间和波动方向的改变真实地反映刺激信号携带的信息。

（三）感受器的编码作用

感受器在感受刺激过程中，不仅发生了能量形式的转换，而且把刺激所包含的环境变化的信息，也转移到了动作电位的序列之中，称为感受器的编码（coding）作用。例如，耳蜗受到声音刺激时，不但将声能转换成神经冲动，而且还能把声音的音量、音调、音色等信息蕴涵在神经冲动的数码序列之中。感受器对不同性质刺激的编码作用，可能与刺激作用于相应的感受器之后，经一定传入通路将神经冲动传入大脑皮层特定部位等因素有关。如电刺激视神经或枕叶皮层会引起光亮的感觉；当肿瘤或炎症等刺激听神经时，病人会产生耳鸣的症状。

（四）感受器的适应现象

当某一恒定强度的刺激持续作用于感受器时，随着刺激时间的延长，感觉传入神经纤维上的动作电位频率会逐渐下降，这一现象称为感受器的适应（adaptation）现象。当出现适应时，感受器的阈值会逐渐升高，即对该刺激变得不敏感。适应现象分为快适应和慢适应。触觉和嗅觉感受器属于快适应感受器，在连续接受恒定刺激后很短时间内，其传入冲动的频率很快下降甚至消失，如"入芝兰之室，久而不闻其香"现象，其意义在于很快适应环境，有利于机体接受新的刺激。肌梭、颈动脉窦压力感受器等属于慢适应感受器，这些感受器一般仅在刺激开始后不久出现冲动频率的降低，以后可在较长时间内维持于这一水平，从而使感受器不断向中枢传递信息，有利于机体对姿势、血压等进行持久监测和调节。例如，引起疼痛的刺激往往可能是潜在的伤害性刺激，假如感受器明显适应，便将失去报警和保护意义。

第二节　视　觉　器　官

视觉（vision）是通过视觉系统活动而产生的一种特殊感觉，是人和动物最重要的主观感觉，由视觉器官、视神经和视觉中枢三部分共同完成。机体从外界所获取的信息中有 70% 以上来自视觉。眼是视觉的感受器官，其适宜刺激是波长 380~760nm 的电磁波，主要由折光系统和感光系统所构成（图 9-1）。折光系统和感光系统分别完成折光成像和感光换能作用。

一、眼的折光功能

（一）眼的折光成像与简化眼

眼的折光系统是一个复杂的光学系统，由折射率不同的光学介质和曲率半径不同的折射面组成，包括角膜、房水、晶状体和玻璃体。由于空气与角膜折射率之差在眼的折光系统中最大，因此进入眼内的光线在角膜处折射最强。例如，当不戴潜水镜潜水时，水中视物模糊就是由于水与角膜界面的折射率下降所致。曲率半径越大的折射面,折光能力越小;反之,折光能力越大。晶状体的曲率半径可以随机体的需要而改变,因此,晶状体在眼的折光系统中发挥重要作用。

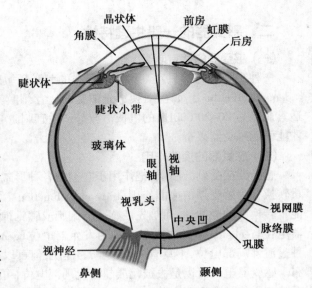

图 9-1　眼球的水平切面(右眼)

光线入眼后,在视网膜上形成物像的过程与凸透镜成像的过程相似,但要复杂得多,因为眼的折光系统不是一个简单的凸透镜,用简单几何光学原理准确表达光线在眼内的折射情况十分困难。为研究方便,根据眼的实际光学特性设计一种简单的等效光学模型,这个模型称为简化眼(reduced eye)。简化眼模型由一个前后径为20mm 的单球面折光体组成,折光率为 1.333;外界光线进入折光体时只在球形界面折射一次,该球形界面的曲率半径为 5mm,该球面的中心即为节点(在角膜前表面的后方 5mm 处),节点至视网膜的距离为 15mm。这个模型和正常人眼在安静不进行调节时相同,平行光线正好能聚焦在视网膜上,形成清晰的物像。利用简化眼可方便地计算出不同远近的物体在视网膜上成像的大小(图 9-2),根据相似三角形原理,其计算公式如下:

AB(物体的大小)/Bn(物体至节点的距离)=ab(物像的大小)/bn(节点至视网膜的距离)

例如,距离眼球 10m 处有一高 30cm 的物体,求其在视网膜上所成物像的大小,其中 bn 不变,为 15mm,则:ab=AB×bn/Bn=300×15/10 000=0.45mm。

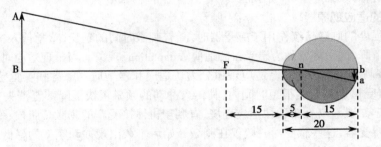

图 9-2　简化眼成像示意图

单位为 mm,n 为节点,AnB 和 anb 是相似三角形,如果物距已知,就可以由物体的大小(AB)计算出物像的大小(ab),也可算出两三角形对顶角(即视角)的大小

(二) 眼的调节

在日常生活中,正常眼所看到的物体有各种不同的情况,如物体距离的远近不同和亮度不同等。为了看清物体,眼就要根据物体的距离和明暗情况进行调节。一般认为,当看 6m 以外物体时,物体发射来的光线到达人眼已接近平行光线,正常眼无需进行调节,光线经折射后聚焦到视网膜上形成清晰的物像。通常将眼不作任何调节所能看清的物体的最远距离称为远点(far point)。当看 6m 以内物体时,进入眼的光线呈不同程度的辐射状,如果眼不进行调节,那么成像就在视网膜之后,由于光线未在视网膜聚焦,因而只能产生一个模糊的视觉,因此必须经过眼的调节,物体才能被看清。眼的调节包括晶状体调节、瞳孔调节和双眼球会聚,三种调节方式是同时进行的,其中以晶状体调节最为重要。

1. 晶状体的调节　看远物时,睫状肌松弛,悬韧带保持一定的紧张度,晶状体受悬韧带的牵引使其形状相对扁平。视近物时,视网膜上模糊的物像信息传到大脑皮层视觉中枢,其下传冲动经中脑的正中核到达动眼神经副交感核团,引起睫状神经兴奋,睫状肌收缩,悬韧带松弛,晶状体因其自身弹性

而变凸,特别是前表面变凸更为明显(图9-3),从而使物像前移而成像于视网膜上产生清晰的视觉。物体距眼越近,入眼光线辐散程度越大,因而需要晶状体做出更大程度的调节,才能使物体成像于视网膜上。由于看近物时睫状肌处于收缩状态,所以,长时间看近物眼睛会感觉疲劳。睫状肌和缩瞳肌均受副交感神经支配,其神经末梢释放乙酰胆碱。临床上常用阿托品阻断乙酰胆碱的作用,从而达到散瞳检查眼底的作用。但由于阿托品同时阻断了睫状肌的收缩,故可影响晶状体变凸而导致视物模糊。

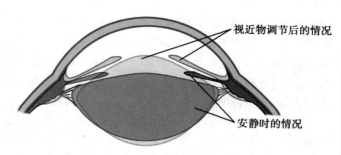

图 9-3 晶状体和瞳孔的调节示意图

晶状体的调节能力有限,其弹性大小或最大调节能力可用近点来表示。近点(near point)是指眼作最大程度调节后,所能看清眼前物体的最近距离。随着年龄增加,晶状体弹性下降,人眼的近点远移。10岁儿童的近点约为 8.6cm,20岁左右时约为 11.8cm,而 60岁时可达 83cm。近点远移表明晶状体弹性减弱,眼的调节能力下降,这种现象称为老视(presbyopia),俗称老花眼,看近物时,需戴凸透镜进行矫正,以增强折光能力。

2. 瞳孔的调节 正常人眼的瞳孔直径在 1.5~8.0mm 之间变动,瞳孔的大小可随视物距离和光线强弱而改变。看近物时,可反射性地引起双侧瞳孔缩小,这种现象称为瞳孔的近反射(near reflex of the pupil),也称瞳孔调节反射(papillary accommodation reflex)。其意义是控制进入眼内的光线量,避免过多光线刺激,减少折光系统造成的球面像差和色像差,使物像更为清晰。该反射是通过动眼神经中的副交感神经兴奋引起瞳孔括约肌收缩,使瞳孔缩小。

当用不同强度的光线照射眼时,瞳孔的大小可随光线的强弱而改变。当强光照射时,瞳孔会缩小;光线减弱后,瞳孔会变大。瞳孔这种随光照强弱而改变大小的现象称为瞳孔对光反射(pupillary light reflex)。这是眼的一种重要适应功能,与视近物无关。其意义在于调节进入眼内的光线量,既可以使视网膜不致因光线过强而受到损害,还可以在弱光下能产生清晰的视觉。该反射的效应是双侧性的(互感性对光反射),反射中枢在中脑的顶盖前区,反应灵敏,便于检查,临床上常把它作为判断中枢神经系统病变的部位、全身麻醉的深度和病情危重程度的重要指标。

3. 双眼球会聚 当双眼凝视一近物或一正向眼前移近的物体时,双眼视轴向鼻侧会聚的现象,称为双眼球会聚或辐辏反射。这种反射性活动可使双眼看近物时,物像始终位于两眼视网膜的对称点上,从而产生清晰的视觉,避免复视。

(三)眼的折光异常

正常眼的折光系统无需调节就可使平行光线聚焦在视网膜上,因而可以看清远物;看近物时,只要物体离眼的距离不小于近点,经过眼的调节,物像也能聚焦在视网膜上形成清晰的视觉,这种眼称为正视眼。如果由于眼的折光能力,或者眼球的形态异常,在安静状态下平行光线不能聚焦在视网膜上,这种现象称为非正视眼,也称屈光不正,包括近视、远视和散光(图9-4)。

1. 近视 近视(myopia)多数是由于眼球的前后径过长(轴性近视)或折光力过强(屈光性近视)引起的折光异常,如角膜或晶状体的球面曲率过大等。近视眼看远物时,由远物发来的平行光线不能在视网膜上聚焦,而是聚焦在视网膜之前,故视物模糊不清;但在视近物时,近物发出的光线呈辐射状,成像位置比较靠后,故不需要调节

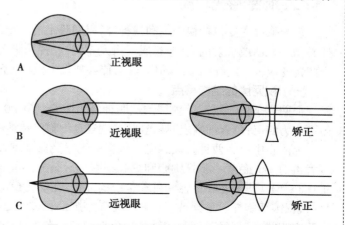

图 9-4 正视眼、近视眼和远视眼及其矫正示意图
A. 正视眼;B. 近视眼及其矫正;C. 远视眼及其矫正

或只作较小程度的调节,物像便可以落在视网膜上从而看清物体。因此近视的近点、远点近移。近视眼形成,部分是由于先天遗传引起的,部分是由于后天用眼不当造成的,如阅读姿势不正确、照明不足或过强、阅读距离过近或持续时间过长、字过小或不清等。因此,纠正不良的阅读习惯,注意用眼卫生,是预防近视眼的有效方法。矫正近视眼的常用方法是配戴适宜的凹透镜,使光线适度辐散后再进入眼内,因而在视网膜上聚焦,能形成清晰的物像。

2. 远视 远视(hyperopia)多数由于眼球的前后径过短(轴性远视)或折光力过弱(屈光性远视)引起的折光异常,常见于眼球发育不良,多系遗传因素造成。远视眼看远物时,平行光线聚焦在视网膜之后,引起视觉模糊。看近物时,需作更大程度的调节才能看清物体,由于晶状体的调节是有限度的,因此远视眼的近点远移。远视眼看远物和看近物时都需要进行调节,故易发生调节疲劳。需配戴凸透镜予以矫正。

3. 散光 散光(astigmatism)是由于眼球在不同方位上的折光力不一致引起的折光异常。正常人眼的角膜表面呈正球面,折光面每个方位的曲率半径都相等,因而到达角膜表面各个点上的平行光线经折射后均能聚焦于视网膜上。散光多数由于角膜不呈正球面,使进入眼内的光线不能全部聚焦在视网膜上,引起物像变形和视物不清。需配戴柱面形透镜予以矫正。

(四) 房水

房水(aqueous humor)指充盈于眼球内前房和后房的透明液体。房水来源于血浆,化学成分与血浆相似,蛋白质含量比血浆略低。房水由睫状体脉络膜产生,由后房经瞳孔进入前房,最后回流入静脉而形成房水循环。房水具有营养角膜、晶状体及玻璃体的功能,并维持正常眼压。当房水循环发生障碍时会导致眼内液体增加而出现眼压增高,称为青光眼(glaucoma),青光眼除可引起折光异常外,还能引起头痛、恶心等全身症状,严重时可导致角膜混浊、视力丧失。

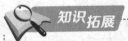

知识拓展

青 光 眼

青光眼(glaucoma)是一组以视乳头萎缩及凹陷、视野缺损及视力下降为共同特征的疾病。病理性眼压增高是青光眼的主要危险因素,在房水循环途径中任何一环发生阻碍,均可导致眼压升高而引起病理改变。

青光眼是导致人类失明的三大致盲眼病之一,总人群发病率为1%,45岁以后为2%。临床表现常有眼胀、眼痛、畏光、流泪、视物模糊或视力下降、结膜充血,伴有头痛、恶心呕吐等全身症状。青光眼是我国主要致盲原因之一,而且青光眼引起的视功能损伤是不可逆的,后果极为严重。青光眼的防盲必须强调早期发现、早期诊断和早期治疗。治疗目的主要是降低眼压,减少眼组织损害,保护视功能。

二、眼的感光功能

感光系统主要包括视网膜和视神经,视网膜上的视锥细胞和视杆细胞是真正起作用的感光细胞。外界物体发出或折射的光,经过眼的折光系统,在视网膜上成像,视网膜的感光细胞感受光的刺激,将光能转变成视神经纤维上的动作电位,传入视觉中枢后,经分析处理便产生视觉。

(一) 视网膜的结构特点

视网膜是位于眼球壁内层的透明神经组织膜,厚约0.1~0.5mm,结构复杂,细胞种类繁多,自外向内可分为四层:色素细胞层、感光细胞层、双极细胞层和神经节细胞层(图9-5)。

视网膜中存在两种直接感受光刺激的光感受器细胞,即视锥细胞和视杆细胞,它们的细胞内都含有大量的感光色素。视杆细胞和视锥细胞在形态上都可分为三部分,由外向内依次为外段、内段和终足(图9-6)。其中外段是感光色素集中的部位,在感光换能过程中发挥重要作用。视杆细胞外段呈长杆状,视锥细胞外段呈圆锥状。两种感光细胞都通过终足与双极细胞发生突触联系,双极细胞再和神经节细胞联系,神经节细胞的轴突构成视神经。在视神经穿过视网膜的位置形成视乳头,此处没有感光细胞,故没有感光功能,形成盲点(blind spot)。因为正常人是双眼视物,一侧视野中的盲点可被另一

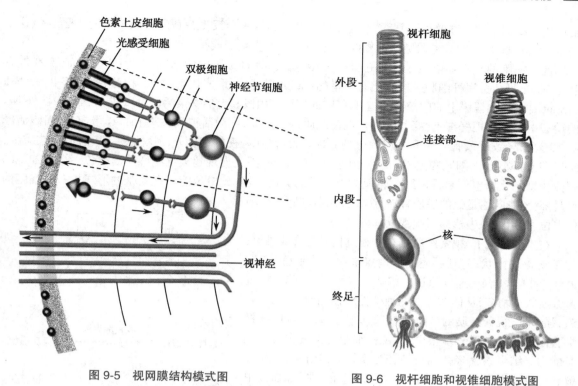

图 9-5　视网膜结构模式图
——→ 神经冲动方向；┄┄▶ 光线方向

图 9-6　视杆细胞和视锥细胞模式图

侧所弥补,所以人们不会感觉到视野中有盲点的存在。

　　视锥细胞和视杆细胞在视网膜上的分布并不均匀,在中央凹处的感光细胞几乎全部为视锥细胞,而且此处视锥细胞与双极细胞、神经节细胞形成 1:1 的"单线"联系方式。视杆细胞主要分布在视网膜周边部,与双极细胞、神经节细胞的联系普遍存在会聚现象。因此,分别以视锥细胞与视杆细胞为主构成了两种不同的感光换能系统。

　　1. 视锥系统　由视锥细胞和与它相联系的双极细胞、神经节细胞等组成,又称昼光觉系统。视锥细胞对光敏感度较低,只有在强光条件下才能被激活,主要在白天或较明亮的环境中起作用。该系统具有能分辨颜色的色觉功能,有很高的分辨率,对物体的轮廓及细节都能看清。以白昼活动为主的动物,如鸡、鸽、松鼠等,其视网膜的感光细胞几乎全部是视锥细胞。

　　2. 视杆系统　由视杆细胞和与它相联系的双极细胞、神经节细胞等组成,又称晚光觉系统。视杆细胞对光的敏感度要比视锥细胞高 1000 倍,可察觉出单个光亮子的刺激,因此能在昏暗的环境中感受弱光刺激而引起视觉。该系统视物时不能分辨颜色,只能辨别明暗,其精细分辨能力差,在光线暗时只能看到物体的粗略轮廓,而看不清其精细结构和颜色。由于视杆细胞主要分布在视网膜的周边部,所以,在黑暗中看物体时,正面盯着物体看(物像在中央凹)反倒不如稍旁看得清楚,如夜间看夜光表即如此。在夜间活动的动物,如猫头鹰,其视网膜中只有视杆细胞。

　　(二) 视杆细胞的感光原理

　　视杆细胞中存在的感光色素称为视紫红质(rhodopsin),当受到光刺激时,发生光化学反应,将光能转换成电信号,并以神经冲动的形式传入神经中枢,但其具体机制尚不完全清楚。

　　视杆细胞具有特殊的超微结构,每个视杆细胞外段有近千个称为视乳头的圆盘状结构,是进行光 - 电转换的关键部位。视乳头膜结构类似细胞膜,其膜中镶嵌的蛋白主要是视紫红质,每个视乳头中的视紫红质分子约为 100 万个。此结构可使进入视网膜的光线有更多的机会照射到视紫红质,从而有利于视杆细胞的感光功能。

　　视紫红质是由视蛋白和视黄醛所构成的一种色素蛋白。视紫红质对波长为 500nm(蓝绿色)的光线吸收能力最强,其光化学反应可逆。在光照下视紫红质迅速分解为视蛋白和视黄醛(由 11- 顺型视黄醛变为全反型视黄醛),由于视黄醛的分子构型改变,导致视蛋白分子构型的变化,由此诱发视杆细胞产生感受器电位。在暗处,视紫红质又重新合成。首先是全反型视黄醛变成 11- 顺型视黄醛(这是一个耗能的酶促反应),11- 顺型视黄醛再与视蛋白结合,重新合成视紫红质。

视杆细胞的感受器电位是一种超极化型慢电位。视杆细胞的静息电位约 –30~–40mV。在静息状态(非光照)时,视杆细胞外段膜上有大量的 Na^+ 通道开放,形成持续的 Na^+ 内流,称为暗电流(dark current);同时,内段膜上非门控钾通道开放 K^+ 外流。而内段膜上的钠泵活动可以维持细胞内、外 Na^+ 的动态平衡。当视杆细胞受到光照时,视紫红质构象改变,可激活视乳头膜上的 G 蛋白,进而激活磷酸二酯酶,导致外段胞浆中和外段膜上的 cGMP 大量分解,视杆细胞外段膜上的 Na^+ 通道开放减少,Na^+ 通透性降低,而细胞膜上 Na^+ 泵和钾通道继续活动,因此出现超极化型感受器电位。视杆细胞的超极化型感受器电位是视网膜中转换为电信号的关键一步,此电位能以电紧张的形式扩布到细胞的终足部分,影响终足处的递质释放,诱发神经节细胞产生动作电位,然后传入中枢即引起视觉。

在生理情况下,视紫红质既有分解过程又有合成过程,处于动态平衡状态,其反应的平衡点取决于光照强度(图9-7)。弱光下,合成速度超过分解速度,使视杆细胞中的视紫红质数量增多,从而对光线的敏感性增强,能感受弱光刺激;强光下,视紫红质的分解速度远远超过合成速度,视杆细胞内的视紫红质含量很少,使视杆细胞几乎失去感光刺激能力。维生素 A 经代谢可转变为视黄醛,在视紫红质分解和合成的过程中,有一部分视黄醛被消耗,必须靠血液中的维生素 A 补充。如果长期维生素 A 摄入不足,将影响人在暗处的视力,引起夜盲症(nyctalopia)。

拓展阅读:夜盲症案例分析

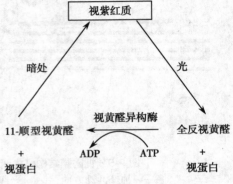

图 9-7　视紫红质的光化学反应

知识拓展

夜　盲　症

在夜间或光线昏暗的环境下视物不清,行动困难,称为夜盲症。按病因可分为暂时性夜盲、获得性夜盲和先天性夜盲。暂时性夜盲,由于缺乏维生素 A,或因某些消化系统疾病影响维生素 A 的吸收,致使视网膜视杆细胞没有合成视紫红质的原料而造成夜盲。这种夜盲是暂时性的,只要多吃猪肝、胡萝卜、鱼肝油等,即可补充维生素 A 的不足,很快就会痊愈。获得性夜盲,由视杆细胞营养不良或本身的病变引起。常见于弥漫性脉络膜炎及广泛的脉络膜缺血萎缩等,经有效治疗能得到逐渐改善。先天性夜盲,如视网膜色素变性,视杆细胞发育不良等失去合成视紫红质的功能而导致夜盲。

(三) 视锥细胞的感光原理和色觉

视锥细胞的感光原理与视杆细胞相似,视锥细胞的外段具有与视杆细胞类似的膜盘结构,也含有特殊的感光色素,分别存在于三种不同的视锥细胞中,三种视锥细胞分别对波长为 560nm、530nm 和 430nm 的红、绿、蓝光最敏感(图 9-8)。其感光色素均由视蛋白和视黄醛组成,视黄醛结构相同,为 11-顺型视黄醛,并且与视紫红质中的视黄醛结构相同,不同点在于各含有特异的视蛋白,因此决定了三种感光色素对不同波长的光线敏感度不同。视锥细胞外段在受到光照时,也发生超极化型感受器电位,机制与视杆细胞相似。

辨别颜色是视锥细胞的重要功能之一。色觉是一复杂的物理、心理现象,是由于不同波长的光线作用于视网膜后在人脑引起的主观感觉。正常

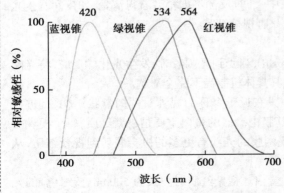

图 9-8　人视网膜中三种不同的视锥细胞对不同波长光的相对敏感度

的视网膜视锥细胞,可以分辨波长在 380~760nm 之间的约 150 种不同的颜色,但主要是红、橙、黄、绿、青、蓝、紫 7 种颜色。一种颜色不仅可以由某一固定波长的光线所引起,而且还可以由不同比例的红光、绿光和蓝光三种原色混合而形成,这就是所谓的三原色学说。例如,红、绿、蓝三种视锥细胞兴奋的比例为 4:1:0 时,产生红色的感觉;三者的比例为 2:8:1 时,产生绿色的感觉;如果三种视锥细胞受到同等程度的三色光刺激时,则产生白色的感觉。

常见的色觉障碍按轻重分为色盲和色弱,三原色学说可以较好地解释其发生机制。色盲分为全色盲和部分色盲,全色盲是指对全部颜色缺乏分辨能力,表现为只能分辨光线的明暗,称为单色视觉。部分色盲是指对部分颜色缺乏分辨能力,其中最常见的是红绿色盲,表现为不能分辨红色与绿色,多见于男性。色盲多与遗传因素有关,可能是由于缺乏某种相应的视锥细胞而引起。色弱是由于视锥细胞的反应能力较弱,使患者对某种颜色的识别能力较正常人稍差,常由后天因素引起,多与健康和营养因素有关。

(四) 视网膜中的信息传递

视网膜内第一层是感光细胞,第二层为中间神经细胞,包括双极细胞、水平细胞和无长突细胞等,第三层是神经节细胞。它们之间的排列和联系非常复杂,细胞之间还有多种化学物质传递。当受到光照刺激时,视杆细胞和视锥细胞产生超极化电位,在视网膜内经过复杂而有序的细胞传递,最后由神经节细胞发出的神经纤维以动作电位的形式传向中枢。视网膜的神经通路中,只有神经节细胞和少数无长突细胞具有产生动作电位的能力;双极细胞、水平细胞同两种感光细胞一样,没有产生动作电位的能力,但可以产生超极化型慢电位,并以电紧张扩布的方式传递,当到达神经节细胞时,神经节细胞对这些信号进行总和,如果神经节细胞的静息电位去极化达阈电位水平,就产生动作电位并传向视觉中枢。虽然视网膜已将物像作了初步处理,但视觉中枢才是最复杂的信息处理和加工部位。

三、与视觉有关的几种生理现象

视觉功能是由折光系统和感光系统共同所完成,视觉有多方面的表现形式,这里只介绍几种比较重要,临床工作中常常涉及的生理现象。

(一) 视力

视力也称视敏度(visual acuity),是指眼对物体结构的精细辨别能力,即分辨物体上两点间最小距离的能力。视力通常以最小视角来表示,视角是指物体上两个点发出的光线射入眼球后,在节点上相交时形成的夹角。视角的大小与视网膜上物像的大小成正比,两眼所分辨的视角越小,表明视力越好。

正常人眼所能分辨的最小视角为 1 分角,1 分角在视网膜上所形成物像的大小约为 $5\mu m$,稍大于一个视锥细胞的大小,此时两点间刚好隔着一个未被兴奋的视锥细胞,当冲动传入中枢后,就会产生两点分开的感觉(图 9-9)。因此,视角为 1 分角的视力为正常视力。视力表就是根据这一原理所设计,将视力表安放在 5m 远处,看其中 1.0 行字形或图形的缺口为 1.5mm 时,所形成的视角为 1 分角。此时如能看清,则说明视力正常,按照国际标准视力表表示为 1.0,按对数视力表表示为 5.0。由于中央凹处的视锥细胞较密集,直径较小,所以视力可大于此数值。

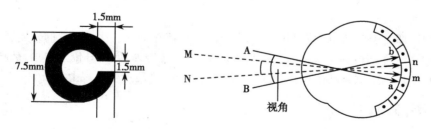

图 9-9 视力与视角示意图

1 分视角(如 AB 两点光线的夹角)时的物像(ab)可兴奋两个不相邻的视锥细胞,
视角变小(MN 两点光线的夹角)后的物像(mn)只兴奋同一个视锥细胞

（二）视野

单眼固定注视正前方一点不动,这时该眼所能看到的范围,称为视野(visual field)。不同颜色的视野范围大小不同,白色视野最大,其次是黄色、蓝色,再次是红色,绿色最小(图9-10)。视野的大小不仅与各类感光细胞在视网膜中的分布范围有关,也与面部的结构有关。所以,一般人颞侧和下方视野较大,鼻侧与上方视野较小。利用视野计可测出盲点的位置。临床上通过视野检查,可帮助诊断视网膜或视传导通路上的某些疾病。

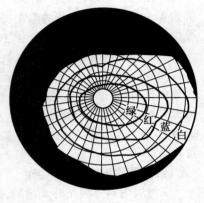

图9-10 正常人右眼的颜色视野

（三）暗适应与明适应

1. 暗适应 人从亮处突然进入暗处,最初几乎看不清任何物体,经过一定时间后,逐渐恢复了在暗处的视力,这种现象称为暗适应(dark adaptation)。暗适应的过程虽然与视锥细胞的感光色素也有关系,但主要决定于视杆细胞的视紫红质。在亮处时,由于受到强光的照射,视杆细胞中的视紫红质大量分解,使视紫红质的贮存量很小,到暗处后不足以引起对弱光的感受;而视锥细胞对弱光又不敏感,所以,进入暗环境的开始阶段什么也看不清。待一定时间后,由于视紫红质的合成增多,使视紫红质的含量得到补充,于是视力逐渐恢复。整个暗适应过程约需25~30分钟。

2. 明适应 从暗处突然进入到明亮处时,最初感到强光耀眼,看不清物体,经过一定时间后才能恢复正常视觉,这种现象称为明适应(light adaptation)。明适应是人眼进入明亮环境后视觉逐渐恢复的过程,时间较快,约需1分钟。明适应过程中,强光下所产生的耀眼光感,主要是由于在暗处视杆细胞中积蓄的大量视紫红质在强光下迅速分解所致。当较多的视紫红质分解后,对光较不敏感的视锥细胞色素才能在亮光环境中感光而恢复视觉。

综上所述,暗适应和明适应过程实际上是视紫红质合成和分解的过程。

（四）双眼视觉和立体视觉

双眼同时看一物体时所产生的视觉称为双眼视觉。人和高等哺乳动物双眼都在面部前方,两眼视野有很大一部分重叠。双眼视物时,物体成像于两眼视网膜的对称点上,只能产生单一物体的感觉,称为单视。当出现某些疾病,如眼外肌瘫痪或眼球内肿瘤压迫等都可使物像落在两眼视网膜的非对称点上,因而产生有一定程度相互重叠的两个物体的感觉,称为复视。双眼视觉可以弥补单眼视觉中的盲区缺陷,扩大视野,并可防止单眼视物时造成的平面感从而产生立体视觉。

单眼视物时,仅能看到物体的平面,即只感觉到物体的大小。双眼视物时不仅能感觉物体的大小,还能感觉物体的远近及物体表面的各种形态,即形成立体视觉。立体视觉产生的原因是由于两眼在视网膜上形成的物像并不完全相同,左眼看到物体的左侧面较多,右眼看到物体的右侧面较多,这些信息传入中枢后,经中枢神经系统复杂的分析和整合作用,从而产生一个有立体感的物体形象。

图片:视觉器官组织结构图

第三节 听 觉 器 官

听觉是由耳、听神经和听觉中枢共同活动完成的一种特殊感觉。耳是听觉的外周感受器,主要由外耳、中耳和内耳的耳蜗组成。听觉的适宜刺激是声波,声波经外耳、中耳传至内耳,被耳蜗中的毛细胞感受,经听神经传入中枢,最后经大脑皮层听觉中枢分析处理后产生主观上的听觉。

一、听阈和听域

人耳的适宜刺激是空气振动产生的声波,但并非所有的声波振动都能被人耳所听到,声波振动的频率及声波的强度必须在一定的范围才能产生听觉。人耳能听到的声波频率范围为20~20 000Hz。对于每种频率的声波,都有一个产生听觉所必需的最低振动强度,称为听阈(hearing threshold)。当声波的强度在听阈以上继续增加时,听觉的感受也会增强,但当强度增加到某一限度时,不仅引起听觉,

同时还会引起鼓膜的疼痛感觉,该限度称为最大可听阈(maximal hearing threshold)。人耳的听阈随着
声音的频率而变化,而且每一种振动频率都有它自己的听阈和最大可听阈,如果以声频为横坐标,以声波的强度为纵坐标,将每一频率的听阈和最大可听阈分别连接起来,可绘制出人耳对声波频率和强度的感受范围的坐标图(图9-11),即听力曲线。图中下方曲线为不同频率的听阈,上方曲线为不同频率的最大可听阈,两者所包括的范围称为听域(hearing span),即人耳所能感受到的声音的频率和强度的范围,也称听力范围。从听域图中可看到,当声波的频率为1000~3000Hz时,听阈最低,即听觉最敏感。人类语言的频率也主要分布在300~3000Hz的范围内。

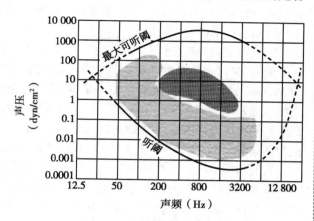

图 9-11　人的正常听域图

在听觉生理中,通常以分贝(dB)作为声音强度的相对单位。正常人讲话的声音强度在30~70dB之间,大声喊叫时可达100dB。噪声是指杂乱无章的非周期性振动所产生的声音,强度一般在60dB以上,对人们的工作、学习和休息都会产生不良影响,长期受噪声刺激,可使听力下降,形成噪声性耳聋,并可引起神经、内分泌等系统的功能失调。因此,在工作和生活中应尽量消除和减少噪声污染,防止噪声对听觉等功能的损害。

二、外耳和中耳的功能

外耳和中耳组成了耳的传音系统。

(一) 外耳的功能

外耳由耳廓和外耳道组成。耳廓的形状有利于收集声音,还可帮助判断声源的方向。有些动物的耳廓可以转动,以探测声源的方向。人耳耳廓的运动能力已经退化,但可通过转动头部来判断声源的位置。外耳道长约2.5cm,其终端为鼓膜。外耳道是声波传导的通路,有传音和增压作用。

(二) 中耳的功能

中耳由鼓膜、听骨链、鼓室和咽鼓管等结构组成(图9-12),其主要功能是将空气中的声波振动能量高效地传递到内耳淋巴液,其中鼓膜和听骨链在传音过程中还起到增压作用。

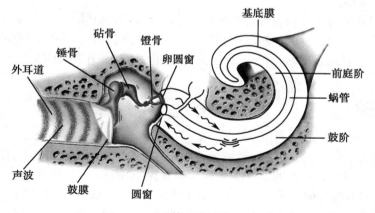

图 9-12　中耳和耳蜗关系示意图

1. 鼓膜　鼓膜呈椭圆形为半透明薄膜,面积为50~90mm²,厚度约0.1mm。鼓膜的形态和特点使其具有较好的频率响应和较小的失真度,能与声波振动同始同终,从而将声波振动如实地传递给听骨链。

2. 听骨链　中耳内有三块听小骨,从外向内依次为锤骨、砧骨和镫骨。锤骨柄附着于鼓膜上,镫

骨底与卵圆窗相接,砧骨居中,分别与两者有关节相连,共同构成一个杠杆系统,称为听骨链。锤骨柄为长臂,砧骨长突为短臂,支点的位置刚好在整个听骨链的重心上。因此,在能量传递过程中惰性最小,效率最高。

声波由鼓膜经听骨链向卵圆窗的传递过程中,可使振动的振幅减小而使压强增大,这样既可提高传音效率,又可避免对内耳和卵圆窗膜造成损伤。使压强增加的原因有两个:一方面鼓膜振动的面积为 $59.4mm^2$,卵圆窗膜的面积为 $3.2mm^2$,两者之比为 18.6:1,若听骨链传递时总压力不变,则卵圆窗膜上的压强将增加到原来的 18.6 倍。另一方面听骨链杠杆两臂长度之比为 1.3:1,这样经杠杆作用后,短臂一侧的压力将增加到原来的 1.3 倍。经过以上两方面的共同作用,声波从鼓膜到卵圆窗总增压效应为 24.2 倍。所以,鼓膜 - 听骨链 - 内耳卵圆窗之间的联系具有增压效应,使声波的振幅减小,压强增大。它们构成了声音由外耳传向耳蜗的最有效通路。

3. 咽鼓管　咽鼓管是连接鼓室与鼻咽部之间的通道,主要作用是维持鼓膜两侧气压的平衡,从而调节中耳内压力使鼓膜处于正常状态,以保持听骨链正常的增压作用。正常情况下,咽鼓管鼻咽部的开口处于闭合状态。在吞咽、打哈欠或打喷嚏时,由于鼻咽部某些肌肉的收缩,可使管口开放。当咽部出现慢性炎症时,咽鼓管黏膜水肿使咽鼓管堵塞,鼓室内的空气由于被组织吸收而压力降低,引起鼓膜内陷使其紧张度增高,致使患者出现耳闷、耳聋、耳鸣、鼓膜疼痛等症状。乘飞机时的升降过程中,外界空气的压力可快速降低或升高,若咽鼓管鼻咽部的开口不能及时开放,则会引起鼓室内外空气压力不平衡,致使鼓膜出现外突或内陷,同样引起耳闷、鼓膜疼痛等症状。此时,多做吞咽动作,常可避免此类情况的发生。

(三)声波传入内耳的途径

声波必须传入内耳的耳蜗,才能刺激听觉感受器,进而引起听觉。声波传入内耳的途径有两条,即气传导和骨传导。

1. 气传导　声波经外耳道引起鼓膜振动,再经听小骨和卵圆窗膜传入内耳,这种传导途径称为气传导(air conduction),是声波传导的主要途径。同时,鼓膜振动也可以引起鼓室内空气的振动,再经圆窗膜将振动传入内耳。这一途径也属于气传导途径,但正常情况下该途径传音效果差,其传音效果不重要,仅在正常气传导途径出现障碍如鼓膜穿孔、听骨链严重病变时才发挥一定作用,但此时的听力已明显下降。

2. 骨传导　声波可以直接经颅骨和耳蜗骨壁传入内耳,使耳蜗内淋巴振动而产生听觉,这种传导途径称为骨传导(bone conduction)。骨传导在正常条件下作用不大,人们几乎感觉不到它的存在。在平时,我们接触到的声音,不足以引起颅骨的振动。只有较强的声波或者是自己的说话声音,才能引起颅骨较为明显的振动。

临床工作中经常用音叉检查患者的气传导和骨传导,以帮助诊断听觉障碍的病变部位和性质。在鼓膜或中耳病变时,气传导明显受损,引起的听力障碍称为传音性耳聋,此时骨传导不受影响,甚至相对增强。当出现耳蜗病变时,所引起的听力障碍称为感音性耳聋,此时气传导和骨传导将同时受损。

知识拓展

耳　聋

一般认为语言频率(0.5、1.2Hz)平均听阈在 26dB 以上,即有听力障碍,听力损失在 70dB 以内者称重听,在 70dB 以上者为聋,临床上习惯统称为耳聋(deafness)。从耳部病变损害的部位来讲,耳聋可分为传音性耳聋和感音神经性耳聋。由于外耳及中耳的病变引起声波的传导障碍,即为传音性耳聋。若接受声波的内耳或由内耳经听神经路径发生问题,影响声音的感知,则为感音神经性耳聋。如外耳、中耳、内耳三部分均有病变所造成的耳聋,称为混合性耳聋。造成耳聋的原因很多,遗传、产伤、感染、药物应用不当、免疫性疾病、生理机能退化、某些化学物质中毒等都能导致耳聋。对耳聋病人要早发现、早确诊、早治疗。对传导性耳聋、混合性耳聋,要查清病因彻底治疗,改善中耳内环境和传音功能,最大限度地恢复听力。

三、内耳的感音功能

内耳包括耳蜗和前庭器官两部分,内耳的感音作用是把传递到耳蜗的机械振动转变为听神经的神经冲动。耳蜗是感音换能作用的主要结构,与听觉有关;前庭器官与平衡觉有关。

(一)耳蜗的结构特点

耳蜗是一个形似蜗牛壳的骨管,骨管被前庭膜和基底膜分隔为三个管道:前庭阶、蜗管与鼓阶(图 9-13)。三个管道中都充满淋巴液,前庭阶与鼓阶内的淋巴液称为外淋巴,在耳蜗顶部的蜗孔处相互沟通。蜗管内的淋巴液称内淋巴。耳蜗顶端为盲端,底端有两个开口,上面是卵圆窗,下面是蜗窗,各有膜与中耳鼓室相接。声音感受器(亦称螺旋器或柯蒂氏器)位于基底膜上,内有毛细胞与支持细胞。毛细胞与听神经相连,细胞表面有纤毛,称听毛。听毛上方为盖膜,盖膜悬浮于内淋巴中。

(二)基底膜的振动与行波学说

人的基底膜长度约 30mm,靠近耳蜗底部较窄,朝向顶部方向逐渐加宽,而且基底膜上螺旋器的高度和重量也随基底膜的增宽而增大。在耳蜗的感音换能作用中,基底膜的振动起关键作用。

声波通过传音系统进入内耳时,引起外淋巴的振动,进而影响前庭膜与内淋巴,使基底膜发生振动(图9-13)。基底膜振动时,盖膜与基底膜各自沿不同的轴上、下移行运动,使听毛受到一个剪切力的作用而弯曲,引起毛细胞兴奋,并将机械能转变为生物电,从而使与毛细胞相连的听神经纤维产生动作电位,形成神经冲动,传入听觉中枢而产生听觉。

进一步观察表明,基底膜的振动是以所谓行波的方式进行的,振动最先发生在靠近卵圆窗处的基底膜,随后以波浪的方式沿基底膜向耳蜗顶部传播,就像有人在规律抖动一条绸带,形成的波浪向远端有规律地传播一样。声波频率不同,行波传播的远近和最大振幅出现的部位也不同。声波振动频率越高,行波传播越近,最大振幅出现的部位越靠近蜗底,反之,声波频率越低,则行波传播越远,最大

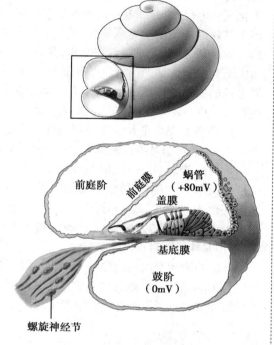

图 9-13　耳蜗模式图
上图:外形;下图:横切面

振幅出现的位置越靠近蜗顶部(图9-14)。即耳蜗的底部感受高频声波,顶部感受低频声波。既然每一种振动频率在基底膜上都有一个特定的行波传播范围和最大振幅区,那么与该区域有关的毛细胞和听神经纤维就会受到最大刺激。来自基底膜不同区域的传入神经冲动传到听觉中枢的不同部位,就可引起不同的音调感觉,这也是耳蜗对声音频率初步分析的基本原理。

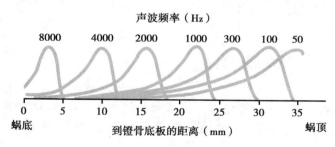

图 9-14　不同频率声波在基底膜上振幅最大的部位

(三)耳蜗及听神经的生物电现象

基底膜的振动引起盖膜与毛细胞的相对位置发生改变,这种机械变化会引起耳蜗及与之相连的听神经纤维产生一系列的电变化。

1. 耳蜗静息电位　前庭阶和鼓阶内充满外淋巴,蜗管内则充满内淋巴。在耳蜗未受到刺激时,从内耳不同部位的结构中,可以引导出电位差。如将参考电极接地,并以鼓阶外淋巴为参考零电位,可测得蜗管内淋巴电位为 +80mV 左右,称为内淋巴电位。耳蜗静息电位是指螺旋器中的毛细胞在未受到刺激时,存在于膜内、外的电位差,毛细胞膜内电位为 –70~–80mV。由于毛细胞顶端的浸浴液为内

淋巴,而其他部位的细胞膜则浸浴在外淋巴中,因此毛细胞顶端膜内、外电位差可达150~160mV。

2. 耳蜗微音器电位　当耳蜗受到声音刺激时,在耳蜗及其附近结构记录到一种类似声波作用于微音器(扩音器)并具有交流性质的特殊电变化,这种电位变化称为耳蜗微音器电位(cochlea microphonic potential)。微音器电位实际上是多个毛细胞在接受声音刺激时所产生感受器电位的复合表现,而且感受器电位变化的方向与静纤毛受力的方向有关:当静纤毛向动纤毛方向弯曲时,出现去极化式的电位;当静纤毛背离动纤毛弯曲时,则出现超极化式的电位。微音器电位的频率和幅度与作用于耳蜗的声波振动完全一致,使其能真实地反映耳蜗基底膜瞬间的振动情况。如果我们对着动物的耳廓讲话,同时记录微音器电位,并将记录到的电位变化通过放大器连接到扬声器上,便可从扬声器中听到我们讲话的声音。微音器电位潜伏期极短,小于0.1毫秒;没有不应期,在一定范围内,微音器电位的振幅随声压的增大而增大;对缺氧和深麻醉相对不敏感,不易产生疲劳和适应现象,因此动物死亡后在一定时间内仍可记录到。

3. 听神经动作电位　听神经动作电位是耳蜗对声音刺激所产生的最后电变化,由微音器电位触发而产生,是耳蜗对声音刺激进行换能和编码的总结果,其作用是向听觉中枢传递声波信息。

听神经动作电位的波幅和形状并不能反映声波的特性,但它可以通过神经纤维上传导着的动作电位的“编码”作用,即神经冲动的节律、间隔时间,以及发放冲动的纤维在基底膜上起源的部位,来传递不同形式的声波信息。作用于人耳的声波多种多样,由此所引起的听神经纤维的冲动及其序列的组合也十分复杂,传入中枢后,中枢便可根据其中特定的规律(编码),而区分不同的音量、音调、音色等信息,但具体机制目前还不甚清楚。

耳蜗与听神经的生物电可归纳为:耳蜗在没有声音刺激时存在耳蜗静息电位,此电位是产生其他电变化的基础。当耳蜗受到声波刺激时,在耳蜗及其附近的结构中,可以记录到耳蜗微音器电位。耳蜗微音器电位可诱发听神经纤维产生动作电位,此冲动传入听觉中枢,经分析处理后便产生听觉。

图片:听觉器官组织结构图

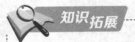

耳毒性药物

耳毒性药物是指那些有可能造成内耳结构性损伤的药物,这种损伤将会导致临时或永久的听力缺失,也会对已存的感音性听觉缺失造成更大伤害。已知的耳毒性药物有近百种,常用者有氨基苷类抗生素(链霉素、卡那霉素、新霉素、庆大霉素等),大环内酯类抗生素(红霉素等),抗癌药(长春新碱、2-硝基咪唑、顺氯氨铂),水杨酸类解热镇痛药(阿司匹林等),抗疟药(奎宁、氯奎等),袢利尿剂(速尿、利尿酸),抗肝素化制剂(保兰勃林),铊化物制剂(反应停)、磺胺类药物等,其中氨基苷类抗生素的耳毒性在临床上最为常见。

第四节　前庭器官

前庭器官位于内耳迷路中,由椭圆囊、球囊和三个半规管组成,它们能够检测人体自身运动状态和头部在空间的位置,以维持身体的平衡。前庭器官与听觉无关,是位置感受器,感受细胞都称为毛细胞,传入神经为前庭神经。

一、前庭器官的感受细胞

前庭器官的感受细胞即毛细胞,毛细胞顶端有两种纤毛,其中最长的一条称为动纤毛,位于一侧边缘部;其余的纤毛较短,数量较多,有60~100条,并呈阶梯状排列,称为静纤毛。毛细胞的底部有感觉神经末梢分布。各类毛细胞的适宜刺激是与纤毛的生长面呈平行的机械力的作用。图9-15是在一个半规管壶腹中的毛细胞上所做的实验,当纤毛处于自然位置时,静息电位约为–80mV,同时感觉神经末梢上有一定频率的持续放电。当外力使静纤毛向动纤毛一侧偏转时,膜电位去极化达阈值–60mV时,毛细胞的传入神经冲动发放频率增加,表现为兴奋效应;相反,当外力使动纤毛向静纤毛一侧弯曲

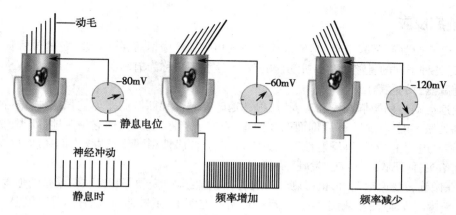

图 9-15　前庭器官中毛细胞纤毛受力侧弯时对静息电位和神经冲动频率的影响

时,则膜电位出现超级化达到 –120mV,同时传入神经冲动频率减少,表现为抑制效应。

在正常情况下,由于前庭器官中各种毛细胞所在位置和附属结构的不同,使得不同形式的位置变化和变速运动都能以特定的方式改变毛细胞纤毛的倒向,因而使相应的神经纤维的冲动发放频率出现改变,将机体运动状态和头部空间位置的信息传递到中枢,引起特殊运动觉和位置觉,并出现各种躯体和内脏功能的反射性改变。

二、椭圆囊和球囊的功能

椭圆囊和球囊中充满内淋巴液,囊内各有一个相似的结构称为囊斑,毛细胞位于囊斑上。毛细胞顶部有纤毛,纤毛的游离端伸入位砂膜中。位砂膜是一种胶质板,内含位砂,位砂由蛋白质和碳酸钙组成。当人体直立而静止不动时,椭圆囊中的囊斑呈水平位,毛细胞的纵轴与地面垂直,位砂膜在毛细胞纤毛的上方;而球囊囊斑的平面则与地面垂直,毛细胞的纵轴与地面平行,位砂膜悬在纤毛外侧。

椭圆囊和球囊的功能是感受直线变速运动和头部的空间位置。在这两种囊斑中,各个毛细胞顶部的静纤毛和动纤毛相对位置都不同,因此,能够感受各个方向上的变化。毛细胞底部有感觉神经末梢分布。当人体向某一方向做加速或减速运动时,位砂膜与毛细胞的相对位置发生改变,由于位砂膜的比重大于内淋巴,因此位砂膜就向一个方向牵拉毛细胞的纤毛,产生了对毛细胞的刺激,引起传入神经纤维发放的神经冲动增加,信息传入中枢后,不仅引起头面部空间位置的感觉,同时引起反射性的肌张力改变以保持身体的平衡。由于椭圆囊毛细胞的纵轴与地平面垂直,因此对水平方向的直线运动反应敏感。而球囊毛细胞的纵轴与地面平行,所以对上、下垂直方向的直线运动反应敏感。

三、半规管的功能

人体两侧内耳各有前、后、外三个相互垂直的半规管,每个半规管与椭圆囊连接处都有一个膨大的部分,称为壶腹,壶腹内有一块隆起的结构,称为壶腹嵴,其中有一排毛细胞面对管腔,毛细胞顶部纤毛都埋植在一种胶质性圆顶形壶腹帽之中。毛细胞上动纤毛和静纤毛的相对位置是固定的。在水平半规管内,当内淋巴由管腔向壶腹方向移动时,使毛细胞顶部的纤毛由静纤毛向动纤毛一侧弯曲,于是引起该壶腹嵴向中枢发放的神经冲动增加。当壶腹内的内淋巴流向管腔时,则发生相反的变化,该壶腹向中枢发放的神经冲动减少。

半规管壶腹嵴的适宜刺激是旋转变速运动,即角加速度运动。当身体围绕不同方向的轴做旋转运动时,相应半规管壶腹中的毛细胞因管腔中内淋巴的惯性运动而受到冲击,顶部纤毛向某一方向弯曲;当旋转停止时,又由于管腔中内淋巴的惯性作用,使顶部纤毛向相反方向弯曲。这些信息经前庭神经传入中枢后,可引起眼震颤和躯体、四肢骨骼肌紧张性发生改变,从而调整姿势,保持平衡;同时冲动上传到大脑皮层,引起旋转的感觉。

四、前庭反应

当前庭器官受到刺激兴奋时,其传入冲动到达相应神经中枢后,除引起一定的位置觉、运动觉以外,还能引起各种不同的骨骼肌和内脏功能的改变,这种现象称为前庭反应。

(一) 前庭器官的姿势反射

直线变速运动可刺激椭圆囊和球囊,反射性地改变颈部和四肢肌张力的强度,以维持身体平衡。例如猫由高处跳下时,常常头部后仰而四肢伸直,作准备着地的姿势;而它一落地,则头前倾,四肢屈曲。又如,乘坐电梯上升时,可反射性引起头前倾,四肢伸肌抑制,两腿"发软"而屈曲;电梯下降时则反射性引起抬头,伸肌收缩,两腿"发硬"而伸直。

同样,在做旋转变速运动时,也可刺激半规管,反射性地改变颈部和四肢肌紧张的强度,以维持姿势的平衡。例如当人体向左侧旋转时,可反射性引起左侧上、下肢伸肌和右侧屈肌的肌紧张加强,使躯干向右侧偏移,以防歪倒;而旋转停止时,可使肌紧张发生相反的变化,使躯干向左侧偏移。

通过以上现象可以发现,当发生直线变速运动或旋转变速运动时,产生的姿势反射常与发动这些反射的刺激相对抗,其意义在于使机体尽可能地保持在原有空间位置,以维持一定的姿势和保持身体平衡。

(二) 前庭自主神经反应

当前庭器官受到过强刺激或前庭器官功能过敏时,可通过前庭神经核与网状结构的联系引起自主神经反应,常见表现有心率加快、血压下降、出汗、恶心、呕吐、眩晕、皮肤苍白等症状,称为前庭自主神经反应,其主要表现是以迷走神经兴奋为主的反应。晕车、晕船和航空病,就是由于前庭器官受刺激而导致自主神经功能失调。

反复相同性质的弱刺激可以形成前庭习服,使前庭系统兴奋阈值提高而又无损于平衡功能。因此,对于特殊职业,如滑冰运动员、芭蕾舞演员、杂技演员等都可通过适当的锻炼来提高前庭功能的稳定性,从而为完成高难度动作提供保证。

(三) 眼震颤

人体旋转时可出现眼球不自主的节律性运动,称为眼震颤(nystagmus),是最特殊的一种前庭反应。眼震颤主要是由于半规管受刺激所引起。当两侧水平半规管受刺激时,引起水平方向的眼震颤;上半规管受刺激(如侧身翻转)时,引起垂直方向的眼震颤;后半规管受刺激(前后翻转)时,引起旋转性眼震颤。由于人类在水平面上的活动较多,如转身、回头等,所以在水平方向的眼震颤最为常见。水平眼震颤包括两个时相:先是两眼球缓慢向一侧移动,当移动到眼裂一端不能再移动时,就突然快速返回到眼裂的中心位置。前者称为慢动相,后者称为快动相。因快动相便于观察,临床上把快动相方向规定为眼震颤的方向。快动相与慢动相反复交替,就形成眼震颤(图 9-16)。当旋转变为匀速转动时,旋转虽然在继续,但由于两层壶腹嵴所受压力一致,眼震颤即停止,眼球位于眼裂正中。当旋转突然减速或停止时,又出现相反方向的眼震颤。眼震颤的持续时间可反映前庭功能正常与否。正常人眼

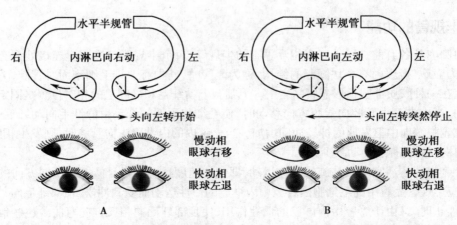

图 9-16 旋转变速运动时水平半规管壶腹嵴毛细胞受刺激情况和眼震颤方向示意图
A. 旋转开始时的眼震颤方向;B. 旋转突然停止后的眼震颤方向

震颤约持续 20~40 秒,过长或过短都说明前庭功能有过敏或减弱的可能。临床上常用检查眼震颤的方法来判断前庭功能是否正常,某些前庭器官有病变的患者眼震颤消失。

第五节　其他感觉器官

一、嗅觉器官

人类的嗅觉器官是鼻,嗅觉感受器是嗅细胞,主要位于上鼻道及鼻中隔后上部的嗅上皮中。嗅细胞顶端有纤毛,底端是由无髓纤维组成的嗅丝,各条嗅丝穿过筛板后进入嗅球。嗅细胞的适宜刺激是有气味的化学性刺激,当有气味的空气进入鼻腔深部时,可使嗅细胞受到刺激而兴奋产生去极化型感受器电位,再以电紧张方式触发轴突膜产生动作电位,沿轴突传向嗅球,进而传向嗅觉中枢引起嗅觉。不同的动物嗅觉敏感程度差异很大,即使同一动物,对不同的气味敏感程度也不相同。例如人的嗅觉,当空气中含有人工麝香的浓度为 5×10^{-9}~5×10^{-8}mg/L 时即可以嗅出,而乙醚需达到 6mg/L 时才可以嗅到。某些动物嗅觉极为灵敏,如犬对醋酸的敏感度比人高 1000 万倍。某些疾病,如急性上呼吸道感染、鼻炎等,可使嗅觉的敏感度下降。另外,随着年龄的增长,人类的嗅觉灵敏度也会逐渐下降。嗅觉的明显特征是适应性较快。产生适应的原因不是感受器的反应性减弱,而是与相应的中枢抑制有关。

二、味觉器官

人的味觉器官是舌,味觉感受器是味蕾,感受细胞的顶端有纤毛,是味觉的表面感受器。当受到某些水溶性化学刺激时,可引起感受器兴奋。人的味觉由四种基本味觉组成,即:酸、甜、苦、咸四种,其他复杂的味觉被认为是这四种味觉不同比例的组合。舌表面的不同部位对不同味觉刺激的敏感度不一样。舌尖部对甜味、软腭和舌根部对苦味、舌两侧前部对咸味、舌两侧对酸味较敏感。人和动物对苦味的敏感程度高于其他味道。当苦味强烈时,可引起呕吐或停止进食,这是一种重要的保护性反应。味觉的敏感度随着年龄的增长而下降,另外还受刺激物温度的影响,在 20~30℃之间,味觉的敏感度最高。

三、皮肤的感觉功能

在皮肤表面点状分布着多种感受器,它们分别接受各自的适宜刺激,在中枢的相应部位产生特定的感觉。皮肤的感觉主要有触压觉、冷觉、热觉和痛觉四种。

轻微的机械刺激作用于皮肤浅层的触觉感受器可引起触觉,而压觉是由于较强的机械刺激导致皮肤深部组织变形所引起的感觉。因两者在性质上类似,故统称为触压觉。人体不同部位的皮肤,触压觉的敏感度有很大差异,如手指、口唇等处的触压觉很敏感,躯干背部等处的触压觉则较迟钝。

冷觉和热觉合称温度觉,分别由冷、热感受器的兴奋所引起。皮肤的温度感觉受皮肤的基础温度、温度的变化速度和被刺激的皮肤范围等因素影响。

皮肤痛觉是由各种伤害性刺激作用于游离神经末梢而引起的一种重要感觉(见第十章)。

(晏廷亮)

本章小结

感觉是客观事物在人脑的主观反映。眼是人的视觉器官,耳是位、听觉器官。眼主要由折光系统和感光系统构成。折光系统包括角膜、房水、晶状体和玻璃体。感光系统主要包括视网膜和视神经。视近物时,眼的调节包括晶状体变凸,瞳孔缩小和双眼球会聚。视网膜的感光换能系统由两种感光细胞完成的,即视锥细胞和视杆细胞。视锥细胞通常感受昼光觉和色觉,视杆细胞感受晚光觉和黑白觉。耳主要由外耳、中耳和内耳组成。外耳和中耳主要起传音增压的作用。声波传入内耳的途径有气传导和骨传导两种,气传导是主要传导途径。内耳迷路可分为耳蜗和前庭器官两部分。耳蜗与听觉有关;前庭器官与平衡觉有关。

扫一扫　测一测

思考题

1. 近视眼与远视眼看远物时在调节上有何不同？散瞳时滴入阿托品，为何引起视物不清？

2. 天文爱好者常用深红色的电筒照明，在暗环境工作的人也常戴特制的红色眼镜，这样他们可以在强光下阅读，而摘掉眼镜后也能很快地适应暗环境，试分析视杆细胞和视锥细胞对视觉的作用有何不同？

3. 体检时进行常规视力检查，常见的屈光不正有近视、远视和散光。根据所学内容解释视力表设计检查视力的依据，屈光不正产生的原因及矫正的办法。

4. 人在乘坐飞机时，随着飞机的升降，为何会引起耳痛、耳鸣？

5. 患者，女，23 岁。面黄肌瘦，自述白天视力正常，在夜间或昏暗处则视物不清。临床诊断为夜盲症。请根据所学知识解释夜盲症的发病机制，应如何治疗，需补充哪些食物？

病例型思考题：思路解析

6. 患者，男，40 岁。因左耳流脓伴听力下降而就诊，检查发现左耳鼓膜穿孔，左耳传导性听力下降。临床诊断为化脓性中耳炎。请根据所学知识解释声波传入内耳的途径，试分析患者听力下降的原因。

病例型思考题：思路解析

第十章 神经系统的功能

学习目标

1. 掌握:神经纤维传导兴奋的特征,突触的概念,突触传递的过程、突触后电位;特异投射系统和非特异投射系统,内脏痛的特点,牵涉痛的概念,脊休克、牵张反射、去大脑僵直;自主神经系统的结构和功能特征,自主神经的主要递质及其受体系统。

2. 熟悉:神经的营养性作用、轴浆运输、神经递质、神经调质和递质共存的概念,条件反射,中枢神经元的联系方式,中枢兴奋传播的特征,突触后抑制;皮层第一感觉区,脑干、小脑、大脑皮层对躯体运动的调节;脊髓、低位脑干和下丘脑的内脏调节功能;脑电图的基本波形。

3. 了解:神经元的结构和功能,神经纤维的分类、传导兴奋的速度,神经胶质细胞,突触的基本结构和分类,突触的可塑性,非定向突触和电突触,突触前抑制;脊髓、丘脑在感觉传导方面的作用,牵涉痛的产生机制;脊髓的运动神经元和运动单位,屈肌反射与对侧伸肌反射,基底神经节对运动的调节功能;皮层诱发电位,觉醒和睡眠,学习和记忆,语言和言语。

神经系统是人体内占主导地位的调节系统。它不仅可以直接或间接调控体内各系统和器官的功能活动,使之相互联系、相互协调成为统一的整体;而且可以通过对各系统和器官功能状态的调整,使机体适应内外环境的变化,维持生命活动的正常进行。神经系统由中枢神经系统和周围神经系统两大部分组成。本章主要介绍中枢神经系统的生理功能。

第一节 神经系统功能活动的基本原理

一、神经元和神经胶质细胞

神经系统主要有神经细胞和神经胶质细胞构成。神经细胞(neurocyte)又称神经元(neuron),是神经系统结构和功能的基本单位。神经胶质细胞(neuroglia)简称胶质细胞(glia),与神经元有物质、能量和信息的交流,对于维持神经系统微环境的稳态和正常功能活动有着重要作用。

(一)神经元

1. 神经元的结构和功能 中枢神经系统内约含 10^{11} 个神经元,其形状和大小差别很大。一个典型的神经元分为胞体和突起两部分(图 10-1)。胞体是合成各种蛋白质的中心,能够接受和整合传入的信息并发出指令。突起可分为树突和轴突两类。树突可有一个或多个,由胞体向外延伸呈树枝状分支,在分支上存在大量多种形态的树突棘,主要是接受传入的信息。轴突一般只有一个,其起始部分称为始段(initial segment),神经元的动作电位一般在始段产生,而后沿轴突传播。轴突细而长,可发出侧支,其末端分成许多分支,每个分支末梢部分膨大呈球形,称为突触小体(synaptic knob),轴突末梢可释放神经递质。

2. 神经纤维及其功能 轴突的外面包上髓鞘或神经膜（由胶质细胞构成），称为神经纤维（nerve fiber）。神经纤维的主要功能是传导兴奋，在神经纤维上传导的兴奋或动作电位称为神经冲动（nerve impulse），简称冲动。

(1) 神经纤维传导兴奋的特征：①完整性：神经纤维只有在结构和功能两方面都保持完整时才能传导兴奋，如果神经纤维受损或被局部麻醉，其结构或功能的完整性遭受破坏，兴奋传导就会发生障碍。②绝缘性：一条神经干中含有许多神经纤维，但神经纤维在传导兴奋时一般不会相互干扰，此即神经纤维的绝缘性，其生理意义在于保证神经调节的精确性。③双向性：刺激神经纤维上任何一点所引起的兴奋，可同时向神经纤维的两端传导，此即兴奋传导的双向性。④相对不疲劳性：神经纤维能在较长时间内保持不衰减地传导兴奋的能力。例如在实验条件下，采用每秒 50~100 次的电刺激，连续刺激神经纤维 9~12 个小时，神经纤维始终能保持其传导兴奋的能力。

(2) 影响神经纤维传导速度的因素：不同神经纤维传导兴奋的速度差别较大（表 10-1），这与神经纤维的直径、有无髓鞘和温度有着密切关系。一般直径较粗、有髓鞘的神经纤维传导速度较快，直径较细、无髓鞘的神经纤维传导速度较慢。在一定范围内，传导速度与温度成正比。温度降低可以减慢传导速度甚至导致传导阻滞，临床上使用的低温麻醉即依据此原理。通过测定神经的传导速度，有助于诊断神经纤维的疾患和估计神经损伤的预后。

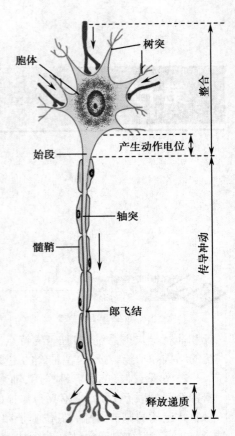

图 10-1 运动神经元结构与功能示意图

从不同角度可将神经纤维分为不同类型（表 10-1）：①根据传导速度：将神经纤维分为 A、B、C 三类，其中 A 类纤维又分为 α、β、γ、δ 四种，这种分类方法主要用于传出纤维。②根据来源与直径：将神经纤维分为 Ⅰ、Ⅱ、Ⅲ、Ⅳ 四类，其中 Ⅰ 类纤维又分为 I_a 和 I_b 两种，这种分类方法主要用于传入纤维。③根据有无髓鞘：将神经纤维分为有髓鞘神经纤维和无髓鞘神经纤维两类。

表 10-1 神经纤维的分类

按传导速度分类	传导速度（m/s）	纤维直径（μm）	来源	按来源与直径分类
A 类（有髓）				
$A_α$	70~120	13~22	肌梭、腱器官传入纤维 支配梭外肌的传出纤维	Ⅰ
$A_β$	30~70	8~13	皮肤的触压觉传入纤维	Ⅱ
$A_γ$	15~30	4~8	支配梭内肌的传出纤维	
$A_δ$	12~30	1~4	皮肤痛、温觉传入纤维	
B 类（有髓）	3~15	1~3	自主神经节前纤维	Ⅲ
C 类（无髓）				
sC	0.7~2.3	0.3~1.3	自主神经节后纤维	
drC	0.6~2.0	0.4~1.2	背根中痛觉传入纤维	Ⅳ

(3) 神经纤维的轴浆运输：神经元轴突内的胞浆，称为轴浆。轴浆能在胞体与轴突末梢之间流动，在轴突内借助轴浆流动而运输物质的现象，称为轴浆运输（axoplasmic transport）。它对维持神经元的正常结构和功能的完整性有着重要意义。

轴浆运输是一个主动的过程,具有双向性。自胞体向轴突末梢的轴浆运输称为顺向轴浆运输;自轴突末梢向胞体的轴浆运输称为逆向轴浆运输。顺向轴浆运输又可分为快速轴浆运输和慢速轴浆运输两种,快速轴浆运输指具有膜结构的细胞器,如线粒体、含有递质的囊泡和分泌颗粒等的运输,速度约 410mm/d;慢速轴浆运输指轴浆内的可溶性成分随微管、微丝等结构不断向前延伸而发生的移动,速度约 1~12mm/d。逆向轴浆运输的速度约 205mm/d,某些物质(如神经营养因子、狂犬病病毒、破伤风毒素等)可通过入胞作用被摄入神经末梢,然后以逆向轴浆运输的方式运输到胞体,对神经元的活动和存活产生影响。辣根过氧化物酶也可被逆向轴浆运输,故在神经科学研究中常将其注射在神经终末附近,进行神经通路的逆向示踪。

视频:顺向和逆向轴浆运输

3. 神经的营养性作用　神经纤维将兴奋传到神经末梢,通过释放神经递质来改变受支配组织的功能活动,这种作用称为神经的功能性作用(functional action)。另一方面,神经末梢还经常释放某些营养性因子,调整受支配组织内在的代谢活动,持久性影响该组织的结构和生理功能,这种作用称为神经的营养性作用(trophic action)。用局部麻醉药阻断神经冲动的传导,一般不能使其支配组织的代谢发生改变,表明神经的营养性作用与神经冲动关系不大。通常情况下神经的营养性作用不易被觉察,但在神经受损时就容易表现出来,这时被支配的肌肉内糖原合成减慢,蛋白质分解加速,肌肉逐渐萎缩。例如,周围神经损伤时出现的肌肉萎缩,其重要原因是失去神经营养性作用的结果。神经元释放的营养性因子能影响其支配的组织,反过来,神经元也需要其支配组织或其他组织的营养性支持。如神经生长因子(nerve growth factor,NGF)可以促进神经元突起的生长,维持神经系统的正常活动。

拓展阅读:神经的营养性作用与肌肉萎缩

(二) 神经胶质细胞

神经胶质细胞广泛分布于中枢和周围神经系统中。中枢神经系统的胶质细胞主要有星形胶质细胞、少突胶质细胞和小胶质细胞三类,数量约为神经元的 10~50 倍。周围神经系统的胶质细胞主要有形成髓鞘的施万细胞和位于神经节内的卫星细胞等。

胶质细胞的功能十分复杂,除了支持作用,维持神经系统结构的稳定性以外,它对神经元的功能活动也有重要影响。例如,在神经元的营养、神经组织的修复与再生、神经细胞内外离子浓度的维持、神经纤维传导兴奋的绝缘作用以及对神经递质的摄取、灭活和供给等方面,都发现有胶质细胞的参与。目前已发现某些神经系统的疾病与胶质细胞的功能改变有关。因此,对胶质细胞的进一步认识必将较大程度地提高人类防治神经系统疾病的能力。

拓展阅读:神经胶质细胞的功能

二、突触生理

突触(synapse)是神经元与神经元之间、神经元与效应器之间发生功能接触的部位,是传递信息的重要结构。神经元与效应器之间的突触也称接头(junction)。根据突触传递媒介物性质的不同,突触可分为化学性突触和电突触两大类。化学性突触根据突触前、后成分之间有无紧密的解剖关系,又可分为定向突触(如经典突触和神经 - 骨骼肌接头)和非定向突触。

(一) 定向突触

1. 突触的基本结构和分类　经典突触由突触前膜、突触间隙和突触后膜三部分构成(图 10-2)。突触前膜是突触前神经元突触小体的膜,与之相对应的另一个神经元的胞体或突起的膜称为突触后膜,突触前膜和突触后膜之间存在宽 20~40nm 的间隙,称为突触间隙。突触前膜与突触后膜较一般的神经元膜稍厚,约 7.5nm。在突触小体的轴浆内含有较多的线粒体和大量囊泡(也称为突触小泡)。囊泡直径为 20~80nm,内含高浓度的神经递质。不同的突触内所含囊泡的大小和形状不完全相同,其内所含的递质也不同,从而构成了人体内极为复杂的突触传递。

根据神经元相互接触的部位,经典突触通常分为轴 - 体突触、轴 - 轴突触和轴 - 树突触等(图 10-3);其中,轴 - 树突触最为常见。

2. 突触传递　突触前神经元的信息传递到突触后神经元的过程称为突触传递(synaptic transmission)。它与前面所学的神经 - 骨骼肌接头处的传递有许多相似之处,也是一个电 - 化学 - 电的过程,即由突触前神经元的生物电变化,通过轴突末梢递质的释放,引起突触后神经元发生生物电变化的过程。

(1) 突触传递的过程:当突触前神经元有冲动传到神经末梢时,突触前膜发生去极化,引起前膜上

笔记

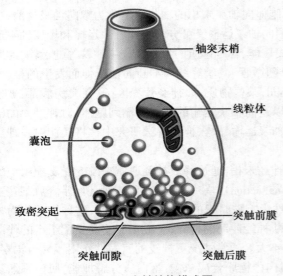

图 10-2 突触结构模式图

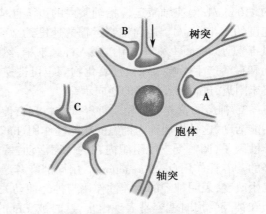

图 10-3 突触的分类示意图
A. 轴 - 体突触；B. 轴 - 轴突触；C. 轴 - 树突触

视频：经典
突触的传递
过程

电压门控 Ca^{2+} 通道开放，细胞外 Ca^{2+} 进入末梢轴浆内，导致轴浆内 Ca^{2+} 浓度瞬时增高，触发突触囊泡的出胞作用，引起神经递质的量子式释放。递质进入突触间隙后，经扩散抵达突触后膜，作用于后膜上特异性受体或化学门控通道，引起突触后膜对某些离子通透性的改变，带电离子进出后膜，导致突触后膜发生去极化或超极化的电位变化，这种电位变化称为突触后电位（postsynaptic potential，PSP）。这样，突触前神经元的信息通过突触传递到突触后神经元，引起突触后神经元的功能变化。

（2）突触后电位：突触后电位包括兴奋性突触后电位和抑制性突触后电位两种类型。

1）兴奋性突触后电位：当神经冲动抵达突触前膜时，突触前膜释放兴奋性递质，作用于突触后膜相应受体，提高了突触后膜对 Na^{+}、K^{+} 的通透性，由于 Na^{+} 的内流大于 K^{+} 的外流，故发生净的内向电流，从而使突触后膜去极化，这种突触后膜在递质作用下产生的局部去极化电位变化称为兴奋性突触后电位（excitatory postsynaptic potential，EPSP）。这是一种局部电位（图 10-4），当突触前神经元活动增强或参与活动的突触数量增多时，兴奋性突触后电位发生总和，使电位幅度加大，达到阈电位水平时，在突触后神经元的轴突始段诱发动作电位；如没有达到阈电位水平，虽然不能引发动作电位，但能够使膜电位与阈电位的距离变近，因而使突触后神经元的兴奋性升高，此类作用常称为易化。

2）抑制性突触后电位：当神经冲动抵达突触前膜时，突触前膜释放抑制性递质，作用于突触后膜受体，提高了突触后膜对 Cl^{-} 和 K^{+} 的通透性，主要是 Cl^{-} 的通透性，Cl^{-} 内流使突触后膜产生超极化

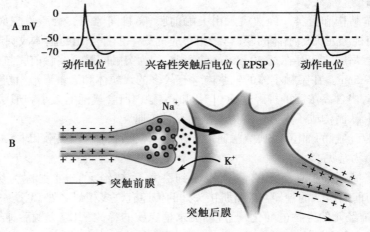

图 10-4 兴奋性突触后电位产生机制示意图
A. 电位变化；B. 突触传递

笔记

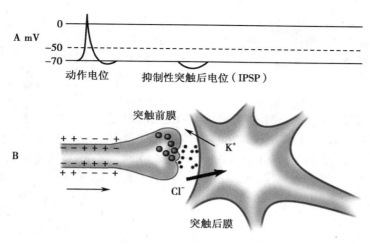

图 10-5　抑制性突触后电位产生机制示意图
A. 电位变化；B. 突触传递

（图 10-5），这种突触后膜在递质作用下产生的局部超极化电位变化称为抑制性突触后电位（inhibitory postsynaptic potential, IPSP）。它使突触后神经元的膜电位与阈电位的距离增大而不易爆发动作电位，即对突触后神经元产生了抑制效应。这也是一种局部电位变化，可以总和，总和后对突触后神经元的抑制作用更强。

实际上，一个突触前神经元的轴突末梢通常发出多个分支与许多突触后神经元构成突触联系，而一个突触后神经元也可以和许多突触前神经元的轴突末梢构成突触联系，其中，既有兴奋性突触的联系，也有抑制性突触的联系。例如，一个脊髓前角运动神经元的胞体和树突上所覆盖的来自其他神经元的突触小体可达 2000 个，而一个大脑皮层神经元的胞体和树突上所覆盖的来自其他神经元的突触小体可达 30 000 个。因此，一个神经元是兴奋还是抑制或兴奋与抑制的程度取决于这些突触传递产生的综合效应。

3. 突触的可塑性　突触的形态和功能可发生较持久改变的特性或现象称为突触可塑性（synaptic plasticity），但从生理学的角度看，突触的可塑性主要指突触传递效率的改变。这类特性与学习、记忆和脑的其他高级功能活动有着密切的关系。例如，在某种刺激重复作用下，突触前神经末梢释放递质逐渐减少，可导致突触传递功能发生较长时程的减弱；有时也可相反，引起突触前神经末梢释放递质增加，导致突触传递功能发生较长时程的增强。

（二）非定向突触

非定向突触首先发现于交感神经节后神经元对平滑肌和心肌的支配作用中。此类神经元轴突末梢发出许多分支，各分支上形成串珠样的膨大结构，称为曲张体（varicosity），其中含有大量的突触小泡，小泡内含高浓度的去甲肾上腺素。曲张体沿末梢分支分布于效应器细胞近旁，但与效应器细胞间无经典的突触联系（图 10-6）。当神经冲动到达曲张体时，其内的去甲肾上腺素释放出来，经扩散作用到达附近的效应器细胞，与受体结合，引起效应器细胞产生反应，从而实现细胞间的信息传递。此种细胞间信息的传递也是通过神经递质实现，但并不是通过经典突触结构完成的，故称为非定向突触传递，也称为

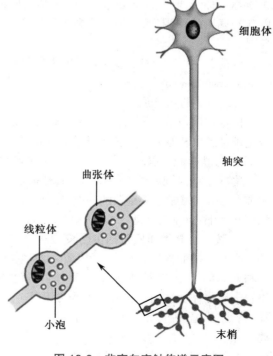

图 10-6　非定向突触传递示意图

非突触性化学传递(non-synaptic chemical transmission)。在中枢神经系统中亦发现类似的传递方式,所涉及的神经纤维不仅有去甲肾上腺素能纤维,也有多巴胺能、5-羟色胺能以及胆碱能等神经纤维。

非定向突触传递的特点:①突触前、后成分无一对一关系,且无特化的突触前、后膜结构。②曲张体与效应器细胞的间距较大,神经递质弥散距离远。③作用较为弥散,一个曲张体可支配多个效应器细胞。④突触传递时间长,且长短不一。⑤释放的神经递质能否产生信息传递效应,取决于突触后成分上有无相应受体。

(三) 电突触

电突触的结构基础是缝隙连接,是两个神经元紧密接触的部位,两层膜之间的间隙只有2~3nm,周围的轴浆中也没有突触小泡,但两膜可通过由蛋白质形成的水相通道,允许带电离子通过,使两个细胞的胞质直接沟通(图10-7)。这种通过缝隙连接实现的信息传递方式称为电突触传递(electrical synaptic transmission)。由于电突触无突触前膜和后膜之分,故电突触传递具有双向性;又由于该部位的电阻低,因而传递速度快,几乎无潜伏期。电突触传递主要发生在同类神经元之间,其意义在于促进同类神经元群的同步化活动。

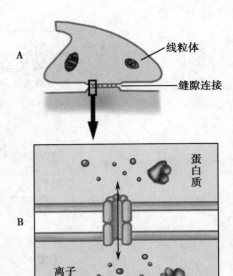

图10-7　电突触传递示意图
A. 缝隙连接;B. 为A图的放大模式图,显示细胞间通道两侧的蛋白质、离子等物质

三、神经递质

(一) 神经递质的基本概念

化学性突触传递必须有神经递质的参与。神经递质(neurotransmitter)是指由突触前神经元合成并在末梢处释放,能特异性作用于突触后神经元或效应细胞的受体,并使突触后神经元或效应细胞产生一定效应的信息传递物质。除递质外,神经元还能合成和释放一些化学物质,它们并不在神经元之间直接起信息传递的作用,而是增强或削弱递质的信息传递效应,此类对递质信息传递起调节作用的物质称为神经调质(neuromodulator),调质所发挥的作用称为调制作用。由于递质在某些情况下也可以起到调质的作用,而在另一些情况下调质也可以发挥递质的作用,故两者之间并没有十分明确的界限。

目前认为,一个神经元内可以存在两种或两种以上的递质或调质,这种现象称为递质共存(neurotransmitter co-existence)。递质共存的意义在于协调某些生理功能活动。

(二) 中枢神经递质

按存在部位的不同,神经递质可分为中枢神经递质和外周神经递质两大类。外周神经递质包括自主神经递质和躯体运动神经纤维释放的递质(见本章第四节)。这里简要介绍几类中枢神经递质。

1. **乙酰胆碱**　以乙酰胆碱为递质的神经元称为胆碱能神经元,它在中枢的分布极为广泛,脊髓、脑干网状结构、丘脑、纹状体、边缘系统等处都有乙酰胆碱递质及其受体(后者称为胆碱能受体,见第四节)。乙酰胆碱是非常重要的一类神经递质,几乎参与了神经系统的所有功能活动,包括学习与记忆、觉醒与睡眠、感觉与运动、内脏活动等多方面的调节过程。

2. **胺类**　胺类递质包括多巴胺、去甲肾上腺素、肾上腺素、5-羟色胺和组胺等。脑内的多巴胺主要由中脑黑质的神经元产生,沿黑质-纹状体投射系统分布,组成黑质-纹状体多巴胺递质系统,主要参与对躯体运动、精神情绪活动、垂体内分泌功能以及心血管活动等的调节。在中枢神经系统,以去甲肾上腺素作为递质的神经元称为去甲肾上腺素能神经元,其胞体主要位于低位脑干,参与心血管活动、情绪、体温、摄食和觉醒等的调节。以肾上腺素为递质的神经元称为肾上腺素能神经元,其胞体主要分布于延髓,主要参与心血管活动的调节。5-羟色胺能神经元胞体主要集中于低位脑干的中缝核内,主要是调节痛觉与镇痛、精神情绪、睡眠、体温、垂体内分泌等功能活动。

拓展阅读:
递质的共存

图片:唾液腺递质共存

图片:去甲肾上腺素能神经元末梢释放递质(NE)

3. 氨基酸类　氨基酸类递质主要包括谷氨酸、γ- 氨基丁酸和甘氨酸。谷氨酸是脑内含量最高的氨基酸,在中枢内分布极为广泛,几乎对所有的神经元都有兴奋作用,是脑内主要的兴奋性递质。γ-氨基丁酸在大脑皮层的浅层和小脑皮层的浦肯野细胞层含量较高,也存在于黑质 - 纹状体系统中,是脑内主要的抑制性递质。甘氨酸则主要分布于脊髓和脑干,也是一种抑制性递质,如与脊髓运动神经元构成抑制性突触联系的闰绍细胞,其末梢释放的递质就是甘氨酸。

4. 神经肽　神经肽(neuropeptide)是指分布于神经系统起递质或调质作用的肽类物质。包括速激肽、阿片肽、下丘脑调节肽、神经垂体肽和脑肠肽等,它们的种类和功能极为复杂,在体内发挥着重要的作用。

此外,嘌呤类物质中的腺苷是中枢神经系统中的一种抑制性调质,咖啡和茶的兴奋效应就是由于咖啡因和茶碱抑制腺苷的作用而产生的。一氧化氮和一氧化碳虽然不完全符合经典递质鉴定的一些条件,但所起的作用与递质完全相同,故也被视为神经递质,它们都通过激活鸟苷酸环化酶而发挥作用。

（三）递质的代谢

1. 递质的合成　不同递质的合成部位和过程各不相同。其中,小分子递质(如乙酰胆碱、胺类等)是在胞质内由其前体物质经一定的酶催化,最后合成递质。而肽类递质的合成是由基因调控的,在核糖体上通过翻译和翻译后的酶切加工等过程而形成。

2. 递质的储存和释放　有些递质(如乙酰胆碱和胺类递质)合成后,储存于囊泡内,经出胞作用而释放。触发递质释放的关键因素是 Ca^{2+} 由膜外跨膜进入突触小体,从而使突触小体内 Ca^{2+} 浓度瞬时升高。若细胞外液中 Ca^{2+} 浓度降低或 Mg^{2+} 浓度升高,都将使神经递质的释放受到抑制。神经递质释放后,突触小体内 Ca^{2+} 浓度很快恢复到原有静息水平。

3. 递质的消除　递质作用于受体并产生效应后迅速被消除。消除的方式比较复杂,包括被酶水解、重吸收回血液、神经末梢再摄取或被胶质细胞摄取等。例如,乙酰胆碱发挥生理作用后,迅速被胆碱酯酶水解成胆碱和乙酸而失活。去甲肾上腺素发挥生理作用后,一部分吸收回血液,在肝中被破坏而失活;另一部分在效应细胞内被酶破坏而失活;但大部分被神经末梢重摄取,回收后再重新加以利用。肽类递质的消除主要依靠酶促降解。神经递质的迅速失活和被消除,对保证神经元之间或神经元与效应器细胞之间信息的正常传递有重要意义。

四、反射活动的基本规律

神经调节的基本方式是反射,反射及反射弧的概念已在绪论中述及,以下主要介绍反射活动的一些基本规律。

（一）条件反射

巴甫洛夫把反射分为非条件反射和条件反射两类。非条件反射(unconditioned reflex)是人和动物在长期的种系发展中先天形成并遗传于后代的反射。而条件反射(conditioned reflex)则是机体在后天生活过程中,在非条件反射的基础上,于一定条件下建立起来的一类反射,与脑的高级功能有着密切的联系。

1. 条件反射的建立　经典条件反射是由巴甫洛夫首先发现的,也称为巴甫洛夫反射。下面即以此为例来说明条件反射的建立过程。在实验中,给狗喂食会引起唾液分泌属于非条件反射,食物是非条件刺激。通常情况下,灯光不会使狗分泌唾液,因为灯光与唾液分泌无关,故称为无关刺激。但是,如果喂食前先出现灯光,然后再给食物,这样多次结合后,当灯光一出现,即使不给食物,狗也会分泌唾液,这样就建立了条件反射。在这种情况下,灯光不再是无关刺激,而成为进食的信号,也即变成了条件刺激。由条件刺激引起的反射即称为条件反射。日常生活中,任何无关刺激只要多次与非条件刺激结合,都可能转变成条件刺激而引起条件反射。如铃声、食物的形状、颜色、气味、进食的环境、喂食的人等,由于经常与食物伴随出现,都可能成为条件刺激而引起唾液分泌。由此可见,条件反射形成的基本条件,是无关刺激与非条件刺激在时间上的多次结合,这个结合过程称为强化(reinforcement)。

有些条件反射比较复杂,动物必须通过自己完成一定的动作或操作,才能得到非条件刺激的强化,这类条件反射称为操作式条件反射。如训练动物走迷宫,表演某种动作等属于这类条件反射,操作式条件反射的建立比较困难,需要较长时间的训练。

视频：经典条件反射

视频：操作式条件反射

2. 条件反射的消退和分化　条件反射建立以后,如果只反复使用条件刺激而得不到非条件刺激的强化,这时条件反射的效应会逐渐减弱,最后完全消失,这种现象称为条件反射的消退(extinction)。例如,上述用灯光建立了唾液分泌的条件反射后,继续用灯光刺激,但都不给予食物强化,则随着这种刺激的延续,唾液分泌量越来越少,直至最后灯光刺激完全不能引起唾液分泌。消退并不是条件反射的简单丧失,而是一个新的学习过程。条件反射的消退使动物习得了两个刺激间新的联系,即条件刺激的出现不再预示着非条件刺激即将到来,或条件刺激的出现预示着非条件刺激不会到来。

在条件反射建立的过程中,还可以看到另一种现象。当一种条件反射建立后,给予和条件刺激相近似的刺激,也能同样获得条件反射的效果,这种现象称为条件反射的泛化。如果以后只对原来的条件刺激给予强化,而对与它近似的刺激不予强化,经多次重复后,与它近似的刺激就不再引起条件反射,这种现象称为条件反射的分化。分化的形成是由于近似刺激得不到强化,使皮层产生了抑制过程,这种抑制称为分化抑制。分化抑制的出现对大脑皮层完成分析功能具有重要的意义。

3. 条件反射的生物学意义　条件反射是后天形成的一类反射,环境中各种各样的无关刺激只要多次与非条件刺激结合,都可能转变成条件刺激而引起条件反射。这样,生活中条件反射的数量会远远超过非条件反射的数量,从而大大增强机体活动的适应性、预见性、灵活性和精确性,使机体对环境具有更加广阔和完善的适应能力。

4. 人类条件反射的特点　人与动物一样,都可以建立条件反射,但人类由于从事社会性的活动,促进了大脑皮层的高度发育,从而也促进了语言的发生和发展,因此,人类还能以语言建立条件反射。

条件反射都是由刺激信号引起的。信号的数量、种类非常多,但大体上分为两类:一类是现实的具体信号,如灯光、铃声、食物的形状、气味等,它们都是以信号本身的理化性质来发挥刺激作用,这类信号称为第一信号;另一类是抽象信号,即语言和文字,它们是以信号所代表的含义来发挥刺激作用。例如,"灯光"这个词语,并不是单指某个具体的灯发出的光,而是概括了世界上一切灯发出的光,是这一具体事物的抽象和概括,因此是具体信号的信号,故称为第二信号。巴甫洛夫认为,能对第一信号发生反应的大脑皮层功能系统,称为第一信号系统(first signal system),是人类和动物所共有的;而能对第二信号发生反应的大脑皮层功能系统,称为第二信号系统(second signal system),这是人类区别于动物的主要特征之一。

第二信号系统是在第一信号系统活动的基础上建立的,是个体在后天发育过程中逐渐形成的。人类由于有了第二信号系统活动,就能借助于语言和文字来表达思维,并通过抽象思维进行推理,从而大大扩展了认识的能力和范围,发现和掌握事物的规律,以便认识世界和改造世界。从医学角度来看,由于第二信号系统对人体心理和生理活动都能产生重要影响,所以作为医务工作者,不仅要注意自然环境因素对病人的影响,还应注意语言、文字对病人的作用。临床实践表明,语言运用恰当,可以起到治疗疾病的效果,而运用不当,则可能成为致病因素,甚至使病情恶化,给病人带来不良后果。

(二) 中枢神经元的联系方式

中枢神经系统中的神经元大约有 1000 亿个,依其在反射弧中所处的位置不同,可分为传入神经元、中间神经元和传出神经元,其中以中间神经元数量最多,仅大脑皮层就有 140 亿左右。如此巨量的神经元构成了复杂的网络系统,联系方式自然也是多种多样,归纳起来主要有以下几种(图 10-8)。

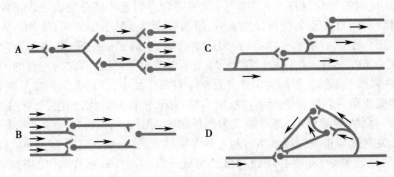

图 10-8　中枢神经元的联系方式
A. 辐散式；B. 聚合式；C. 链锁式；D. 环式

1. 辐散式 指一个神经元可通过其轴突末梢分支与多个神经元形成突触联系,它能使一个神经元的兴奋引起许多神经元同时兴奋或抑制,从而扩大其影响,该联系方式多见于传入通路。

2. 聚合式 指许多神经元的轴突末梢与一个神经元建立突触联系,有可能使来源于不同神经元的兴奋和抑制在同一个神经元上发生整合,导致后者兴奋或抑制,该联系方式多见于传出通路。

3. 链锁式和环式 在神经通路中,若由中间神经元构成的辐散与聚合式同时存在,则可形成链锁式或环式联系。神经冲动通过链锁式联系,可在空间上扩大作用范围。兴奋通过环式联系,若环路内中间神经元是兴奋性神经元,则兴奋效应得到增强和时间上的延伸,其传出通路上冲动发放的时段得以延长,即产生正反馈效应,此种现象称为后发放(after discharge);若环路内中间神经元是抑制性神经元,则兴奋效应及时终止,即产生负反馈效应。

(三)中枢兴奋传播的特征

在进行反射活动时,兴奋在中枢往往需要通过多次突触传递。由于突触的结构和递质参与等因素的影响,兴奋通过化学性突触传递时明显不同于神经纤维上的兴奋传导,其特征主要表现为以下几个方面。

1. 单向传递 指兴奋通过突触传递时只能由突触前神经元传向突触后神经元。这是因为神经递质通常由突触前膜释放出来,受体主要位于突触后膜。虽已发现突触后神经元也能释放递质,也存在突触前受体,但其作用主要是调节递质的释放,而与兴奋传递无直接关系。

2. 突触延搁 兴奋通过突触传递时,需要经历递质的释放、扩散、与突触后膜受体的结合、产生突触后电位等一系列过程,相对于兴奋在神经纤维上的传导来说,突触传递耗时较长,因而称之为突触延搁。据测定,兴奋通过一个突触通常需要 0.3~0.5 毫秒。所以,在反射活动中,兴奋通过的突触数量越多,反射所需的时间就越长。在反射活动中,突触联系主要存在于中枢神经系统内,故兴奋通过中枢神经传播所需时间较长,此现象称为中枢延搁(central delay)。

3. 总和 突触传递是通过产生兴奋性突触后电位和抑制性突触后电位将信息传给突触后神经元的,而这类电位变化都具有局部电位的性质,可以总和(包括时间性总和与空间性总和)。突触后神经元的活动决定于这些突触后电位总和的结果。

4. 兴奋节律的改变 突触后神经元的兴奋节律与突触前神经元的兴奋节律存在差异。例如,在反射活动中,传出神经(突触后神经元)发放的冲动频率与传入神经(突触前神经元)发放的冲动频率是不同的。这是由于突触后神经元的兴奋节律不仅受突触前神经元传入冲动频率的影响,还与突触后神经元本身的功能状态有关。况且一个突触后神经元往往不只与一个突触前神经元发生突触联系,而是与多个突触前神经元发生联系,因此,突触后神经元对多途径传来信息的整合显然会使其兴奋节律与突触前神经元不同。此外,突触前神经元传入通路中还存在中间神经元,这些神经元的功能状态和联系方式的差异也与兴奋节律的改变有关。

5. 对内环境变化敏感和易疲劳 突触部位易受内环境理化因素的影响,例如缺氧、CO_2 过多、麻醉剂以及某些药物等都可作用于突触传递的某些环节而影响突触传递。此外,相对于兴奋在神经纤维上的传导,突触部位也是反射弧中最易发生疲劳的环节。实验中发现,用较高频率的连续刺激作用于突触前神经元时,突触后神经元的放电频率将很快降低。这可能与突触前神经元内递质的耗竭有关。

(四)中枢抑制

在任何反射活动中,中枢内既有兴奋也有抑制,两者相辅相成,从而使反射活动能按一定次序和强度协调地进行。根据中枢抑制发生的部位,可将中枢抑制分为突触后抑制(postsynaptic inhibition)和突触前抑制(presynaptic inhibition)两类。

1. 突触后抑制 由突触后神经元产生抑制性突触后电位而发生的抑制称为突触后抑制。其特点是需要通过抑制性中间神经元来发挥作用,即兴奋性神经元必须先兴奋抑制性中间神经元,由后者释放抑制性递质,引起突触后膜产生抑制性突触后电位,因而使突触后神经元受到抑制。根据抑制性中间神经元的联系方式,突触后抑制又分为以下两种类型。

(1)传入侧支性抑制:传入纤维兴奋某一中枢神经元的同时,又发出侧支兴奋一个抑制性中间神经元,进而使另一个中枢神经元抑制,这种现象称为传入侧支性抑制(afferent collateral inhibition)或交互性抑制(reciprocal inhibition)。例如,引起屈肌反射的传入纤维进入脊髓后,一方面兴奋支配屈肌的运动神经元,另一方面通过侧支兴奋抑制性中间神经元,使支配伸肌的神经元抑制,从而引起屈肌收

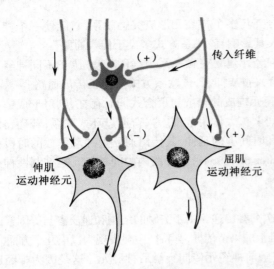

图 10-9 传入侧支性抑制示意图
黑色星形细胞为抑制性中间神经元
(+)兴奋;(−)抑制

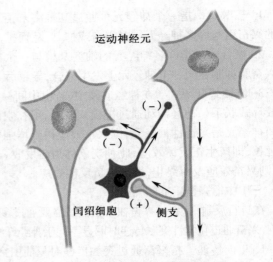

图 10-10 回返性抑制示意图
黑色星形细胞为抑制性中间神经元
(+)兴奋;(−)抑制

缩而伸肌舒张(图 10-9)。其意义是使不同中枢之间的活动协调起来。

(2) 回返性抑制:某一中枢的神经元兴奋时,其传出冲动沿轴突外传的同时,还经轴突的侧支兴奋抑制性中间神经元,该抑制性中间神经元轴突折返抵达原先发动兴奋的中枢神经元并与之构成抑制性突触联系,通过释放抑制性递质,使原先发动兴奋的神经元及其同一中枢的神经元受到抑制,这种现象称为回返性抑制(recurrent inhibition)。例如,脊髓前角运动神经元支配骨骼肌时,在轴突尚未离开脊髓灰质之前,发出侧支兴奋闰绍细胞。闰绍细胞是抑制性中间神经元(释放抑制性递质甘氨酸),它的轴突返回,与原先发放冲动的运动神经元构成抑制性突触(图 10-10)。因此,当脊髓前角运动神经元兴奋时,其传出冲动一方面使骨骼肌收缩,同时又通过闰绍细胞反过来抑制该运动神经元的活动。其意义在于及时终止运动神经元的活动,或使同一中枢内许多神经元的活动同步化。

2. 突触前抑制　指通过改变突触前膜的活动而使突触后神经元兴奋活动减弱的现象。其结构基础是轴-轴式突触。如图 10-11 所示,轴突 A 与轴突 B 构成轴-轴式突触,轴突 A 的末梢又与运动神

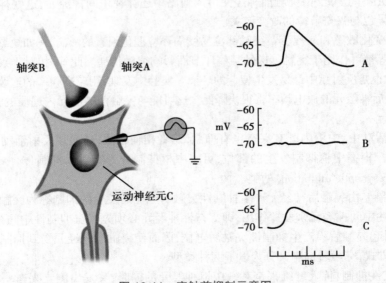

图 10-11 突触前抑制示意图
A.单独刺激轴突 A,引起的兴奋性突触后电位;B.单独刺激轴突 B,不引起突触后电位;C.先刺激轴突 B,再刺激轴突 A,引起的兴奋性突触后电位减小

经元 C 的胞体形成轴 - 体式突触。当刺激轴突 A 时,可使神经元 C 产生 10mV 的兴奋性突触后电位。当刺激轴突 B 时,神经元 C 不产生反应。如果先刺激轴突 B,一定时间后再刺激轴突 A,则可使神经元 C 产生的兴奋性突触后电位减小,仅有 5mV。这说明轴突 B 的活动能降低轴突 A 的兴奋作用,即产生突触前抑制。目前认为可能是由于轴突 B 兴奋时,神经末梢释放 γ- 氨基丁酸,使轴突 A 末梢去极化(跨膜静息电位减小),使传到末梢 A 的动作电位幅度变小,结果使进入末梢 A 的 Ca^{2+} 减少,从而使神经末梢 A 释放的兴奋性递质减少,最终导致该运动神经元产生的兴奋性突触后电位幅度降低。

突触前抑制在中枢神经系统内广泛存在,尤其多见于感觉传入途径中。其意义是控制从外周传入中枢的感觉信息,使感觉更加清晰和集中,故对感觉传入活动的调节具有重要作用。

第二节 神经系统的感觉功能

感觉是体内外的各种刺激作用于感受器,进而被转换成神经冲动,经一定的途径传送到中枢,经过中枢的整合而形成的。人类通过感觉可以了解内部和外部的世界,在对感觉的分析过程中,中枢神经系统各部位的功能是不同的。

一、脊髓的感觉传导功能

躯体感觉的初级传入神经元的胞体位于脊髓背根神经节和脑神经节中,其周围突与感受器相连,中枢突进入脊髓和脑干,在脊髓和脑干的不同水平与运动神经元构成多突触的联系,并经多次换元接替,将感觉信号上传至大脑皮层。

来自躯干、四肢的感觉纤维由后根进入脊髓后,分别组成不同的感觉传导束,向高位中枢传送感觉信号。其中,脊髓丘脑侧束和脊髓丘脑前束主要传导痛觉、温度觉和轻触觉等浅感觉;脊髓后索主要传导肌肉本体感觉和深压觉等深感觉以及精细触觉(辨别两点间距离和物体表面的性状及纹理等的触觉)。上述脊髓传导束若被破坏,相应的躯干、四肢部分就会丧失感觉。由于脊髓传导束的种类和成分比较复杂,在不同疾病的情况下,因受损程度和部位的差异,临床上可出现比较复杂的感觉损害的症状。

图片:躯体感觉传导通路及脊髓横断面

二、丘脑及其感觉投射系统

(一)丘脑的核团

丘脑由近 40 个神经核团所组成,各种躯体感觉通路(嗅觉除外)都要在丘脑转换神经元,然后再向大脑皮层投射。丘脑在皮层不发达的动物是感觉的最高级中枢,在皮层发达的动物则是最重要的感觉接替站,同时也能对感觉进行粗略的分析与综合。根据各核团的功能特点,丘脑的核团可以分为以下三大类。

1. 特异感觉接替核 它们接受第二级感觉投射纤维,经换元后进一步投射到大脑皮层特定的感觉区,主要有腹后核(包括腹后内侧核与腹后外侧核)、外侧膝状体、内侧膝状体等。其中,腹后外侧核为脊髓丘脑束与内侧丘系的换元站,负责传递躯体感觉信号;腹后内侧核为三叉丘系的换元站,负责传递头面部感觉信号。感觉信号向腹后核的投射有一定的空间分布,这种空间分布与大脑皮层感觉区的空间定位相对应。内侧膝状体是听觉传导通路的换元站,外侧膝状体是视觉传导通路的换元站(图 10-12)。

2. 联络核 主要有丘脑前核、腹外侧核、丘脑枕核等(图 10-12)。它们不直接接受感觉的投射纤维,而是接受丘脑特异感觉接替核和其他皮层下中枢来的纤维,换元后投射到大脑皮层特定区域。它们的功能与各种感觉在丘脑和大脑皮层的联系协调有关。

3. 非特异投射核 指靠近丘脑中线的髓板内各种结构,主要是髓板内核群,包括中央中核、束旁核等(图 10-12)。一般认为,它们无直接投射到大脑皮层的纤维,但通过多突触的换元接替后,弥散地投射到整个大脑皮层,具有维持和改变大脑皮层兴奋状态的作用。

(二)感觉投射系统

由丘脑投射到大脑皮层的感觉投射系统,根据其投射特征的不同,分为两大系统。

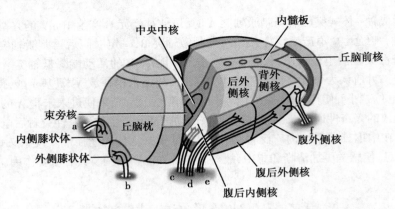

图 10-12　丘脑主要核团示意图

a. 听觉传来的纤维；b. 视觉传来的纤维；c. 来自头面部的感觉纤维；d. 来
自躯干四肢的感觉纤维；e. 来自小脑的纤维；f. 来自苍白球的纤维

1. 特异投射系统　特异投射系统（specific projection system）指丘脑的特异感觉接替核及其投射到大脑皮层的传导束，此投射系统点对点的投射到大脑皮层的特定区域，主要终止于皮层的第四层细胞，引起特定的感觉，并激发大脑皮层发出神经冲动。联络核在结构上与大脑皮层也有特定的投射关系，也属于特异投射系统，但它不引起特定感觉，主要起联络和协调的作用。

2. 非特异投射系统　非特异投射系统（nonspecific projection system）指丘脑的非特异投射核及其投射到大脑皮层的传导束，此投射系统经多次换元，弥散地投射到大脑皮层的广泛区域，起维持和改变大脑皮层兴奋状态的作用。只有在非特异投射系统维持大脑皮层清醒状态的基础上，特异投射系统才能发挥作用，形成清晰的特定感觉。

实验研究发现，电刺激中脑网状结构，可唤醒动物，出现觉醒状态的脑电波，若在中脑头端切断脑干网状结构，则引起类似睡眠的现象和相应的脑电波，这说明脑干网状结构内存在上行起唤醒作用的功能系统，这一系统因此被称为网状结构上行激动系统（ascending activating system）。现在认为，该系统的作用主要是通过丘脑非特异投射系统来完成的。当这一系统的上行冲动减少时，大脑皮层就由兴奋状态转入抑制状态，这时动物表现为安静或睡眠；如果这一系统受损伤，可发生昏睡。脑干网状结构上行激动系统是一种多突触传递系统，易受药物影响而使传递发生阻滞。巴比妥类催眠药物的作用，可能就是阻断了脑干网状结构上行激动系统的传递而产生的。

正常情况下，特异投射系统和非特异投射系统的作用相互协调和配合，使人既能处于觉醒状态，又能产生各种特定的感觉。

三、大脑皮层的感觉分析功能

大脑皮层是产生感觉的最高级中枢。来自身体不同部位和不同性质的感觉信息投射到大脑皮层的不同区域，通过大脑皮层对这些传入信息的整合，从而产生不同的感觉。因此，大脑皮层有着不同的感觉功能定位，即大脑皮层存在着不同的感觉功能代表区。

（一）体表感觉区

全身体表感觉在大脑皮层的投射区，主要位于中央后回，称为第一感觉区。第一感觉区产生的感觉定位明确而清晰，投射规律为：①交叉投射：左侧躯体的感觉投射在右侧皮层，右侧躯体的感觉投射在左侧皮层，但头面部感觉的投射是双侧的。②呈倒立的人体投影：下肢的感觉区在皮层的顶部，上肢感觉区在中间，头面部感觉区在底部，但头面部的内部安排仍是正立的。③投射区的大小与躯体感觉的灵敏度有关：如感觉灵敏度高的拇指、示指、唇的皮层代表区大（图 10-13）。

在中央前回和脑岛之间还存在第二感觉区，其面积远比第一感觉区小，向此区的感觉投射亦有一定的分野，但不如中央后回那么完善和具体，投射区域的空间安排是正立的和双侧性的。第二感觉区对感觉仅有粗糙的分析作用，定位也较差。有作者认为，此区可能还接受痛觉传入信号的投射，与痛觉的产生有关。但人类的第二感觉区切除后，并不产生显著的感觉障碍。

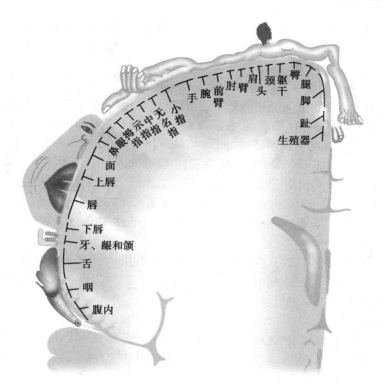

图 10-13 人大脑皮层体表感觉区示意图

（二）本体感觉区

本体感觉是指肌肉、关节等的位置觉与运动觉，代表区主要在中央前回。它们接受来自肌肉、肌腱和关节等处的感觉信息，以感知身体所在空间的位置、姿势以及身体各部分在运动中的状态。

（三）内脏感觉区

内脏感觉的代表区混杂在体表第一感觉区中，第二感觉区、运动辅助区和边缘系统也与内脏感觉有关；其投射区较小，且不集中，这可能是内脏感觉定位不够准确和性质模糊的原因之一。

（四）视觉区

视觉代表区在大脑半球内侧面枕叶距状裂的上下缘。左眼颞侧和右眼鼻侧视网膜的传入纤维投射到左侧枕叶皮层，而右眼颞侧和左眼鼻侧视网膜的传入纤维投射到右侧枕叶皮层。另外，视网膜的上半部传入纤维投射到距状裂的上缘，下半部传入纤维投射到它的下缘，视网膜中央的黄斑区投射到距状裂的后部。

（五）听觉区

听觉代表区位于颞叶的颞横回和颞上回。听觉的投射是双侧性的，即一侧皮层代表区接受双侧耳蜗听觉感受器传来的冲动。不同音频的感觉信号在听觉皮层的投射有一定的分野。

（六）嗅觉区和味觉区

嗅觉代表区位于边缘叶的前底部，包括梨状区皮层的前部和杏仁核的一部分。味觉代表区在中央后回头面部感觉区的下侧。

四、痛觉

痛觉是一种与组织损伤有关的不愉快感觉和情感性体验，而引起痛觉的组织损伤可为实际存在的或潜在的。痛觉可成为机体遭遇危险的警报信号，起着保护机体免受进一步伤害的作用。

（一）痛觉感受器

痛觉感受器在形态学上是游离的神经末梢，不易发生适应，也没有固定的适宜刺激，任何刺激只要达到伤害程度均可使其兴奋，因而也称为伤害性感受器（nociceptor）。当伤害性刺激作用于机体时，导致局部组织破坏，释放 K^+、H^+、组胺、缓激肽、前列腺素等内源性致痛物质，激活感受器，将相应的伤害性刺激转换为局部去极化电位,触发产生动作电位,冲动沿传入纤维传入中枢神经系统,在脊髓、延髓、下丘脑以及大脑皮层等部位激活不同的神经环路,从而引起痛觉和各种痛反应。

(二) 痛觉的特点

痛觉往往和其他感觉混合在一起组成一种复合感觉,如机械刺激引起的痛,常伴有触觉、压觉。痛觉还常常伴有惊慌、害怕、焦虑、悲伤等强烈的情绪反应。此外,影响疼痛的心理因素也较多:①过去的经验:如家长对于儿童外伤的态度,会在很大程度上影响儿童对痛刺激的反应,并且这种影响会一直持续到成年。②产生痛的情景:如战时和平时对于同样的外伤,由于伤者对于创伤情景意义的理解不同,产生的痛觉也明显不同。③对刺激的注意程度:如牙痛,白天可因为忙碌的工作而被暂时忘却,到了夜间则特别明显。④情绪变化:如焦虑或持续的紧张可使痛觉明显增强。⑤暗示:如安慰剂可使 35% 的病人痛觉明显缓解,而大剂量吗啡的有效率也只有 75%。可见,痛觉作为一种感觉,既有生理学范畴的感觉、知觉内容,也有心理学范畴的心理经验成分在内。

(三) 痛觉的分类

从不同的角度对痛觉有不同的分类方法。①根据痛的性质:可分为刺痛(也称快痛)、灼痛(也称慢痛)和钝痛(或胀痛、绞痛)。②根据痛的病因:可分为外周性痛、中枢性痛和原因不明的痛。③根据痛的产生部位:可分为躯体痛和内脏痛。

(四) 躯体痛和内脏痛

1. 躯体痛　包括体表痛和深部痛。发生在体表某处的疼痛称为体表痛。当皮肤受到伤害性刺激时,往往先出现快痛(由 A_δ 类纤维传导),再出现慢痛(由 C 类纤维传导),此种现象称为双重痛觉(dual pain)现象,是皮肤痛的一个典型特征。发生在躯体深部(如骨、关节、骨膜、肌腱、韧带和肌肉等)的疼痛称为深部痛,深部痛一般表现为慢痛,定位不明确,可伴有恶心、出汗和血压改变等自主神经反应。

2. 内脏痛　内脏器官受到伤害性刺激时产生的疼痛称为内脏痛(visceral pain)。内脏痛与皮肤痛相比,具有以下特点:①定位不准确,这是内脏痛最主要的特点。②发生缓慢,持续时间较长。③对机械性牵拉、痉挛、缺血和炎症等刺激敏感,而对切割、烧灼等通常易引起皮肤痛的刺激不敏感。④引起不愉快的情绪活动,并伴有恶心、呕吐和心血管及呼吸活动改变。

(五) 牵涉痛

牵涉痛(referred pain)是较为特殊的内脏痛,指由某些内脏疾病引起的远隔体表部位发生疼痛或痛觉过敏的现象。例如,心肌缺血时,常感到心前区、左肩和左上臂疼痛;胆囊炎、胆石症发作时,可感觉右肩胛部疼痛;患阑尾炎时,发病初期常出现脐周和上腹部疼痛;患胃溃疡或胰腺炎时,可出现左上腹和肩胛间疼痛;患肾结石时,可引起腹股沟区疼痛;输尿管结石则可引起睾丸疼痛等。了解牵涉痛的部位对诊断某些内脏疾病具有重要参考价值。

牵涉痛的产生可用会聚学说和易化学说加以解释。会聚学说认为,发生牵涉痛的体表部位的传入纤维与患病内脏的传入纤维由同一后根进入脊髓后角,这些纤维可能与相同的后角神经元形成突触联系(会聚),由于生活中疼痛多来自体表部位,大脑皮层习惯于识别体表的刺激信息,因而将来自内脏的痛觉信息识别为来自体表,以至产生牵涉痛;易化学说认为,传入神经纤维到达脊髓后角同一区域,更换神经元的部位很靠近,患病内脏的传入冲动可提高邻近的体表感觉神经元的兴奋性,即产生易化作用,这样就使平常并不引起体表疼痛的刺激变成了致痛刺激(图 10-14)。

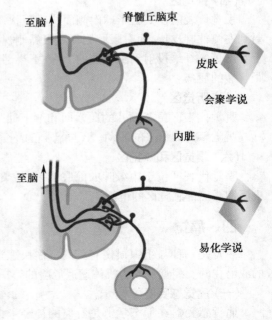

图 10-14　牵涉痛产生机制示意图

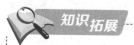

针刺镇痛

　　针刺镇痛在我国已有 3000 余年的历史,由于具有安全、简便、经济和有效的特点,目前已被国内外广泛应用。针刺时引起的局部组织酸、胀、重等复合感觉,称为针感或"得气"感,然后激活穴位深部的感受器,产生针刺信号,后者沿外周神经中的Ⅱ、Ⅲ类纤维传入,在中枢神经的各级水平针刺信号一方面进入痛通路的各个驿站,在那里同来自痛源部位的痛信号发生相互作用;另一方面激活了不同的内源性镇痛系统,从而阻断痛信号的继续传递。针刺镇痛机制包含着严格的神经生物学成分,我国的科技工作者在针刺镇痛的研究中取得了令人瞩目的成果,居于世界领先水平。

第三节　神经系统对躯体运动的调节

　　躯体运动是指全身或局部骨骼肌的运动,是最基本的功能性活动之一。人体的躯体运动可以是不受意识控制的反射活动,也可以是按一定目标进行的随意活动,后者运动的方向、力量、速度等都能达到互相协调,是由大脑皮层、皮层下核团和脑干下行系统以及脊髓共同配合完成的。

一、脊髓对躯体运动的调节

(一)脊髓的运动神经元和运动单位

　　在脊髓前角存在大量支配骨骼肌的 α 和 γ 运动神经元,它们末梢释放的递质都是乙酰胆碱。

　　α 运动神经元的胞体较大,神经纤维较粗(属于 A_α 类纤维),其轴突末梢分出许多小支,每一小支支配一根骨骼肌纤维,它兴奋时引起所支配的肌纤维收缩。由一个 α 运动神经元及其所支配的全部肌纤维组成的功能单位,称为运动单位(motor unit)。运动单位的大小不一,如一个支配四肢肌肉的运动神经元,可支配 2000 根肌纤维,当它兴奋时,受支配的肌纤维都收缩,有利于产生较大的肌张力;而一个支配眼外肌的运动神经元只支配 6~12 根肌纤维,这有利于完成精细的肌肉运动。α 运动神经元既接受来自皮肤、肌肉等外周感受器的传入信息,也接受来自脑干、大脑皮层等高位中枢的下传信息。躯体运动反射的传出信息最后要通过 α 运动神经元传给骨骼肌,因此,α 运动神经元是躯体运动反射的最后公路。

　　γ 运动神经元的传出纤维较细(属于 A_γ 类纤维),支配骨骼肌的梭内肌纤维。γ 运动神经元的兴奋性较 α 运动神经元高,常以较高频率持续放电,可调节肌梭感受装置的敏感性(详见后文)。

(二)脊髓休克

　　整体生理情况下,脊髓的活动经常处于高位中枢的调控之下,其自身所具有的功能不易表现出来。为了研究脊髓本身具有的功能,在动物实验中常将脊髓与延髓的联系切断(在第五节颈髓水平以下切断,以保持动物的呼吸功能),这种动物称为脊髓动物,简称脊动物。当脊髓与高位中枢突然离断后,断面以下的脊髓会暂时丧失反射活动能力而进入无反应的状态,这种现象称为脊髓休克(spinal shock),简称脊休克。

　　脊休克主要表现为横断面以下脊髓所支配的躯体和内脏反射活动均减弱以至消失,如骨骼肌的紧张性降低、甚至消失,外周血管扩张,血压下降,发汗反射消失,粪、尿潴留。脊休克是暂时现象,一些以脊髓为基本中枢的反射活动可以逐渐恢复,最先恢复的是屈肌反射和腱反射等比较简单和原始的反射,而后是对侧伸肌反射和搔爬反射等较复杂的反射活动,血压也逐渐回升到一定水平,并具有一定程度的排粪、排尿能力。此外,不同种类动物恢复的时间也不一致,如蛙在脊髓离断后数分钟内即恢复,犬需几天时间,而人类恢复最慢,需数周至数月;且恢复的这些反射功能并不完善,往往不能很好地适应机体生理功能的需要。例如,基本的排尿反射可以进行,但排尿不受意识控制,且尿不尽,容易引起膀胱感染;一些屈肌反射可能过强,汗腺可过度分泌等。

　　脊休克的产生与恢复,说明脊髓可以独立完成一些简单的反射活动,是最基本的躯体运动中枢;

在正常情况下，脊髓的活动受高位中枢的调节和控制，并且动物进化越高级反射活动越复杂，则脊髓对高位中枢的依赖程度也就越大。脊休克的产生，并不是由脊髓切断的损伤刺激所引起，而是由于离断面以下的脊髓突然失去高位中枢的调控而兴奋性极度低下所致。

（三）屈肌反射与对侧伸肌反射

当肢体的皮肤受到伤害性刺激时，可反射性引起受刺激一侧肢体的屈肌收缩而伸肌舒张，表现为肢体屈曲，这种反射称为屈肌反射（flexor reflex）。屈肌反射使肢体脱离伤害性刺激，具有保护性意义。

屈肌反射的程度与刺激强度有关。如果受到的伤害性刺激较强，则在同侧肢体屈曲的同时，对侧肢体出现伸直的反射活动，称为对侧伸肌反射（crossed extensor reflex）。对侧伸肌反射使对侧肢体伸直以支持体重，具有维持姿势保持平衡的作用，故是一种姿势反射。

（四）牵张反射

骨骼肌受到外力牵拉而伸长时，能反射性地引起受牵拉的同一肌肉收缩，称为牵张反射（stretch reflex）。

1. 牵张反射的类型　牵张反射有腱反射和肌紧张两种类型。

腱反射（tendon reflex）是指快速牵拉肌腱时发生的牵张反射，它表现为被牵拉肌肉迅速而明显地缩短。例如膝反射，当膝关节半屈曲时，叩击股四头肌肌腱，可使股四头肌发生快速的反射性收缩（图10-15）。再如跟腱反射，当叩击跟腱以牵拉腓肠肌，可引起腓肠肌快速的反射性收缩。这些反射都是由叩击肌腱引起，所以统称为腱反射。腱反射的潜伏期很短，约0.7毫秒，只够一次突触接替的时间，故腱反射是单突触反射。它的中枢常只涉及1~2个脊髓节段，所以反应的范围仅限于受牵拉的肌肉。正常情况下腱反射受高位中枢的下行控制。临床上常采用检查腱反射来了解神经系统的功能状态，腱反射减弱或消失，常提示该反射弧的某个部分，如传入通路或传出通路或脊髓中枢部分有损伤；而腱反射亢进，说明控制脊髓的高位中枢作用减弱，常提示高位中枢出现病变。

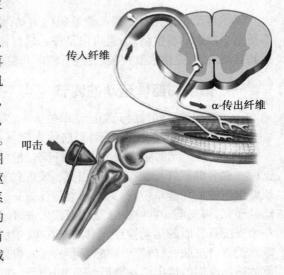

图 10-15　膝反射弧示意图

视频：跟腱反射

肌紧张（muscle tonus）是指缓慢持续牵拉肌腱时发生的牵张反射。它表现为受牵拉肌肉轻度而持续地收缩，即维持肌肉的紧张性收缩状态，阻止肌肉被拉长。肌紧张是由肌肉中的肌纤维轮流收缩产生的，所以不易发生疲劳，产生的收缩力量也不大，不会引起躯体明显的位移。肌紧张的反射弧与腱反射相似，但它的中枢为多突触接替，属于多突触反射。在人类，直立时的抗重力肌一般是伸肌，由于重力的持续影响，使得肌紧张主要表现在伸肌。因此，肌紧张对维持躯体姿势具有重要作用，是维持姿势最基本的反射活动，也是其他姿势反射的基础。肌紧张反射弧的任何部分受到破坏，即可出现肌张力的减弱或消失，表现为肌肉松弛，这时身体的正常姿势无法维持。

2. 牵张反射的反射弧　牵张反射的反射弧比较简单。感受器是肌肉中的肌梭，中枢主要在脊髓内，传入和传出纤维都包含在支配该肌肉的神经中，效应器是该肌肉的肌纤维。因此，牵张反射反射弧的显著特点，是感受器和效应器都在同一肌肉中（图10-16）。

肌梭是一种感受肌肉长度变化或感受牵拉刺激的梭形感受装置，是一种长度感受器，属于本体感受器。其两端细小，中间膨大，外面有一层结缔组织膜，膜内含6~12根特殊的肌纤维，称为梭内肌纤维，一般的肌纤维称为梭外肌纤维。肌梭附着于肌腱或梭外肌纤维上，与梭外肌纤维平行排列，呈并联关系。梭内肌纤维的收缩成分在两端，中间部分是感受装置，无收缩功能，它们呈串联关系（图10-17）。肌梭的传入神经纤维有两种：一种是直径较粗的Ⅰ类纤维，另一种是直径较细的Ⅱ类纤维。两种纤维的传入信号都抵达脊髓前角的 α 运动神经元。

当梭外肌纤维被牵拉变长时，肌梭也被拉长，其中间部分的感受装置受到的刺激加强，产生的传入冲动增加,反射性地引起同一肌肉收缩,便产生牵张反射。当梭外肌纤维收缩变短时,肌梭也变短而放松,它的中间部分感受装置受到的刺激减弱,传入冲动减少甚至停止,梭外肌纤维又恢复原来的长度。γ运动神经元支配梭内肌,当它兴奋时,可使梭内肌从两端收缩,中间部位的感受装置被牵拉而提高肌梭的敏感性。因此,γ运动神经元对调节牵张反射有重要的意义。

腱器官是肌肉内另一种感受装置,它分布于肌腱胶原纤维之间,与梭外肌纤维呈串联关系。它感受肌张力的变化,是一种张力感受器。当梭外肌收缩而张力增大时,腱器官发放的传入冲动增加,通过抑制性中间神经元,使支配同一梭外肌的α运动神经元受到抑制,也即使牵张反射受到抑制。这种由腱器官兴奋引起的牵张反射抑制,称为反牵张反射(inverse stretch reflex)。

一般认为,当肌肉受牵拉时,首先刺激肌梭而引起牵张反射,结果出现肌肉收缩以对抗牵拉;当牵拉力量进一步加大,肌张力进一步增加时,则刺激腱器官,使牵张反射受到抑制,以避免被牵拉肌肉的过度收缩而受损。

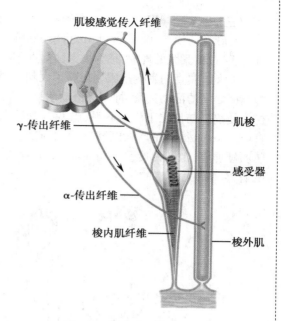

图 10-16　牵张反射弧示意图

二、脑干对肌紧张的调节

脑干对肌紧张有重要调节作用。用电刺激动物脑干网状结构的不同区域,发现其中有加强肌紧张及肌运动的区域,称为易化区(facilitatory area),也有抑制肌紧张及肌运动的区域,称为抑制区(inhibitory area)。

(一)脑干网状结构易化区

脑干网状结构易化区的范围较广,包括延髓网状结构的背外侧部分、脑桥的被盖、中脑的中央灰质及被盖。此外,下丘脑和丘脑中线核群对肌紧张也有易化作用,因此也包含在易化区的范围之内(图 10-17)。

脑干网状结构易化区的主要作用是加强伸肌的肌紧张和肌运动。其作用途径是通过网状脊髓束向下与脊髓前角的γ运动神经元联系,使γ运动神经元传出冲动增加,梭内肌收缩,肌梭敏感性升高,从而增强肌紧张。延髓的前庭核、小脑前叶两侧部也有加强肌紧张的作用,这种作用可能是通过加强脑干网状结构易化区的活动来实现的。另外,易化区对α运动神经元也有一定的易化作用。

(二)脑干网状结构抑制区

脑干网状结构抑制区较小,位于延髓网状结构的腹内侧部分(图 10-18)。它通过网状脊髓束抑制γ运动神经元,使肌梭敏感性

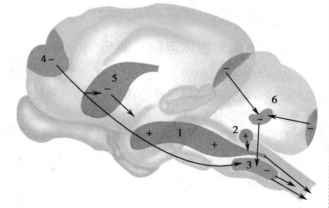

图 10-17　猫脑干网状结构下行抑制和易化系统示意图
+ 表示易化区;− 表示抑制区
1. 网状结构易化区;2. 延髓前庭核;3. 网状结构抑制区;
4. 大脑皮层;5. 尾状核;6. 小脑

降低,从而降低肌紧张。大脑皮层运动区、纹状体、小脑前叶蚓部等处,也有抑制肌紧张的作用,这种作用可能是通过加强脑干网状结构抑制区的活动来实现的。

正常情况下,易化区的活动较强,抑制区的活动较弱,两者在一定水平上保持相对平衡,以维持正常的肌紧张。

(三) 去大脑僵直

在麻醉动物,于中脑上、下丘之间切断脑干后,动物出现四肢伸直、头尾昂起、脊柱挺硬等伸肌(抗重力肌)过度紧张的现象,称为去大脑僵直(decerebrate rigidity)。

去大脑僵直的发生是因为切断了大脑皮层、纹状体等部位与网状结构的功能联系,造成易化区和抑制区之间的活动失衡,抑制区活动明显减弱,而易化区活动相对占优势的结果。临床蝶鞍上囊肿往往能使皮层与皮层下失去联系,患者出现明显的下肢伸肌僵直,而上肢呈半屈曲状态,称为去皮层僵直(decorticate rigidity)。在肿瘤压迫中脑的患者则可出现典型的去大脑僵直现象,表现为头后仰、上下肢僵硬伸直、上臂内旋及手指屈曲(图 10-18)。临床上当患者出现去大脑僵直时,表明病变已严重侵犯脑干,是预后不良的信号。

视频:去大脑僵直

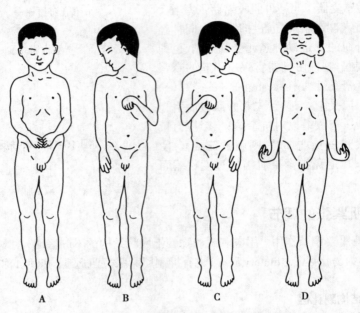

图 10-18 人类去皮层僵直和去大脑僵直
A、B、C 为去皮层僵直;D 为去大脑僵直

三、小脑对躯体运动的调节

依据与小脑联系的传入和传出纤维情况,可将小脑分为前庭小脑、脊髓小脑和皮层小脑三个主要的功能部分,它们在躯体运动的调节中发挥着不同的作用(图 10-19)。

(一) 维持身体平衡

前庭小脑主要由绒球小结叶构成,它与前庭器官和前庭神经核有密切联系。其维持身体平衡的

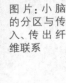

图片:小脑的分区与传入、传出纤维联系

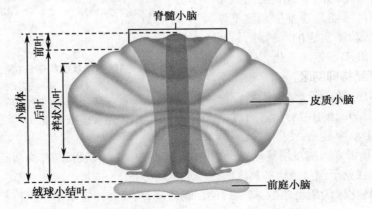

图 10-19 小脑分区模式图

笔记

反射途径为:前庭器官→前庭神经核→前庭小脑→前庭神经核→脊髓运动神经元→肌肉。实验证明,切除绒球小结叶的猴,平衡功能严重失调,身体倾斜,站立困难,但其他随意运动仍能协调;临床上也观察到,第四脑室肿瘤的病人,由于压迫损伤绒球小结叶,病人可出现类似上述平衡失调的症状。可见,前庭小脑对身体平衡的维持具有重要作用。

（二）调节肌紧张

脊髓小脑包括小脑前叶和后叶的中间带区,主要接受来自脊髓的本体感觉信息,也接受视觉、听觉等传入信息。小脑前叶对肌紧张的调节有易化和抑制双重作用,前叶两侧部有易化肌紧张的作用,而前叶蚓部则有抑制肌紧张的作用。后叶中间带对肌紧张也有易化作用。在进化过程中,抑制肌紧张的作用逐渐减弱,而易化肌紧张的作用逐渐加强。因此,小脑对肌紧张的调节作用,在不同动物表现不一样。人类小脑损伤后,主要表现出肌紧张降低,即易化作用减弱,造成肌无力等症状。

（三）协调随意运动

脊髓小脑后叶中间带及皮层小脑的主要功能是协调随意运动。脊髓小脑后叶中间带接受脑桥纤维的投射,与大脑半球构成了与协调运动密切有关的环路联系。这种环路联系可以使随意动作的力量、方向等受到适当的控制,使动作稳定和准确。皮层小脑主要指小脑半球,为后叶的外侧部,它接受大脑皮层感觉区、运动区、联络区等传来的信息,并与大脑形成反馈环路,因而皮层小脑主要与运动计划的形成及运动程序的编制有关。

人进行的各种精巧运动,都是通过大脑皮层与小脑不断进行联合活动、反复协调而逐步熟练起来的。骨骼肌在完成一个新动作时,最初常常是粗糙而不协调的,这是因为小脑尚未发挥其协调功能。经过反复练习以后,通过大脑皮层与小脑之间不断进行的环路联系活动,小脑针对传入的运动信息,及时纠正运动过程中出现的偏差,从而贮存了一套运动程序。当大脑皮层要发动某项精巧运动时,可通过环路联系,从小脑中提取贮存的程序,再通过皮层脊髓束发动这项精巧运动,使骨骼肌活动协调,动作平稳、准确和熟练,且完成迅速,几乎不需经过思考。临床上,小脑损伤的病人,随意运动的力量、方向及准确度将发生变化,动作不是过度就是不及,行走摇晃,步态蹒跚。这种小脑损伤后的动作性协调障碍,称为小脑性共济失调(cerebellar ataxia)。同时还可出现肌肉意向性震颤、肌张力减退和肌无力等症状。

四、基底神经节对躯体运动的调节

基底神经节(basal ganglia)是指皮层下一些核团的总称,与运动有关的基底神经节结构主要是纹状体,包括尾核、壳核和苍白球。苍白球是较古老的部分,称为旧纹状体;尾核和壳核进化较新,称为新纹状体。此外,丘脑底核、中脑的黑质和红核在功能上和基底神经节紧密联系,故也被归入其中。

（一）基底神经节与大脑皮层的联系

基底神经节接受大脑皮层的纤维投射,其传出纤维经丘脑前腹核和外侧腹核接替后又回到大脑皮层,构成基底神经节与大脑皮层之间的回路;该回路根据从新纹状体→苍白球内侧部投射途径的不同,可分为直接通路和间接通路两条途径(图10-20)。

1. 直接通路 指皮层广泛区域→新纹状体→苍白球内侧部→丘脑前腹核和外侧腹核→皮层运动前区的神经通路。此通路中,皮层对新纹状体以及丘脑对皮层运动前区的作用均是兴奋性的;而从新纹状体到苍白球内侧部以及从苍白球内侧部再到丘脑的纤维则是抑制性的。故当新纹状体活动增加时,丘脑和皮层运动前区的活动增加,这种现象称为去抑制(disinhibition)。

2. 间接通路 是在上述直接通路中的新纹状体与苍白球内侧部之间插入苍白球外侧部和丘脑底核两个中间接替过程的通路,其途径为:皮层广泛区域→新纹状体→苍白球外侧部→丘脑底核→苍白球内侧部→丘脑前腹核和外侧腹核→皮层运动前区。这条通路中同样存在去抑制现象,即新纹状体到苍白球外侧部和苍白球外侧部到丘脑底核的投射纤维都是抑制性的。因此,当新纹状体活动增加时,丘脑底核的活动增加;又因丘脑底核到达苍白球内侧部的纤维为兴奋性的,结果使丘脑和皮层运动前区的活动减少。可见,间接通路的作用可部分抵消直接通路对丘脑和大脑皮层的兴奋作用。

（二）黑质 - 纹状体投射系统

黑质和纹状体之间存在密切的联系(图10-20),黑质 - 纹状体多巴胺能投射系统由黑质发出,纤维

视频:小脑损伤对肌紧张的调节

视频:小脑性共济失调

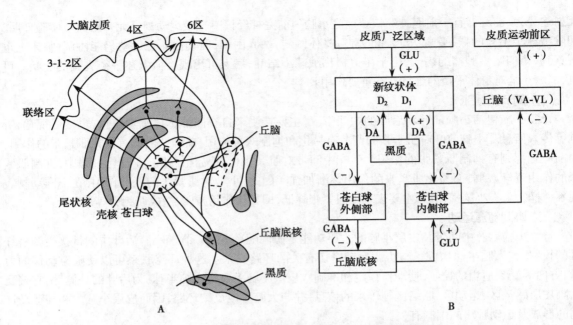

图 10-20 基底神经节与大脑皮层之间神经回路模式图

A. 联结基底神经节与大脑皮层的神经回路；B. 直接通路和间接通路：见正文。黑质多巴胺投射系统可作用于新纹状体的 D_1 受体而增强直接通路的活动，也可作用于其 D_2 受体而抑制间接通路的活动。DA. 多巴胺；GABA. γ- 氨基丁酸；GLU. 谷氨酸；(+) 兴奋性作用；(−) 抑制性作用，新纹状体内以 γ- 氨基丁酸和乙酰胆碱为递质的中间神经元未标出

投射到新纹状体内的中型多棘神经元。当黑质 - 纹状体多巴胺能纤维末梢释放的多巴胺激活多棘神经元上的 D_1 受体时，增强直接通路的活动；而激活多棘神经元上的 D_2 受体时，抑制间接通路的活动。多巴胺对直接通路和间接通路的作用，使丘脑 - 皮层投射系统活动加强，从而易化大脑皮层发动运动。

（三）与基底神经节损害有关的疾病

基底神经节具有重要的运动调节功能，它与随意运动的稳定、肌紧张的控制及本体感觉传入信息的处理有关。但基底神经节各部分究竟是如何调节躯体运动的，目前仍未阐明。有关人类基底神经节功能的认识，主要是根据它们损伤时出现的临床症状和治疗结果进行推测得来的。一般说基底神经节损伤的临床表现可分为两大类：一类表现为运动过少而肌紧张增强，例如帕金森病（Parkinson disease）；另一类表现为运动过多而肌紧张降低，例如亨廷顿病（Huntington disease）。

1. 帕金森病 帕金森病也称震颤麻痹（paralysis agitans），是常见的中老年神经系统变性疾病之一。帕金森病主要症状是全身肌紧张增高、肌肉强直、随意运动减少、动作缓慢、面部表情呆板、常伴有静止性震颤等。帕金森病发生的机制与中脑黑质的病变有关。当黑质病变时，黑质 - 纹状体多巴胺递质系统功能受损，可引起直接通路活动减弱而间接通路活动增强，使大脑皮层对运动的发动受到抑制，因而出现一系列帕金森病的症状。在临床实践中使用左旋多巴以增加多巴胺的合成，能明显改善帕金森病人的症状。近年来人们正在探索基因治疗帕金森病的可能性，主要策略有两个：一是采用植入促进多巴胺合成的酶基因来促进多巴胺的生成；另一个是应用神经保护性营养因子基因来阻止多巴胺能神经细胞死亡或刺激受损的黑质纹状体系统的再生和功能的恢复。

2. 亨廷顿病 亨廷顿病也称舞蹈病（chorea），是一种以神经变性为病理改变的遗传性疾病。亨廷顿病主要表现为头部和上肢不自主的舞蹈样动作，伴肌张力降低等症状。舞蹈病的病变部位在新纹状体，其中的 γ- 氨基丁酸能神经元变性或遗传性缺损。当新纹状体病变时，对苍白球外侧部的抑制作用减弱，引起间接通路活动减弱而直接通路活动相对增强，使大脑皮层对运动的发动产生易化作用，从而出现舞蹈病的症状。临床上用利血平降低中枢神经内多巴胺类递质含量可缓解其症状。

五、大脑皮层对躯体运动的调节

大脑皮层是调节躯体运动的最高级中枢。其信息经下行通路最后抵达位于脊髓前角和脑干的运

笔记

动神经元来控制躯体运动。

（一）大脑皮层的运动区

实验发现，大脑皮层的一些区域与躯体运动有密切的关系，这些区域称为大脑皮层运动区。人类的大脑皮层运动区主要在中央前回和运动前区（图 10-21）。它对躯体运动的控制具有下列特征。

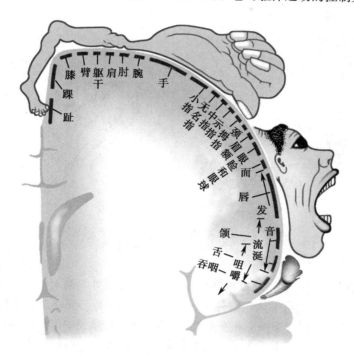

图 10-21　人大脑皮层运动区示意图

1. **交叉支配**　皮层运动区对躯体运动的调节为交叉性支配，即一侧皮层运动区支配对侧躯体的骨骼肌，但在头面部，除面神经支配的眼裂以下表情肌和舌下神经支配的舌肌主要受对侧支配外，其余的运动（如咀嚼运动、喉运动及上部面肌运动的肌肉）均为双侧性支配。当一侧内囊损伤时，对侧躯体骨骼肌麻痹，而头面部肌肉并不完全麻痹，只有对侧眼裂以下表情肌与舌肌发生麻痹。

2. **功能定位精细，并呈倒置的人体投影**　运动区所支配的肌肉定位精细，即运动区的不同部位管理躯体不同部位的肌肉收缩。其总的安排与体表感觉区相似，为倒置的人体投影分布，但头面部代表区的内部安排仍正立分布。

3. **代表区的大小与运动的精细和复杂程度有关**　运动愈精细、愈复杂的部位，在皮层运动区内所占的面积愈大。

（二）运动信号下行通路

由大脑皮层运动区发出的运动信号主要通过皮层脊髓束（包括皮层脊髓前束和皮层脊髓侧束）和皮层脑干束下行最后抵达脊髓前角和脑干的运动神经元来控制躯体的运动。

皮层脊髓束中约 80% 的纤维在延髓锥体跨越中线到达对侧，沿脊髓外侧索下行达脊髓前角，此传导束称为皮层脊髓侧束。皮层脊髓侧束的纤维与脊髓前角外侧部的运动神经元构成突触联系，支配四肢远端肌肉，与精细的、技巧性的运动有关。皮层脊髓束其余约 20% 的纤维不跨越中线，在同侧脊髓前索下行，此传导束称为皮层脊髓前束，此束的大部分纤维逐节段经白质前连合交叉至对侧，终止于对侧前角运动神经元，有少数纤维就终止于同侧前角运动神经元。皮层脊髓前束的纤维通过中间神经元与脊髓前角内侧部的运动神经元发生联系，主要控制躯干以及四肢近端的肌肉，与姿势的维持和粗大运动有关。

一些起源于运动皮层的神经纤维以及上述通路的侧支，经脑干某些核团接替后形成顶盖脊髓束、网状脊髓束、前庭脊髓束以及红核脊髓束。前三者的功能与皮层脊髓前束相似，红核脊髓束的功能与皮层脊髓侧束相似。

人类皮层脊髓侧束受损将出现巴宾斯基征(Babinski sign)阳性,即以钝物划足跖外侧时,出现蹈趾背屈和其他四趾外展呈扇形散开的体征(图 10-22)。临床上可根据此体征来判断皮层脊髓侧束是否受损。此体征实际上是一种较原始的屈肌反射,由于脊髓受高位中枢的控制,平时这一反射被抑制而不表现出来,皮层脊髓侧束受损后,该抑制解除,故可出现这种反射。婴儿由于该传导束未发育完全以及成人在深睡或麻醉状态下,也可出现巴宾斯基征阳性。

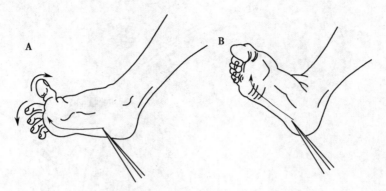

图 10-22　巴宾斯基征阳性和阴性体征示意图
A. 阳性体征;B. 阴性体征

大脑皮层运动信号下行通路长期以来被分为锥体系与锥体外系两大部分。锥体系包括皮层脊髓束和皮层脑干束,锥体外系则指锥体系以外所有控制脊髓运动神经元活动的下行通路。但现在认识到,锥体系与锥体外系在皮层的起源上相互重叠,在脑内的下行途径中彼此间亦存在着复杂的纤维联系,而且锥体系的下行纤维也并非全部通过延髓锥体,所以,从皮层到脑干之间的种种病理过程引起的运动障碍,往往难以区分究竟是锥体系还是锥体外系的功能受损。

运动传出通路受损时,临床上常出现痉挛性麻痹(硬瘫)和柔软性麻痹(软瘫)两种表现。两者均有随意运动的丧失,但硬瘫表现为牵张反射亢进、肌肉萎缩不明显、巴宾斯基征阳性,常见于脑内高位中枢损伤,如内囊出血引起的脑卒中。而软瘫则表现为牵张反射减弱或消失、肌肉松弛并逐渐出现肌肉萎缩、巴宾斯基征阴性,见于脊髓运动神经元(临床上称下运动神经元)损伤,如脊髓灰质炎。

第四节　神经系统对内脏活动的调节

神经系统中支配内脏活动的部分称为自主神经系统(autonomic nervous system)。自主神经的活动在很大程度上不受个体意识控制,其神经纤维广泛分布于全身各内脏器官(图 10-23),支配平滑肌、心肌和腺体。根据结构和功能的不同,可将自主神经系统分为交感神经系统(sympathetic nervous system)和副交感神经系统(parasympathetic nervous system)两大部分。

一、自主神经系统的结构和功能特征

(一) 交感神经与副交感神经的结构特征

交感神经系统起源于脊髓胸腰段(胸 1~ 腰 3)灰质侧角;副交感神经系统起源于脑干内副交感神经核和脊髓骶段(骶 2~ 骶 4)灰质相当于侧角的部位。自主神经由中枢发出后,不直接到达效应器,而是先在外周神经节换元,然后才到达效应器,因此神经纤维分为节前纤维与节后纤维(仅肾上腺髓质直接接受交感神经节前纤维的支配)。交感神经节离效应器较远,即节前纤维短,节后纤维长;副交感神经节靠近效应器或在效应器壁内,故节前纤维长,节后纤维短。一根交感神经节前纤维与多个节后神经元联系,故交感神经兴奋,引起的反应比较弥散;而副交感神经则不同,节前纤维与较少的节后神经元联系,引起的反应比较局限。

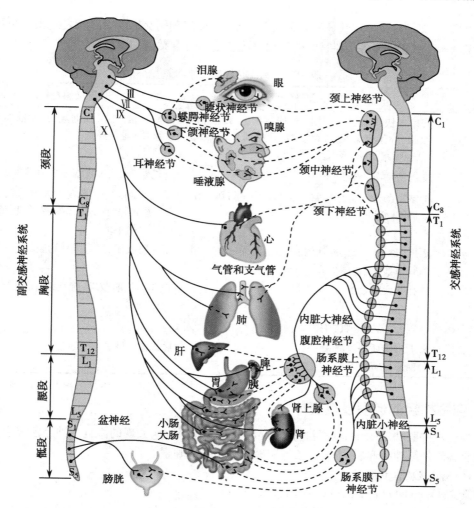

图 10-23 人体自主神经分布示意图
图中未显示支配血管、汗腺和竖毛肌的交感神经
—— 节前纤维；------ 节后纤维

（二）交感神经与副交感神经的功能特征

1. **双重神经支配** 除了某些内脏器官（如肾、肾上腺髓质、汗腺、竖毛肌、皮肤和肌肉内的血管等）只接受交感神经单一支配外，人体大多数器官都接受交感神经和副交感神经的双重支配，且对于同一器官，二者的作用往往相互拮抗。例如，交感神经兴奋心脏活动，而迷走神经抑制心脏的活动。这种相互拮抗作用既对立又统一，使受支配器官的活动能适应机体在不同条件下的需要。此外，双重神经支配有时对某一器官的作用也可以相互协同，例如，支配唾液腺的交感神经和副交感神经兴奋均可引起唾液腺分泌增强，不过交感神经兴奋时分泌的唾液较黏稠，副交感神经兴奋时分泌的唾液较稀薄。

2. **紧张性作用** 自主神经对内脏器官持续发放低频率神经冲动，使效应器处于一定程度的活动状态，这种作用称为紧张性作用。各种内脏功能调节都是在紧张性活动的基础上进行。例如，支配心脏的交感神经和副交感神经，在安静时都具有紧张性作用。切断交感神经可使心率减慢；而切断副交感神经则使心率加快。

3. **受效应器功能状态影响** 自主神经对内脏功能的调节作用明显受到效应器所处功能状态的影响。例如，刺激交感神经使有孕的子宫平滑肌收缩，而使未孕的子宫平滑肌舒张。

4. **对整体生理功能调节的意义** 交感神经在体内分布广泛，其主要作用是促使机体迅速适应环境的急骤变化。例如，人体在遭遇剧痛、失血、窒息、恐惧等紧急情况时，交感神经系统及肾上腺髓质立即被激活，表现出应急反应（emergency reaction），充分动员全身各器官的潜能，以提高机体对环境突变的应对能力。副交感神经的作用相对比较局限，其主要作用是促进消化吸收、积蓄能量、加强排泄和生殖功能等,意义是使机体尽快休整恢复,保护机体。交感和副交感两个系统之间相互联系相互制约,保持动态平衡,协调机体各个器官间的活动以适应整体的需要(表 10-2)。

表 10-2 自主神经的主要功能

器官	交感神经	副交感神经
循环系统	心率加快、心肌收缩力加强,腹腔内脏、皮肤、唾液腺、外生殖器的血管收缩,骨骼肌血管收缩(肾上腺素受体)或舒张(胆碱受体)	心率减慢,心房收缩减弱,少数器官(如外生殖器)血管舒张
呼吸器官	支气管平滑肌舒张	支气管平滑肌,收缩呼吸道黏膜腺体分泌
消化器官	抑制胃肠运动,促进括约肌收缩,使唾液腺分泌黏稠的唾液	促进胃肠运动、胆囊收缩,促进括约肌舒张,唾液腺分泌稀薄唾液,使胃液、胰液、胆汁分泌增加
泌尿生殖器官	逼尿肌舒张、尿道内括约肌收缩,有孕子宫平滑肌收缩、无孕子宫平滑肌舒张	逼尿肌收缩、尿道内括约肌舒张
眼	瞳孔开大肌收缩,瞳孔开大	瞳孔括约肌收缩,瞳孔缩小,睫状肌收缩,泪腺分泌
皮肤	汗腺分泌,竖毛肌收缩	
内分泌和代谢	肾上腺髓质分泌激素肝糖原分解	胰岛素分泌

二、自主神经的递质及其受体

自主神经对内脏功能的调节是通过神经递质及其受体系统而实现的。自主神经系统中神经末梢释放的递质属于外周神经递质,主要有乙酰胆碱和去甲肾上腺素。

(一) 乙酰胆碱及其受体

乙酰胆碱(acetylcholine,ACh)是外周神经末梢释放的一类重要递质。以乙酰胆碱作为递质的神经纤维称为胆碱能神经纤维。自主神经中的胆碱能纤维包括全部交感和副交感神经的节前纤维、大多数副交感神经节后纤维(除少数释放肽类或嘌呤类递质的纤维外)和少数交感神经节后纤维(如支配多数小汗腺的交感神经节后纤维和支配骨骼肌血管的交感舒血管纤维)。此外,躯体运动神经纤维也是胆碱能纤维(图 10-24)。

能与乙酰胆碱特异性结合的受体称为胆碱能受体(cholinergic receptor)。根据其药理学特征,胆碱能受体可分为毒蕈碱型受体和烟碱型受体。

1. 毒蕈碱型受体 在外周,这类受体主要分布于大多数副交感神经节后纤维和少数交感神经节后纤维支配的效应器细胞膜上。乙酰胆碱与其结合引起的效应,类似于毒蕈碱与其结合引起的效应,故称为毒蕈碱型受体(muscarinic receptor,简称 M 受体)。已发现的 M 受体有五种亚型,均为 G 蛋白耦联受体。乙酰胆碱与 M 受体结合后,表现为心脏活动抑制,支气管、消化管平滑肌和膀胱逼尿肌收缩,瞳孔缩小,消化腺、汗腺分泌增加,骨骼肌血管舒张等。上述作用统称为毒蕈碱样效应,简称 M 样效应。阿托品是 M 受体的阻断剂,临床上使用阿托品,可解除胃肠平滑肌痉挛,缓解疼痛,引起心跳加快、唾液和汗液分泌减少等反应。

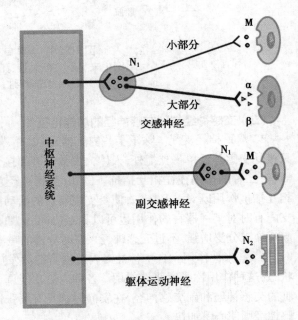

图 10-24 外周神经纤维的分类及释放的递质示意图
○代表乙酰胆碱;△代表去甲肾上腺素

2. **烟碱型受体** 乙酰胆碱与此类受体结合引起的效应,类似于烟碱与其结合引起的效应,故称为烟碱型受体(nicotinic receptor,简称 N 受体)。N 受体又分为 N_1 和 N_2 两种亚型:N_1 受体位于神经节突触后膜上,又称为神经元型烟碱受体;N_2 受体位于骨骼肌运动终板膜上,又称为肌肉型烟碱受体,它们均属于离子通道受体。小剂量乙酰胆碱与 N_1 受体结合后,可引起自主神经的节后神经元兴奋;与 N_2 受体结合后,则引起终板电位,导致骨骼肌收缩。大剂量乙酰胆碱可阻断自主神经节的突触传递。这些作用称为烟碱样作用,简称 N 样作用。筒箭毒碱是 N 受体的阻断剂,既作用于 N_1 受体,也作用于 N_2 受体。六烃季铵主要阻断 N_1 受体的功能,十烃季铵主要阻断 N_2 受体的功能。

(二)去甲肾上腺素及其受体

去甲肾上腺素(norepinephrine,NE)是外周神经末梢释放的另一类重要递质,以去甲肾上腺素作为递质的神经纤维称为肾上腺素能神经纤维。在外周多数交感神经节后纤维(除支配汗腺和骨骼肌血管的交感胆碱能纤维外)释放的递质是去甲肾上腺素(图 10-24)。肾上腺素(epinephrine,E)作为神经递质仅分布于中枢神经系统,它在外周属于肾上腺髓质释放的一种内分泌激素。

能与肾上腺素或去甲肾上腺素相结合的受体称为肾上腺素能受体(adrenergic receptor),分为 α 型肾上腺素能受体和 β 型肾上腺素能受体,此两类受体均属于 G 蛋白耦联受体。

1. **α 型肾上腺素能受体** 简称 α 受体,分为 α_1 和 α_2 两种亚型。α_1 受体主要分布在血管平滑肌、胃肠道及膀胱括约肌、虹膜辐射状肌等部位。儿茶酚胺与平滑肌 α_1 受体结合后所产生的效应主要表现为兴奋,如使血管、子宫、虹膜辐射状肌收缩等,但对小肠则为抑制性效应,使小肠的平滑肌舒张。α_2 受体主要分布在突触前膜,其生理学意义在于,当突触前膜释放去甲肾上腺素过多时,后者与突触前膜的 α_2 受体结合,即可抑制去甲肾上腺素的进一步释放。酚妥拉明为 α 受体阻断剂(对 α_1 和 α_2 受体均有阻断作用),临床上使用酚妥拉明可消除去甲肾上腺素引起的血管收缩、血压升高等效应。

2. **β 型肾上腺素能受体** 简称 β 受体,主要有 β_1、β_2、β_3 三种亚型。β_1 受体主要分布于心脏组织,如窦房结、房室传导系统、心室肌等处,其作用表现为兴奋,可使心率加快、心内兴奋传导加速、心肌收缩加强。β_2 受体主要分布于支气管、胃、肠、子宫及许多血管平滑肌细胞上,作用表现为抑制,可促使这些平滑肌舒张。β_3 受体主要分布于脂肪组织,与脂肪分解有关。普萘洛尔是重要的 β 受体阻断剂,它对 β_1 和 β_2 受体均有阻断作用。阿替洛尔主要阻断 β_1 受体,使心率减慢,而对支气管平滑肌作用很小,故对兼有心绞痛、心率快和支气管痉挛的患者比较适用。丁氧胺则主要阻断 β_2 受体(表 10-3)。

表 10-3 自主神经系统肾上腺素能和胆碱能受体的分布及生理功能

	效应器	肾上腺素能受体	效应	胆碱能受体	效应
循环器官	窦房结	β_1	心率加快	M	心率减慢
	房室传导系统	β_1	传导加快	M	传导减慢
	心肌	β_1	收缩加强	M	收缩减弱
	脑血管	α	轻度收缩		
	冠状血管	α	收缩		
		β_2	舒张(为主)		
	皮肤黏膜血管	α	收缩		
	胃肠道血管	α	收缩(为主)		
		β_2	舒张		
	骨骼肌血管	α	收缩	M	舒张
		β_2	舒张(为主)		
呼吸器官	支气管平滑肌	β_2	舒张	M	收缩
	支气管腺体			M	分泌增多
消化器官	胃平滑肌	β_2	舒张	M	收缩
	小肠平滑肌	α	舒张	M	收缩
	括约肌	α	收缩	M	舒张
	唾液腺	α	分泌	M	促进分泌
	胃腺	α	抑制分泌	M	分泌增多

续表

	效应器	肾上腺素能受体	效应	胆碱能受体	效应
泌尿生殖器官	膀胱逼尿肌	β_2	舒张	M	收缩
	内括约肌	α	收缩	M	舒张
	妊娠子宫	α	收缩		
	未孕子宫	β_2	舒张		
眼	瞳孔开大肌	α	收缩(瞳孔开大)		
	瞳孔括约肌			M	收缩(瞳孔缩小)
皮肤	竖毛肌	α	收缩(竖毛)		
	汗腺			M	分泌
代谢	胰岛	α	抑制分泌	M	促进分泌
		β_2	促进分泌		
	糖酵解代谢	β_2	增加		
	脂肪分解代谢	β_1	增加		

三、中枢对内脏活动的调节

(一) 脊髓

脊髓是诸多内脏反射活动的初级中枢,如基本的血管张力反射、排尿反射、排便反射、发汗反射和勃起反射等。脊髓损伤的患者,在脊休克期过后,上述内脏反射可以逐渐恢复,说明脊髓对内脏活动具有一定的调节能力,但由于失去了高位中枢的控制,这些反射远不能适应正常生理需要。例如容易出现直立性低血压,排尿反射不受意识控制,且排尿不尽等。

(二) 低位脑干

延髓是维持生命活动的基本中枢。心血管活动、呼吸运动、胃肠运动、消化腺分泌等的基本反射中枢都位于延髓。如果延髓受压迫或受损,可迅速导致机体死亡,因此延髓有"生命中枢"之称。此外,脑桥存在呼吸调整中枢、角膜反射中枢,瞳孔对光反射中枢位于中脑。

(三) 下丘脑

下丘脑内有许多神经核团,是较高级的内脏活动调节中枢。刺激下丘脑能产生自主神经反应,而且这些反应与一些较复杂的生理过程整合在一起,如摄食行为调节、体温调节、情绪反应、内分泌活动及生物节律控制等。

1. 摄食行为调节 动物实验证实,破坏下丘脑外侧区,动物拒绝摄食;电刺激该区时,动物食量大增,因此认为这个区域内存在摄食中枢(feeding center)。刺激下丘脑腹内侧核时,动物则停止摄食活动;而损毁腹内侧核,动物食量增大,且体重逐渐增加,因此认为这个区域中存在饱中枢(satiety center)。一般情况下,摄食中枢与饱中枢的神经元的活动具有相互抑制的关系,而且这些神经元对血糖敏感,血糖水平的高低可调节摄食中枢和饱中枢的活动。

2. 水平衡调节 人体对水平衡的调节包括摄水与排水两个方面。实验证明,控制摄水的区域也在下丘脑外侧区,与摄食中枢靠近。破坏下丘脑外侧区,动物除拒食外,饮水量也明显减少。但是,控制摄水的中枢确切部位目前尚不清楚。下丘脑控制排水的功能是通过改变抗利尿激素的分泌来实现的。下丘脑内存在渗透压感受器,可根据血浆渗透压的变化来调节抗利尿激素的分泌。一般认为,下丘脑控制摄水的区域和控制抗利尿激素分泌的核团存在功能上的联系,共同参与水平衡的调节。

3. 体温调节 体温调节的基本中枢位于视前区 - 下丘脑前部,此处存在温度敏感神经元,它们通过感受温度变化并对温度信息进行整合处理,调节机体的产热和散热活动,以维持体温的相对稳定(详见第七章)。

4. 情绪反应 实验证明,下丘脑存在与情绪反应密切相关的神经结构。在间脑水平以上切除大脑的猫,可出现一系列交感神经活动亢进的现象,如张牙舞爪、毛发竖起、心跳加速、呼吸加快、瞳孔扩大、血压升高等,好似发怒一样,称为"假怒"。通常情况下,下丘脑的这种活动,由于受到大脑皮层的抑制,不易表现出来。切除大脑后,抑制被解除,轻微的刺激即可引发"假怒"。研究表明,在下丘脑近中线两旁的腹内侧区存在"防御反应区",刺激该区,可表现出防御行为。因此,人类的下丘脑出现病变时,常常表现出异常的情绪反应。

5. 腺垂体和神经垂体激素分泌调节　下丘脑促垂体区中的小细胞肽能神经元合成的多种调节腺垂体功能的肽类物质,称为下丘脑调节肽(hypothalamic regulatory peptides,HRP)。这些肽类物质经轴浆运输到达正中隆起,再经垂体门脉抵达腺垂体,进一步调节腺垂体激素的分泌。下丘脑视上核和室旁核大细胞肽能神经元合成血管升压素和催产素,经下丘脑垂体束运送至神经垂体贮存(见第十一章)。

6. 对生物节律的控制　机体内的许多活动能按一定的时间顺序发生周期性变化,称为生物节律(biorhythm)。日节律是最重要的生物节律,例如动脉血压、体温、血细胞数、某些激素的分泌等。目前认为,日节律的控制中心可能在下丘脑的视交叉上核,它通过与视觉感受装置发生联系,使体内日周期与外环境昼夜周期同步。若人为改变昼夜的光照变化,可使一些功能的日周期发生位相移动。

（四）大脑皮层

大脑皮层与内脏活动关系密切的结构是边缘系统和新皮层的某些区域。

边缘系统包括边缘叶以及与其有密切关系的皮层和皮层下结构。边缘叶是指大脑半球内侧面皮层与脑干连接部和胼胝体旁的环周结构,包括海马、穹隆、海马回、扣带回、胼胝体回等。它们与大脑皮层的岛叶、颞极、眶回以及皮层下的杏仁核、隔区、下丘脑和丘脑前核等,在结构和功能上有密切的关系,被统称为边缘系统。边缘系统是机体调节内脏活动的高级中枢,可调节呼吸运动以及胃肠、瞳孔、膀胱等的活动,其调节作用复杂而多变。此外,边缘系统还与情绪、食欲、性欲、生殖、防御、学习和记忆等活动有密切关系。

新皮层中的某些区域也参与与内脏活动的调节。电流刺激动物新皮层,除产生不同部位的躯体运动以外,还可引起血管舒缩、汗腺分泌、呼吸运动、直肠和膀胱活动等的改变。表明,新皮层与内脏活动有关,而且区域分布和躯体运动代表区的分布有一致的部分。

第五节　脑的电活动与高级功能

脑不仅在产生感觉、调节躯体运动和内脏活动中发挥重要作用,还具有睡眠、觉醒、学习、记忆、思维、语言等高级神经功能,而这些功能的完成与脑电活动有密切的关系。

一、大脑皮层的电活动

应用电生理学方法,可在大脑皮层记录到两种不同形式的脑电活动:自发脑电活动和皮层诱发电位。

（一）自发脑电活动

在无明显外来刺激的情况下,大脑皮层自发产生的节律性电位变化,称为自发脑电活动。临床上使用脑电图仪在头皮表面用双极或单极导联记录法,所描绘出的脑细胞群自发性电位变化的波形图,称为脑电图(electroencephalogram,EEG)。

1. 脑电图的波形　在正常情况下,脑电图的基本波形有 α 波、β 波、θ 波、δ 波 4 种(图 10-25)。

α 波:频率为 8~13Hz,波幅为 20~100μV,在成年人清醒、安静、闭眼时出现,睁开眼睛或接受其他刺激时,α 波立即消失转而出现 β 波,这一现象称为 α 波阻断(α-block)。此时若被试者再安静闭眼,则 α 波又重现。

β 波:频率为 14~30Hz,波幅为 5~20μV,当试者睁眼视物或接受其他刺激时出现,是大脑皮层处于紧张活动状态的标志。

θ 波:频率为 4~7Hz,波幅为 100~150μV,在成人困倦时可以出现。在幼儿时期,脑电波频率比成人慢,常见到 θ 波,青春期开始时才出现成人型 α 波。

δ 波:频率为 0.5~3Hz,波幅为 20~200μV。成人在清醒状态下,几乎没有 δ 波,但在睡眠期间、极

拓展阅读:
脑电图的临床应用

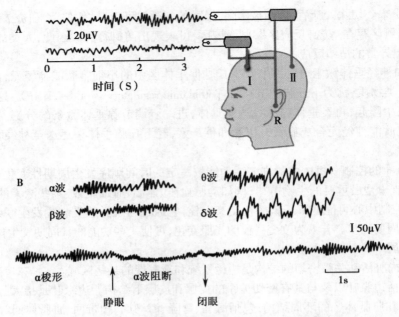

图 10-25 正常脑电图的描记和几种基本波形

A. 脑电图的描记方法：参考电极放置在耳廓（R），由额叶（Ⅰ）电极导出的脑电波振幅低，由枕叶（Ⅱ）导出的脑电波振幅高频率较慢；B. 正常脑电波的基本波形

度疲劳或麻醉时可出现。在婴儿时期，脑电频率比幼儿更慢，常可见到 δ 波。一般认为，高振幅的慢波（θ 波或 δ 波）可能是大脑皮层处于抑制状态时电活动的主要表现（表 10-4）。

表 10-4 正常人脑电图的几种基本波形

脑电波	频率（Hz）	波幅（μV）	常见部位	出现条件
α 波	8~13	20~100	枕叶	成人安静、闭眼、清醒时
β 波	14~30	5~20	额叶、顶叶	成人活动时
θ 波	4~7	100~150	颞叶、顶叶	少年正常脑电，或成人困倦时
δ 波	0.5~3	20~200	颞叶、枕叶	婴幼儿正常脑电，或成人熟睡时

脑电波随大脑皮层活动状态的不同而变化。当有许多皮层神经元的电活动趋于一致时，就出现低频率高振幅的波形，称为同步化；当皮层神经元的电活动不一致时，就出现高频率低振幅的波形，称为去同步化。

癫痫或颅内占位性病变（如肿瘤等）的患者可出现异常的高频高幅脑电波，或在高频高幅波后跟随一个慢波的综合波形。临床上可根据脑电波的改变特征，帮助诊断癫痫或探索肿瘤所在的部位。

2. 脑电波形成的机制 脑电波是由大量神经元同步发生的突触后电位经总和后形成的。锥体细胞在皮层排列整齐，其顶树突相互平行并垂直于皮层表面，因此其同步电活动易总和而形成强大电场，从而改变皮层表面电位。大量皮层神经元的同步电活动可能与丘脑非特异投射核的同步化 EPSP 和 IPSP 交替出现有关。

（二）皮层诱发电位

感觉传入系统或脑的某一部位受刺激时，在皮层某一局限区域引出的电位变化称为皮层诱发电位（evoked cortical potential）。皮层诱发电位可通过刺激感受器、感觉神经或感觉传导途径的任何一点而引出，该电位一般由主反应、次反应和后发放三部分组成（图 10-26）。主反应为先正后负的电位变化，在大脑皮层的投射有特定的中心区。主反应出现在一定的潜伏期之后，即与刺激有锁时关系。次反应是主反应的扩散性续发反应，可见于皮层的广泛区域，与刺激没有锁时关系。后发放为一系列正相的周期性电位波动。

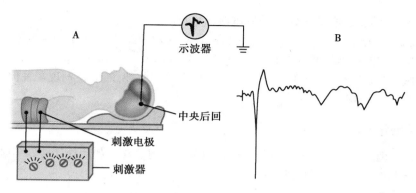

图 10-26 皮层诱发电位的记录和波形
A.描记方法示意图;B.波形,向下为正,向上为负

皮层诱发电位波幅小,又出现在自发脑电波的背景上,它的波形常夹杂在自发脑电波之中难以分辨。应用电子计算机技术将诱发电位叠加起来并加以平均处理后的电位称为平均诱发电位。记录皮层诱发电位对研究人类的感觉功能、神经系统疾病、行为和心理活动等有一定的价值。

二、觉醒与睡眠

觉醒与睡眠是机体所处的两种正常的生理状态,觉醒与睡眠的规律性交替,是维持机体内环境稳态和保证机体正常生理功能的必要前提。

(一)觉醒

觉醒时机体能迅速适应环境变化,从事各种体力和脑力劳动。觉醒状态可分为行为觉醒与脑电觉醒。行为觉醒时机体对新异刺激有探究能力;脑电觉醒是指脑电图波形呈去同步化快波,但行为上不一定具备探究新异刺激的能力。

脑干网状结构上行激动系统对觉醒状态的维持有重要作用(见本章第二节),临床常用的巴比妥类催眠药、乙醚等麻醉药,就是通过作用于该系统而抑制大脑皮层的活动。进一步研究发现,行为觉醒的维持可能与黑质多巴胺能系统的功能有关,而脑电觉醒的维持与蓝斑上部去甲肾上腺素能系统和脑干网状结构内胆碱能系统的作用有关。

(二)睡眠

睡眠时,机体感觉减退,意识暂时丧失,失去对环境的精确适应能力。睡眠的主要功能是促进精力和体力的恢复。一般而言,成年人每天所需睡眠时间约 7~9 小时,老年人约需 5~7 小时,儿童需要睡眠时间约 10~12 小时,新生儿约需 18~20 小时。

1. 睡眠的时相 睡眠可分为两种时相:一种因睡眠期间脑电图表现为同步化慢波而称为慢波睡眠(slow wave sleep);另一种因睡眠期间脑电图表现为去同步化快波而称为快波睡眠(fast wave sleep),也称为异相睡眠(paradoxical sleep)。

慢波睡眠期间,人体的视、听、嗅、触等感觉功能减退,骨骼肌反射活动(包括肌紧张)减弱,并伴有瞳孔缩小、心率减慢、血压下降、代谢率下降、体温下降、呼吸变慢、发汗功能增强等一系列自主神经功能的改变,而且在此期间生长激素的分泌明显增多,有利于促进生长和体力恢复。

快波睡眠期间,人体的各种感觉功能进一步减退,以致唤醒阈升高,骨骼肌反射活动(包括肌紧张)进一步减弱,肌肉几乎完全松弛,睡眠更深。此外,在快波睡眠期间可出现部分肢体抽动、血压升高、心率加快、呼吸快而不规则、眼球快速运动等阵发性表现,所以此时相又称为快眼动睡眠(rapid eye movement sleep,REMS)。若在此期间被唤醒,80% 左右的人会诉说正在做梦,上述阵发性表现可能与梦境有关。临床上心绞痛、哮喘、阻塞性肺气肿的缺氧发作,之所以易于发生在夜间,可能是与快波睡眠期间出现的阵发性表现直接相关。快波睡眠期间,因脑内蛋白质合成加快,能显著促进幼儿神经系统发育成熟,有利于新突触联系的建立从而加强学习和记忆活动,并有利于精力的恢复。

在整个睡眠过程中,慢波睡眠与快波睡眠互相交替出现。成年人睡眠时,一般先进入慢波睡眠,持续约 80~120 分钟后转入快波睡眠,后者持续约 20~30 分钟,又转入慢波睡眠。在整个睡眠期间,如此反复交替 4~5 次,越接近睡眠后期,快波睡眠时间越长。

2. 睡眠的机制　睡眠的产生机制很复杂,目前普遍认为,睡眠是一个主动的过程。电刺激脑干尾端延髓网状结构、下丘脑后部、丘脑髓板内核群邻旁区、丘脑前核的间脑区域、视前区和 Broca 斜带区可引起慢波睡眠;快波睡眠的产生则与脑桥网状结构有关。此外,人们还发现多种促眠因子、激素和细胞因子有调节睡眠的作用。

三、学习与记忆

学习与记忆是两个有着密切联系的神经活动过程。学习是指人和动物从外界环境获取新信息的过程。记忆是指大脑将获取的信息进行编码、储存及提取的过程。

(一) 学习的形式

学习通常分为非联合型学习和联合型学习两大类。非联合型学习在刺激与机体反应之间不需要建立某种明确联系。例如人们对有规律出现的强噪声会逐渐减弱反应,即出现习惯化。相反,在强的伤害性刺激之后,对弱刺激的反应会加强,即出现敏感化。联合型学习指两种不同刺激在时间上很接近地重复发生,神经系统接受刺激与机体产生反应之间要建立某种确定的联系,如条件反射的建立和消退。

(二) 记忆的形式

根据记忆的储存和提取方式可将记忆分为陈述性和非陈述性记忆两类。陈述性记忆指与特定的时间、地点和任务有关的事实或事件的记忆,又可分为情景式记忆和语义式记忆。前者是对特定事物或场景的记忆,后者是对语言文字的记忆。非陈述性记忆是指对一系列规律性操作程序的记忆。陈述性记忆和非陈述性记忆同时参与学习记忆的过程,可相互转化。

根据记忆保留时间的长短可将记忆分为短时程记忆和长时程记忆。短时程记忆保留时间只有几秒到几分钟,容易受干扰,记忆容量有限,其长短仅能满足于完成某项极为简单的工作。长时程记忆保留时间则可自几小时到数年,甚至终生保留,成为永久记忆。短时程记忆通过反复运用和强化即可向长时程记忆转化,人类长时程记忆是个容量几乎无限的储存系统。

(三) 记忆的过程与遗忘

记忆过程可分为四个阶段,即感觉性记忆、第一级记忆、第二级记忆和第三级记忆(图 10-27)。感觉性记忆指人体获得信息后在脑内感觉区贮存的阶段,时间极短,一般不超过 1 秒。这些信息的绝大部分因未经注意和处理很快被遗忘。感觉性记忆得来的信息,经过加工处理,整合成新的连续印象,则转入第一级记忆。第一级记忆的时间也很短,从几秒到几分钟。感觉性记忆和第一级记忆属于短时程记忆。在第一级记忆的基础上,信息经过反复运用强化而转入第二级记忆。第二级记忆中储存的信息可因先前的或后来的信息干扰而造成遗忘。有些特殊的记忆痕迹,如自己的名字或每天都在进行的操作手艺等,经过多年的反复运用,几乎不会被遗忘,它贮存在第三级记忆中成为永久记忆。第二级记忆和第三级记忆属于长时程记忆。

遗忘是指部分或全部丧失回忆和再认的能力,是伴随学习和记忆的一种正常的生理现象。遗忘

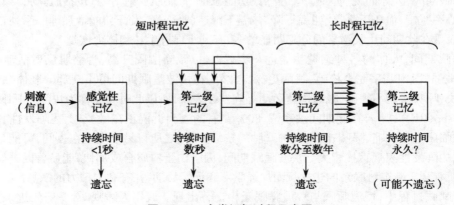

图 10-27　人类记忆过程示意图

并不意味着记忆痕迹的完全消失,因为复习已遗忘的信息或知识总比学习新的信息或知识容易。正常的生理性遗忘,实际上具有适应性保护作用,有利于脑内贮存更有用的信息。

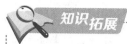

遗 忘 症

遗忘症是临床上由于疾病所致的记忆功能障碍,分为顺行性和逆行性遗忘症。顺行性遗忘症表现为不能保留新近获得的信息,即易忘近事,但远的记忆仍然存在,多见于慢性酒精中毒;其机制可能是由于信息不能从第一级记忆转入第二级记忆。逆行性遗忘症表现为不能回忆脑功能障碍发生之前一段时间内的经历,多见于脑震荡、电击和麻醉;其机制可能是第二级记忆发生了紊乱,但第三级记忆未受影响。

(四)学习和记忆的机制

迄今为止,有关学习和记忆的机制仍不十分清楚,与记忆功能密切相关的脑内结构有大脑皮层联络区、海马及其邻近结构、杏仁核、丘脑和脑干网状结构等。感觉性记忆和第一级记忆可能与中枢神经元的环路联系有关,因这种联系而产生的后作用和连续活动是记忆最简单的形式。突触可塑性可能是学习和记忆的生理学基础。从生物化学的角度看,较长时程的记忆与脑内的物质代谢有关,尤其是脑内蛋白质的合成。此外,中枢递质也参与学习记忆活动,如脑内乙酰胆碱、儿茶酚胺、GABA、血管升压素等可促进学习和记忆,而催产素、阿片肽等则作用相反。

四、语言与言语

语言是以语音或文字为物质载体,以词为基本单位,以语法为构造规则的符号系统,如汉语、英语、德语、法语等都是这种符号系统。语言是人们进行思维和交际的工具,是一种社会现象,随着社会的产生而产生,随着社会的发展而发展。

言语是人们运用语言进行思想交流和交际的过程。语言和言语是两个不同的概念。语言是社会现象;言语则是生理和心理学现象,属于高级神经活动的范畴。"语言"和"言语"是两个既有区别又有联系的概念。语言只有在发挥其交际工具的功能时,才有存在的价值,所以,语言离不开言语;而言语要借助于语言才能实现,因此,言语也离不开语言。

(一)大脑皮层的语言中枢

人类大脑皮层一定区域的损伤可引起各种特殊形式的语言功能障碍,可见人类大脑皮层的语言功能具有一定的分区(图 10-28)。①运动性失语症:由中央前回底部前方 Broca 区受损引起。患者能看懂文字,也能听懂别人的谈话,自己却不会讲话(并非与发音有关的结构受损)。②失写症:由额中回后部接近中央前回手部代表区受损引起。患者能听懂别人的讲话和看懂文字,也会说话,但不会书写,手的其他功能正常。③感觉性失语症:由颞上回后部损伤引起,患者能讲话、书写、看懂文字,也能听

拓展阅读:Broca 区的来源

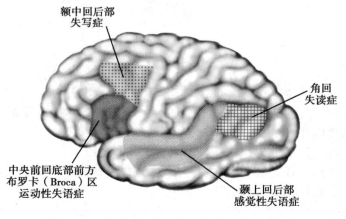

图 10-28　大脑皮层与语言功能有关的主要区域

见别人的发音,但听不懂别人讲话的内容含义。④失读症:由角回损伤引起,患者视觉正常,但看不懂文字的含义。以上所述各区在语言功能上虽然有不同的侧重面,但各区的活动却是紧密关联的,正常情况下,它们协调活动,才得以完成复杂的语言功能。

(二) 优势半球和皮层功能的互补性

语言中枢所在的大脑半球称为优势半球(dominant hemisphere)。临床实践证明,习惯用右手的人(右利者),其优势半球在左侧,这种一侧优势的现象仅为人类特有,是人脑的高级功能向一侧半球集中的现象,它的出现虽与一定的遗传因素有关,但主要是在后天生活实践中逐渐形成的,与人类习惯用右手劳动有关。人类的左侧优势自 10~12 岁起逐步建立,左侧半球若在成年后受损,就很难在右侧皮层再建立语言中枢。

一侧优势的现象充分说明人类两侧大脑半球的功能是不对称的。左侧半球在语言活动功能上占优势,而右侧半球则在非语词性认知功能上占优势,例如对空间的辨认,对深度知觉和触觉的认知以及音乐欣赏等。但是这种优势也是相对的,因为左侧半球也有一定的非语词性认知功能,右侧半球也有一定的简单的语词活动功能。

上述两侧大脑半球对不同认知功能的优势现象,可通过裂脑(split brain)实验加以证实。在患有顽固性癫痫发作的病人,为了控制癫痫在两半球之间传布发作,曾经作为一种治疗手段,将患者的联合纤维(胼胝体)切断,手术后患者对出现在左鼻侧视野中的物体(视觉投射到右侧半球)不能用语词说出物体的名称,而对出现在右鼻侧视野中的物体(视觉投射到左侧半球)就可以说出物体的名称,说明语言活动中枢在左侧半球。正常人能对左鼻侧视野中的物体说出其名称,是因为联合纤维将两侧半球的功能联系起来的结果,证明两侧大脑皮层的认知功能是有关联的。

(刘文彦　刘海青)

本章小结

神经系统是由众多神经元和神经胶质构成的一个庞大而复杂的信息网络,是人体内最重要的功能调节系统。神经系统参与感觉的形成和分析,使人类能够认识内部和外部的世界;参与生活过程中所进行的各种形式的躯体运动,尤其是按一定目的进行的随意活动,使运动的方向、力量、速度等都能达到互相协调;还能对内脏活动进行调节,通过交感和副交感两个系统之间的相互联系相互制约,协调机体各个器官间的活动以适应整体的需要。此外,神经系统还有睡眠、觉醒、学习、记忆、思维、语言等更为复杂的高级功能,这些功能的完成与脑电活动有密切关系。人类已能"上九天揽月下五洋捉鳖",但探索和解决脑的奥秘仍然是自然科学界面临的重大挑战之一。

扫一扫　测一测

思考题

1. 轴突外的髓鞘有何生理作用?若失去髓鞘对人体的功能活动有何影响?
2. 神经纤维的作用有哪些?对于维持神经元的存活有何意义?
3. 试述兴奋在神经纤维上传导与在突触处传递的不同之处。
4. 请通过网络查阅 Pavlov、Dale、张香桐等在神经科学中的贡献,并谈谈自己的感想。
5. 试分析慢波睡眠和快波睡眠的异同点及其生理意义。
6. 请查阅 Jeffrey C. Hall、Michael Rosbash 和 Michael W. Young 三位科学家在控制昼夜节律的

分子机制方面的发现,并谈谈你对生物节律的认识。

　　7. 患者,男,36 岁,农民,在棉花地喷洒有机磷化合物后出现烦躁不安、头痛、眼痛、视物模糊、流涎、出汗、恶心、呕吐、腹痛等症状。请思考:①此患者为何会出现以上症状? ②治疗时若仅用阿托品处理是否正确?

病例型思考题:思路解析

第十一章　内　分　泌

学习目标

1. 掌握：激素分类及其作用特征；下丘脑和腺垂体的内分泌；生长激素、甲状腺激素、胰岛素和糖皮质激素的作用及分泌调节。

2. 熟悉：激素作用的机制；调节钙磷代谢的激素；胰高血糖素的作用；肾上腺髓质激素的作用及分泌调节。

3. 了解：催乳素、催产素、褪黑素、胸腺素和前列腺素的主要生理学作用。

人体内的腺体或细胞产生并释放某种化学物质的过程称为分泌(secretion)，包括内分泌(endocrine)和外分泌(exocrine)。机体的腺体可以分为内分泌腺和外分泌腺。

第一节　概　　述

一、内分泌和外分泌

(一) 外分泌

1. **外分泌的概念**　外分泌腺的腺泡通过导管将分泌物排放到体内管腔或体外的过程，称为外分泌，其分泌物称为外分泌物，如胰腺将消化液分泌到消化管腔，汗腺、泪腺及乳腺分别将汗液、泪液、乳液分泌到体外。外分泌是机体对于内、外环境刺激所发生的适应性分泌反应。外分泌对于不同组织器官具有不同调节功能。

2. **外分泌的主要作用**　外分泌在机体防御反应和免疫调节过程中发挥重要作用，是调节内环境相对稳定的方式之一。

(二) 内分泌和激素

1. **内分泌和激素的概念**　内分泌腺或内分泌细胞分泌的活性物质直接进入血液或其他体液的过程，称为内分泌。人体的内分泌腺主要包括垂体、甲状腺、甲状旁腺、肾上腺、胰岛、性腺、松果体等。内分泌细胞是指分散存在于组织器官中的具有内分泌功能的细胞，如消化道黏膜、心、肾、肺、下丘脑、胎盘等器官和组织的某些细胞。由内分泌腺或内分泌细胞产生的，能在细胞间进行信息传递的高效能生物活性物质统称为激素(hormone)。内分泌腺和内分泌细胞共同组成机体的内分泌系统(endocrine system)。

多数激素借助血液运输到达远距离的靶器官或靶细胞而发挥作用，称为远距分泌(telecrine)；有些激素通过细胞间液弥散到邻近的细胞发挥作用，称为旁分泌(paracrine)；如果内分泌细胞分泌的激素在局部弥散又返回作用于该内分泌细胞发挥反馈作用，称为自分泌(autocrine)；由神经内分泌细胞分

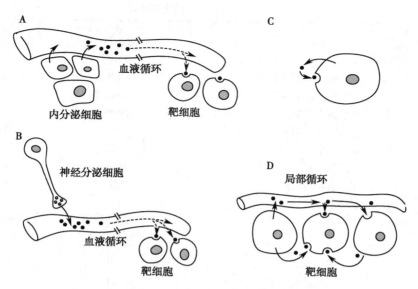

图 11-1　激素在细胞间传递信息的途径
A. 远距分泌；B. 神经分泌；C. 自分泌；D. 旁分泌

动画：激素
的分泌形式

泌的神经激素通过轴浆运输至神经末梢释放，再作用于靶细胞的方式称为神经分泌（neurocrine，图 11-1）。

激素对于机体的基本生命活动，如新陈代谢、生长发育、生殖、内环境稳态以及组织器官的各种功能活动发挥重要而广泛的调节作用。内分泌系统是机体重要的调节系统，它与神经调节、免疫调节以及行为调节等组成复杂的调控网络来共同维持内环境稳态。

2. 激素的分类　按激素的化学性质，可将激素分为下列几类（表 11-1）。

（1）肽与蛋白质类激素：其种类繁多，来源广泛。下丘脑、垂体、甲状旁腺、胰岛、胃肠道等部位分泌的激素大多属于此类。这类激素以激素前体原、激素原或者激素等形式储存在细胞内，在机体需要时经胞吐方式分泌。它们的水溶性强，在血液中主要以游离形式存在和运输。多肽激素的半衰期一般为 4~40 分钟，蛋白质激素则为 15~170 分钟。肽与蛋白质类激素主要通过与靶细胞膜受体结合，启动细胞内信号转导系统，引起靶细胞生物效应。

（2）胺类激素：多为氨基酸衍生物。肾上腺素、去甲肾上腺素等儿茶酚胺类激素的前体为酪氨酸，甲状腺激素为含碘酪氨酸缩合物，褪黑素以色氨酸为原料合成。儿茶酚胺类激素在分泌前通常储存在胞内分泌颗粒中，只有机体需要时才释放，它们水溶性强，主要以游离形式在血液中运输，并在膜受体介导下发挥作用，半衰期为 2~3 分钟。甲状腺激素以胶质形式大量储存在细胞外的甲状腺滤泡腔，脂溶性强，在血液中 99% 以上与血浆蛋白结合，半衰期可达 7 天左右，但游离甲状腺素（T_4）的半衰期仅数分钟。甲状腺激素直接与细胞核受体结合产生作用。

（3）脂类激素：以脂质为原料合成的激素，主要为类固醇激素（steroid hormones）和脂肪酸衍生物激素。①类固醇激素：体内肾上腺皮质激素（如皮质醇、醛固酮）与性激素（如雌激素、孕激素、雄激素）属于类固醇激素，也称甾体激素。钙三醇即 1,25- 二羟胆钙化醇（1,25- 二羟维生素 D_3）是胆固醇衍生物也被看作是类固醇激素，类固醇激素不容易被消化液破坏，可以口服。②脂肪酸衍生物：如前列腺素、血栓素类和白三烯类等廿烷酸类衍生物，均可作为信使广泛参与细胞活动的调节，因此也将它们视为激素。这类物质的合成原料来源于细胞的膜磷脂，广泛存在于多种组织之中，主要调节局部组织和细胞的功能活动。

二、激素的作用机制

激素与靶细胞上的受体结合并将信息传递到细胞内，产生生物学效应。一般经历以下环节：①受体识别；②信号转导；③细胞反应；④效应终止。激素的化学性质不同，其作用机制也不相同。

笔记

表 11-1 主要激素及其化学本质

腺体/组织	激素	英文缩写	化学性质
下丘脑	促甲状腺激素释放激素	TRH	3 肽
	促性腺激素释放激素	GnRH	10 肽
	生长激素释放激素	GHRH	44 肽
	生长激素抑制激素(生长抑素)	GHIH(SS)	14 肽
	促肾上腺皮质激素释放激素	CRH	41 肽
	促黑激素释放因子	MRF	肽类
	促黑激素释放抑制因子	MIF	肽类
	催乳素释放因子	PRF	肽类
	催乳素抑制因子	PIF	多巴胺
	血管升压素(抗利尿激素)	VP(ADH)	9 肽
	催产素(缩宫素)	OXT(OT)	9 肽
腺垂体	促甲状腺激素	TSH	糖蛋白
	促肾上腺皮质激素	ACTH	39 肽
	卵泡刺激素	FSH	糖蛋白
	黄体生成素	LH	糖蛋白
	催乳素	PRL	199 肽
	生长激素	GH	191 肽
甲状腺	四碘甲腺原氨酸(甲状腺素)	T_4	胺类
	三碘甲腺原氨酸	T_3	胺类
	降钙素	CT	32 肽
甲状旁腺	甲状旁腺激素	PTH	84 肽
胰岛	胰岛素		51 肽
	胰高血糖素		肽类
肾上腺皮质	糖皮质激素(皮质醇等)		类固醇
	盐皮质激素(醛固酮等)	Ald	类固醇
肾上腺髓质	肾上腺素	Ad,E	胺类
	去甲肾上腺素	NA,NE	胺类
睾丸	睾酮	T	类固醇
卵巢	雌激素		
	雌二醇	E_2	类固醇
	雌三醇	E_3	类固醇
	孕酮	P	类固醇
胎盘	人绒毛膜促性腺激素	hCG	糖蛋白
松果体	褪黑素	MT	胺类
消化道	促胃液素		17 肽
	缩胆囊素	CCK	33 肽
	促胰液素		27 肽
心房	心房钠尿肽	ANP	28 肽
肾	1,25- 二羟维生素 D_3	$1,25(OH)_2D_3$	固醇类
各种组织	前列腺素	PGs	脂肪酸衍生物

（一）膜受体介导的激素作用机制

膜受体是一类跨膜蛋白质分子，主要有 G 蛋白耦联受体、酪氨酸激酶受体、酪氨酸激酶结合型受体和鸟苷酸环化酶受体等。绝大部分肽与蛋白质激素、胺类激素（甲状腺激素除外）通过膜受体介导，通过细胞内不同的信号通路产生效应（见第二章）。

膜受体介导的激素作用机制基于 Sutherland 提出的"第二信使学说"，认为携带调节信息的激素作为第一信使，与细胞膜上特异性受体结合后，激活细胞内的腺苷酸环化酶，在 Mg^{2+} 参与下，促使 ATP 转变为环 - 磷酸腺苷（cAMP），cAMP 作为第二信使通过激活细胞内蛋白激酶（protein kinase，PK）系统，使蛋白质逐级磷酸化，从而诱发靶细胞内特有的生物学效应。cAMP 发挥作用后，即被细胞内磷酸二酯酶降解为 5′-AMP 而失活（图 11-2）。

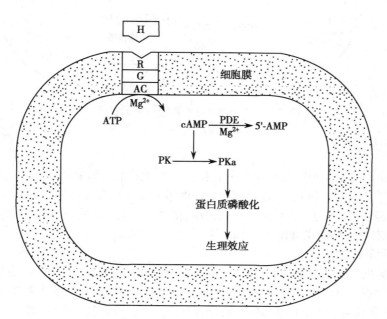

图 11-2 膜受体介导的激素作用机制示意图

H. 激素；R. 受体；AC. 腺苷酸环化酶；PDE. 磷酸二酯酶；Pka. 活化蛋白激酶；cAMP. 环 - 磷酸腺苷；G. 鸟苷酸调节蛋白

cAMP 不是唯一的第二信使，环 - 磷酸鸟苷（cGMP）、三磷酸肌醇（IP_3）、二酰甘油（DG）、Ca^{2+} 及前列腺素（PG）等均可作为第二信使。

第二信使学说中，激素与受体相互识别、相互诱导，进而改变自身的构型以相互适应并结合。受体的数量以及受体与激素的亲和力（结合能力）可以随体内激素水平的变化而变化。当某一种激素与受体结合时，该受体或其他受体的数量增加或亲和力增强称为上调（up regulation），该受体或其他受体的数量减少或亲和力降低称为下调（down regulation）。例如，糖皮质激素能使血管平滑肌细胞上的 β 受体数量增加，与儿茶酚胺的亲和力增强；而长期使用大剂量的胰岛素，淋巴细胞膜上的胰岛素受体数量减少，亲和力降低。

（二）胞内受体介导的激素作用机制

类固醇激素的受体一般存在于胞浆和胞核内，分别称为胞浆受体和核受体。类固醇激素脂溶性高，分子量小，容易扩散进入细胞内。基因表达学说认为类固醇激素进入细胞后先与胞浆受体结合形成激素 - 胞浆受体复合物，后者发生变构，进入细胞核内与核受体结合，转变为激素 - 核受体复合物再与染色质的非组蛋白的特异位点结合，启动或抑制该部位的 DNA 转录，促进或抑制 mRNA 的形成，从而诱导或减少某种蛋白质的合成，使细胞发生相应的功能改变（图 11-3）。

核受体种类繁多，包括类固醇激素受体、甲状腺激素受体、维生素 D 受体和维 A 酸受体等。核受体在与特定的激素结合后是通过调节靶基因转录及产物表达引起细胞生物效应。

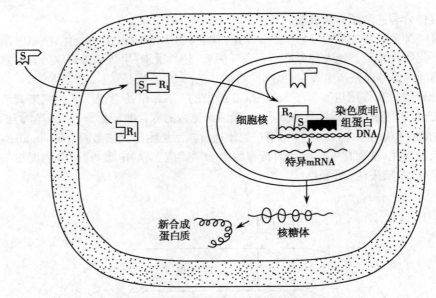

图 11-3　膜内受体介导的激素作用机制示意图

S. 激素；R_1. 胞质受体；R_2. 核受体

机体内激素的作用途径和作用机制十分复杂，并不是绝对的。如甲状腺激素虽然属于胺类激素，却可改变膜的通透性而进入细胞内，通过细胞核内调节基因表达发挥作用。某些类固醇激素也可作用于细胞膜结构，调节细胞的生理功能。也就是说，多肽类激素可以有核内作用，类固醇激素也可以引起非基因组效应，充分体现激素作用方式的多样性和复杂性。

（三）激素作用的终止

激素对靶细胞发挥作用后能及时终止，保证靶细胞不断接受新信息，实时产生精确的调节效能。激素作用的终止是许多环节综合作用的结果：①内分泌细胞实时终止分泌激素；②激素与受体分离，cAMP 等第二信使转化为非活性形式，激素所传递的信号即终止；③激素在肝、肾等器官和血液循环中被降解，通过氧化还原、脱氨基、脱羧基、脱碘、甲基化或其他方式被灭活、清除。

三、激素作用的一般特征

激素种类繁多、作用复杂，其化学结构不同，作用机制也不一样，但在发挥调节作用的过程中，具有以下共同特征。

（一）激素作用的特异性

激素只能对它识别的细胞、器官起作用。被激素识别并发挥作用的器官、组织和细胞，分别称为该激素的靶器官（target organ）、靶组织（target tissue）和靶细胞（target cell）。激素作用的特异性是指某种激素有选择地作用于靶器官、靶组织和靶细胞的特性，是内分泌系统实现调节功能的基础，其本质是靶细胞膜上或细胞内存在有能与该激素相结合的特异性受体。

动画：激素作用的特异性

（二）信息传递作用

激素本身并不直接参与细胞的物质和能量代谢过程，它只是作为信息传递者，以化学方式将调节信息传递给靶细胞，使靶细胞原有的生理生化过程增强或减弱。在这个调节过程中，没有引起细胞新的功能活动，也不会为细胞活动提供能量，在完成信息传递作用后，激素被分解、失活。激素仅仅是在细胞间传递信息的信使媒介。

（三）生物放大作用

生理状况下人体血液中激素的含量很低，一般在 nmol/L 或 pmol/L 数量级。当激素与受体结合后，细胞内发生的一系列酶促反应，呈"瀑布式级联放大"效应，形成效能极高的细胞内生物放大系统。例如 0.1μg 促肾上腺皮质激素释放激素可以引起腺垂体释放 1μg 促肾上腺皮质激素，后者能引起肾上腺皮质分泌 40μg 糖皮质激素，结果使机体增加约 6000μg 的糖原储存。因此，当体内某种激素分泌偏离生理范围,无论过多或过少,可致该激素所调节的生理功能明显异常,临床上分别称为该内分泌腺功能亢进或功能减退。激素高效能的生物放大作用,与激素的作用机制密切相关。

图片:激素的生物放大作用

(四)激素间相互作用

各种激素的作用可以相互影响、相互调控,主要表现是:①协同作用(synergistic effect):如生长激素、肾上腺素等,虽然作用于代谢的不同环节,但都可使血糖升高;②拮抗作用(antagonistic action):当一种激素的作用对抗或减弱另一种激素的作用时,称为激素间的相互拮抗作用,如胰岛素能降低血糖,与胰高血糖素升高血糖的作用相拮抗;③允许作用(permissive action):某些激素本身并不能对某器官或细胞直接发生作用,但它的存在却使另一种激素产生的效应明显增强,称为激素的允许作用。如皮质醇本身不能引起血管平滑肌收缩,但只有它存在时,去甲肾上腺素才能更有效地发挥其强大的缩血管作用。

第二节　下丘脑与垂体的内分泌

下丘脑与垂体在结构和功能上联系密切,它们共同组成了下丘脑 - 垂体功能单位(图 11-4)。

垂体由神经垂体和腺垂体组成。神经垂体(neurohypophysis)属于神经组织。腺垂体(adenohypophysis)主要由腺细胞组成,其功能和调节体内许多内分泌腺体的功能活动有关。下丘脑 - 垂体功能单位包括下丘脑 - 神经垂体系统(hypothalamo-neurohypophysis system)和下丘脑 - 腺垂体系统(hypothalamo-adenohypophysis system)。下丘脑既是重要的神经中枢,也是内分泌活动调节的高级中枢。

图片:下丘脑与垂体

一、下丘脑的内分泌功能

下丘脑视上核和室旁核等部位的大细胞神经元合成血管升压素(VP)和催产素(oxytocin,OT),经下丘脑 - 垂体束运输至神经垂体并储存,机体需要时由此释放入血。

下丘脑内侧基底部的"促垂体区"的小细胞神经元分泌下丘脑调节肽,经垂体门脉系统运送至腺垂体,调节腺垂体功能。下丘脑调节肽主要有 9 种(表 11-1):①促甲状腺激素释放激素(thyrotropin-releasing hormone,TRH);②促性腺激素释放激素(gonadotropin-releasing hormone,GnRH);③生长激素抑制激素,简称生长抑素(growth hormone-inhibiting hormone,GHIH 或 SS);④生长激素释放激素(growth hormone-releasing hormone,GHRH);⑤促肾上腺皮质激素释放激素(corticotropin-releasing hormone,CRH);⑥催乳素释放因子(PRF);⑦催乳素抑制因子(PIF);⑧促黑激素释放因子(MRF);⑨促黑激素释放抑制因子(MIF)。除下丘脑促垂体区能够产生下丘脑调节肽外,中枢神经系统其他部位甚至外周组织中也能生成多种神经肽类激素。

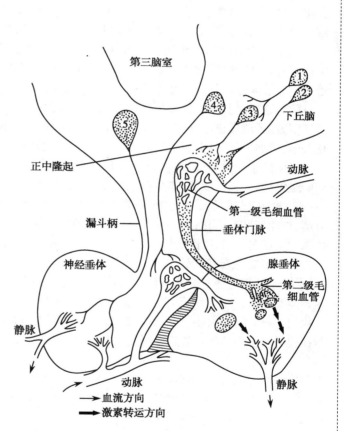

图 11-4　下丘脑与垂体功能联系示意图
1.单胺能神经元;2、3、4、5.下丘脑各类肽能神经元

二、腺垂体激素

腺垂体包括远侧部、中间部和结节部。其分泌的促甲状腺激素(thyroid-stimulating hormone,TSH)、

促肾上腺皮质激素(adrenocorticotropic hormone,ACTH)、卵泡刺激素(follicle stimulating hormone,FSH)和黄体生成素(luteinizing hormone,LH)均有各自的靶腺,此类激素通过促进靶腺合成、分泌激素而发挥生理作用,因此将这些激素称为"促激素"。而生长激素(growth hormone,GH)和催乳素(prolactin,PRL)是直接作用于靶组织或靶细胞,发挥各自的功能调节作用。

(一) 生长激素

生长激素的化学结构与人催乳素相似,故两者的生理作用有一定的交叉重叠,即生长激素有较弱的泌乳作用,催乳素有较弱的促生长作用。生长激素主要在肝和肾代谢。

1. 生长激素的生理作用

(1) 促进生长发育:生长激素作用于全身各组织、器官,特别对促进骨骼、肌肉及内脏器官的生长发育作用尤为显著。实验证明,幼年动物切除垂体后,生长立即停滞,如能及时补充生长激素,则可使动物恢复生长和发育。临床观察发现,假如人幼年时期生长激素分泌不足,则生长滞缓、身材矮小,称为矮小症(dwarfism);若幼年时期生长激素分泌过多,则可引起巨人症(gigantism);在成年后生长激素分泌过多,由于骨骺已经闭合,长骨不再生长,而肢端短骨、颌面部骨骼边缘及其软组织增生,以致出现手足粗大、鼻大、唇厚、下颌突出及内脏器官增大等现象,称为肢端肥大症(acromegaly)。

生长激素的促生长作用是通过其诱导靶细胞产生胰岛素样生长因子(insulin-like growth factor,IGF)实现的。机体的大多数组织可以产生胰岛素样生长因子,它既可以通过远距分泌的形式发挥作用,也可以通过旁分泌或自分泌的形式在局部发挥作用。

胰岛素样生长因子的主要作用是促进软骨生长,它除了促进钙、磷、钠、钾、硫等多种元素进入软骨组织外,还能促进氨基酸进入软骨细胞,增强 DNA、RNA 和蛋白质的合成,促进软骨组织增殖和骨化,使长骨加长,同时也能刺激多种组织细胞有丝分裂。

机体的生长发育受多种激素的调节,如生长激素、甲状腺激素、胰岛素、肾上腺皮质激素、雄激素和雌激素等,而生长激素是起着关键性作用的激素。

(2) 促进代谢:生长激素对代谢过程影响广泛,促进氨基酸进入细胞,加速蛋白质合成;促进脂肪分解,加速脂肪酸氧化;抑制外周组织对葡萄糖的摄取和利用,减少葡萄糖的消耗,升高血糖水平。生长激素分泌过多时,可因血糖升高而引起糖尿,称为垂体性糖尿。

2. 生长激素分泌的调节

(1) 下丘脑对生长激素分泌的调节:腺垂体生长激素的分泌受下丘脑生长激素释放激素与生长抑素的双重调控。生长激素释放激素可促进腺垂体生长激素的分泌,而生长抑素则抑制其分泌。一般认为,在整体条件下,生长激素释放激素作用占优势,经常性地调节腺垂体生长激素的分泌;而生长抑素在应激刺激引起生长激素分泌过多时,才显著地发挥对生长激素分泌的抑制作用(图 11-5)。

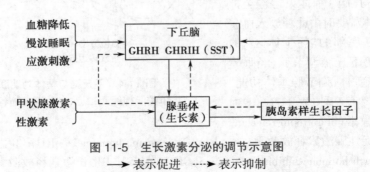

图 11-5　生长激素分泌的调节示意图
⟶ 表示促进　----⟶ 表示抑制

(2) 反馈调节:血中生长激素含量降低时,可反馈性引起下丘脑 GHRH 释放增多。同时胰岛素样生长因子对生长激素的分泌也有负反馈调节作用。

(3) 其他调节因素:①睡眠:人在进入慢波睡眠后生长激素分泌增加,约60分钟左右达高峰。转入快波睡眠后,生长激素分泌减少。觉醒状态人体生长激素的分泌较少。②代谢因素:在能量供应缺乏时,如低血糖、运动、饥饿及应激刺激,都可引起生长激素分泌增多,其中低血糖是最有效的刺激,血中氨基酸增多可引起生长激素分泌增多。③某些激素:例如甲状腺激素、雌激素与睾酮均能促进生长激素分泌。在青春期,由于血中雌激素或睾酮浓度增高可显著增加生长激素的分泌。

(二) 催乳素

催乳素因最初发现其主要功能是刺激乳腺泌乳而命名,催乳素及其受体在垂体外组织也有广泛分布。

1. 催乳素的生理作用

(1) 对乳腺的作用:催乳素可促进乳腺生长发育、引起并维持乳腺分泌乳汁。女性在青春期,乳腺的发育主要与雌激素、孕激素、生长激素、糖皮质激素、甲状腺激素及催乳素的作用有关,多种激素相互协同。妊娠期,催乳素、雌激素与孕激素分泌增多,使乳腺组织进一步发育,乳腺的泌乳条件逐渐成熟,此时血中雌激素与孕激素浓度过高,抑制催乳素的泌乳作用,故乳腺虽具备泌乳能力却不泌乳。分娩后,血中雌激素和孕激素水平大大降低,催乳素发挥其始动和维持乳腺分泌的作用。

(2) 对性腺的作用:催乳素能刺激卵巢黄体 LH 受体的生成并促进孕激素分泌,减少其分解。实验表明:小剂量催乳素对卵巢雌激素、孕激素的合成有促进作用,但大量催乳素则有抑制效应。大剂量的 PRL 可负反馈抑制下丘脑 GnRH 的分泌,导致腺垂体分泌的 LH 和 FSH 减少,使排卵受到抑制,故妇女哺乳期不易怀孕。临床上闭经溢乳综合征是因为患者 PRL 分泌异常增多,患者表现为泌乳、无排卵及雌激素水平低下,用溴隐亭治疗后症状可缓解。

在男性,催乳素促进前列腺及精囊的生长,增强黄体生成素对间质细胞的作用,使睾酮合成增加,促进性成熟。患慢性高催乳素血症时,不仅睾酮合成和精子生成都减少,造成不育症,而且性兴奋也减弱。

(3) 在应激反应中的作用:应激状态下,血中催乳素、促肾上腺皮质激素和生长激素的浓度增加同时出现,是机体应激反应中腺垂体分泌的重要激素之一。

2. 催乳素分泌的调节　催乳素的分泌受下丘脑催乳素释放因子与催乳素抑制因子的双重控制,前者促进腺垂体催乳素分泌,后者抑制其分泌,平时以催乳素抑制因子的抑制作用为主。在哺乳期,婴儿吸吮母亲乳头时,刺激经神经传入至下丘脑,使多巴胺释放减少,从而解除多巴胺对催乳素细胞的抑制,反射性引起催乳素分泌增多。

(三) 促黑激素

分散于腺垂体远侧部的部分细胞分泌促黑激素(melanophore stimulating hormone,MSH),促黑激素的靶细胞是机体的黑素细胞。促黑激素的主要生理学作用是促进黑素细胞中的酪氨酸酶的合成和激活,从而促进酪氨酸转变为黑色素。黑色素合成增加,皮肤与毛发等处的颜色加深。促黑激素的分泌受到下丘脑分泌的促黑激素释放因子和促黑激素释放抑制因子的双重调节。

三、神经垂体激素

神经垂体为下丘脑的延伸结构,没有腺细胞。神经垂体释放的激素包括血管升压素(VP)和催产素(OT)。血管升压素和催产素分子结构十分相似,生理作用有交叉。如催产素对犬的抗利尿作用大约是血管升压素的 1/200,而血管升压素对大鼠离体子宫平滑肌的收缩作用约为催产素的 1/15。

(一) 血管升压素

血管升压素是由下丘脑视上核与室旁核神经内分泌大细胞合成,在人类血管升压素肽链的第 8 位为精氨酸残基,故又称为精氨酸血管升压素(arginine vasopressin,AVP)。在适宜刺激下,神经垂体以胞吐方式将血管升压素释放入血。

在生理条件下,血浆中血管升压素的浓度很低,主要表现为抗利尿作用(详见第八章),因此又称为抗利尿激素(ADH)。大剂量的血管升压素有收缩血管,促进血压升高的作用。在机体脱水或大失血等病理情况下,血液中血管升压素浓度显著增高,引起全身小动脉收缩,血压升高。

血管升压素的分泌主要受血浆晶体渗透压、循环血量和血压变化的调节,以血浆晶体渗透压改变的调节作用最重要。

(二) 催产素

1. 催产素的生理作用　催产素(又名缩宫素)的主要靶器官是乳腺和子宫。

(1) 对乳腺的作用:催产素可使乳腺导管周围肌上皮细胞收缩,使已经具有泌乳功能的乳腺排乳。

另外,催产素还有营养乳腺的作用。

(2) 对子宫的作用:催产素可促进子宫收缩,此效应与子宫的功能状态有关。催产素对非孕子宫作用较弱,对妊娠子宫作用较强。临床上常利用此作用来诱导分娩及防止产后出血。雌激素可增加子宫对催产素的敏感性,而孕激素的作用则相反。

催产素在痛觉调制、体温调节、学习和记忆等正常人体功能调节中具有重要的生物学作用。

2. 催产素的分泌调节

(1) 射乳反射:乳头含有丰富的感觉神经末梢,婴儿吸吮乳头的感觉信息沿传入神经传至下丘脑,可反射性地引起催产素分泌增加,使乳腺腺泡周围肌上皮样细胞收缩,腺泡内压力升高,促进排乳,即射乳反射,是典型的神经内分泌反射。

婴儿吸吮乳头的刺激除了能引起射乳反射外,还能引起下丘脑多巴胺能神经元兴奋,使多巴胺及β- 内啡肽释放增多,二者均可抑制下丘脑促性腺激素释放激素的释放,使腺垂体促性腺激素分泌减少,导致哺乳期月经周期暂停。哺乳活动所引起的催乳素和催产素释放增加,不仅促进乳汁分泌与排出,同时有利于子宫的产后复原。

(2) 在临产或分娩时,子宫颈和阴道受到的机械刺激可反射性地引起催产素释放,有助于子宫的进一步收缩,起到催产的作用。

第三节　甲状腺内分泌

甲状腺是人体内最大的内分泌腺体之一,正常成年人甲状腺重 15~20g。甲状腺由许多甲状腺滤泡组成,滤泡腔内充满均匀的胶状物质,其主要成分是含有甲状腺激素的甲状腺球蛋白。甲状腺激素由滤泡上皮细胞合成。甲状腺激素是体内唯一细胞外储存的内分泌激素。甲状腺血液供应十分丰富。患弥漫性毒性甲状腺肿时因血流量成倍增加,局部可出现血管杂音和血管震颤。

甲状腺组织中的滤泡旁细胞,又称为 C 细胞,合成并分泌降钙素。

一、甲状腺激素的合成与代谢

图片:甲状腺组织细胞

甲状腺激素(thyroid hormone, TH)主要包括:四碘甲腺原氨酸(T_4),又称为甲状腺素(thyroxin)、三碘甲腺原氨酸(T_3)和逆 - 三碘甲腺原氨酸(rT_3),化学性质均为酪氨酸的碘化物。腺体分泌的 T_4 远比 T_3 多,T_4 约占血液中甲状腺激素总量的 93%,而 T_3 的生物学活性约为 T_4 的 5 倍。逆 - 三碘甲腺原氨酸含量极少,不具有甲状腺激素的生物学活性(图 11-6)。

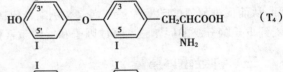
图 11-6　甲状腺激素的化学结构

甲状腺激素合成的主要原料是碘和甲状腺球蛋白。碘主要来源于食物,国人从食物中摄入碘量为 100~200μg/d,其中约有 1/3 进入甲状腺。甲状腺球蛋白由滤泡上皮细胞合成分泌。

图片:甲状腺激素合成过程

碘与甲状腺疾病关系密切。碘缺乏常引起单纯性甲状腺肿、克汀病、甲状腺结节、甲状腺肿瘤等。碘过剩可患甲状腺炎,诱发 Graves 病、淋巴细胞性甲状腺炎等疾病。

甲状腺激素合成的基本过程包括:甲状腺滤泡上皮细胞聚碘、酪氨酸残基碘化和碘化酪氨酸耦联等。

(一) 甲状腺滤泡聚碘

人体含碘总量为 20~50mg,甲状腺含碘总量为 8~10mg。生理情况下,甲状腺内 I^- 浓度比血浆高 30 倍,甲状腺滤泡上皮细胞静息电位为 −50mV,因此,甲状腺滤泡上皮细胞聚碘是逆电 - 化学梯度进

笔记

行的主动转运过程。这种滤泡上皮细胞通过钠 - 碘转运体能主动摄取和聚集碘的过程称为碘捕获（iodide trap）。

甲状腺功能亢进时，聚碘能力超过正常，腺泡上皮细胞碘的摄入量增加；甲状腺功能低下时则聚碘能力降低，碘的摄入量减少。临床上常用碘放射性核素示踪法检查与判断甲状腺的聚碘能力及其功能状态。

（二）酪氨酸残基的碘化

由滤泡上皮细胞摄取的碘，迅速在滤泡上皮细胞顶端膜微绒毛与滤泡腔的交界处进行活化。经甲状腺过氧化物酶（TPO）催化，无机碘氧化为有机活化碘。活化碘取代甲状腺球蛋白分子中酪氨酸残基苯环上氢的过程称为酪氨酸残基的碘化，生成一碘酪氨酸（MIT）和二碘酪氨酸（DIT）。丙硫氧嘧啶、甲巯咪唑等硫脲类药物可抑制过氧化物酶活性，从而抑制甲状腺激素的合成，临床上常用于治疗甲状腺功能亢进（甲亢）。

（三）碘化酪氨酸耦联

在甲状腺球蛋白分子中已经生成的 MIT 残基和 DIT 残基，分别耦联成四碘甲腺原氨酸（T_4）和三碘甲腺原氨酸（T_3）的过程称为碘化酪氨酸耦联（或缩合）。一个分子 MIT 与一个分子 DIT 耦联生成 T_3，两个分子 DIT 耦联生成 T_4。

（四）甲状腺激素的储存、释放、运输与降解

1. 储存　甲状腺球蛋白上的 T_3、T_4 在滤泡腔内以胶质形式储存。特点是激素储存于滤泡腔内（滤泡上皮细胞外储存）且储存量大，可供机体利用 50~120 天。

2. 释放　在腺垂体促甲状腺激素的作用下，滤泡上皮细胞顶端膜微绒毛伸出伪足，将腺泡中含有 T_3、T_4 的甲状腺球蛋白胶质小滴吞饮入细胞内形成胶质小泡，后者与溶酶体融合，甲状腺球蛋白被水解，释放 T_3、T_4 入血。MIT 和 DIT 可以被滤泡上皮细胞内的脱碘酶迅速脱碘，供重新利用合成激素，T_3、T_4 对脱碘酶不敏感，可迅速进入血液。

3. 运输　T_3、T_4 释放入血后，99% 以上与血浆中甲状腺素结合球蛋白、甲状腺素转运蛋白以及白蛋白结合，其余呈游离形式存在。结合型和游离型的激素可相互转化，以维持动态平衡。只有游离型的甲状腺激素才能进入组织细胞内与受体结合，发挥生理效应。

4. 降解　血浆中 T_4 的半衰期为 6~7 天，T_3 的半衰期不足 1 天。大约 15% 的 T_3、T_4 在肝降解，经胆汁进入小肠后排出。肾也能降解少量 T_4 与 T_3，产物随尿排出体外。80% 的 T_4 在外周组织中脱碘酶的作用下脱碘，其中 55% 生成 T_3，这称为活化脱碘；另 45% 脱碘成为 r T_3。活化脱碘是血液中 T_3 的主要来源，所脱下的碘可由甲状腺再摄取。

二、甲状腺激素的生物作用

（一）对代谢的影响

1. 增强能量代谢及产热效应　甲状腺激素具有明显的产热效应，提高绝大多数组织的耗氧量和产热量，尤以心、肝、骨骼肌和肾脏最为显著。实验表明，1mg 甲状腺素（T_4）可以使机体增加产热量约 4200kJ，基础代谢率提高 28%。甲状腺激素的产热效应与线粒体活动、Na^+-K^+-ATP 酶活性明显升高以及同一代谢活动中合成酶与分解酶的活性同时增高，导致无益的能耗增多等有关。甲状腺功能亢进时，患者体温偏高，喜凉怕热，极易出汗；反之甲状腺功能减退，病人体温偏低，喜热恶寒。

2. 对蛋白质、糖和脂肪代谢的影响　甲状腺激素广泛调节物质的合成代谢和分解代谢过程。

（1）蛋白质代谢：生理剂量的 T_3、T_4 可加速蛋白质的合成，使肌肉、肝与肾的蛋白质合成明显增加。甲状腺激素分泌不足时，蛋白质合成减少，肌肉乏力，细胞间的黏蛋白增多，可结合大量正离子和水分子，使性腺、肾周围组织及皮下组织细胞间隙积水，引起"黏液性水肿"。甲状腺激素分泌过多时，则加速蛋白质分解，特别是肌蛋白分解增多，可致肌肉收缩无力，并可促进骨蛋白质分解，导致血钙升高和骨质疏松。

（2）糖代谢：甲状腺激素可促进小肠黏膜对葡萄糖的吸收，增强肝糖原分解，加强肾上腺素、胰高血糖素、皮质醇和生长激素升高血糖作用。同时又加强外周组织对糖的利用，使血糖降低。因此，甲亢患者餐后血糖升高，但又能很快降低。

203

（3）脂肪代谢：甲状腺激素促进脂肪酸氧化，加速胆固醇的降解，并增强儿茶酚胺和胰高血糖素对脂肪的分解作用。甲状腺功能亢进时，患者血浆胆固醇含量低于正常水平。

（二）对生长发育的影响

甲状腺激素是维持机体正常生长、发育所必需的激素之一，特别是对脑和骨的发育尤为重要。甲状腺激素促进神经细胞树突和轴突的形成、促进髓鞘与胶质细胞的生长，对神经系统结构和功能的发生与发展极为重要。胚胎期缺碘使婴幼儿甲状腺激素合成不足以及出生后甲状腺功能低下，都可以导致神经系统发育明显障碍、骨骼的生长发育与成熟延迟，出现明显的智力低下、身材矮小等症状，称为克汀病（cretinism）或呆小症。预防和治疗呆小病应当从妊娠期开始，出生后如发现婴幼儿可能患有克汀病，最好在出生后的 3~4 个月内补给甲状腺激素，否则难以奏效。

（三）对神经系统的影响

甲状腺激素不仅影响中枢神经系统的生长发育，对已分化成熟的神经系统也具有十分重要的作用。甲状腺激素提高中枢神经系统的兴奋性。在甲状腺功能亢进时，患者常有注意力不易集中、多愁善感、喜怒无常、失眠多梦及肌肉颤动等症状。甲状腺功能低下时，患者常出现记忆力减退、行动迟缓、表情淡漠和嗜睡等症状。

（四）其他作用

甲状腺激素对心血管系统的活动也有明显影响。T_3 和 T_4 可使心率加快，心肌收缩力增强，增加心排出量及心脏做功。还可直接或间接地引起血管平滑肌舒张，使外周阻力降低，因此甲亢患者的脉压常增大。

此外，甲状腺激素还具有促进胃肠道平滑肌收缩、促进眼球后结缔组织增生、影响生殖功能等其他生物学作用。

三、甲状腺功能的调节

（一）下丘脑 - 腺垂体 - 甲状腺轴的调节

1. 下丘脑 - 腺垂体对甲状腺功能的调节　下丘脑神经元释放的促甲状腺激素释放激素（TRH），经垂体门脉系统作用于腺垂体，促进腺垂体促甲状腺激素（TSH）的合成和释放。TSH 促进甲状腺细胞增生，腺体增大，促进甲状腺激素的合成、释放。

下丘脑 TRH 神经元接受中枢神经系统其他部位传来的信息，使下丘脑激素分泌增多，从而促进腺垂体释放 TSH。另外，当机体受到应激刺激时，下丘脑可释放较多的生长抑素，抑制 TRH 的合成和释放，进而使腺垂体 TSH 释放减少（图 11-7）。

2. 甲状腺激素的反馈调节　血液中游离 T_3、T_4 浓度改变，对腺垂体 TSH 合成与分泌起着经常性反馈调节作用。当血液中 T_3、T_4 浓度增高时，负反馈抑制腺垂体，使 TSH 合成与释放减少，同时降低腺垂体对 TRH 的反应性，使细胞膜受体数量减少，抑制腺垂体 TSH 的分泌，最终使 T_3、T_4 浓度降至正常水平。

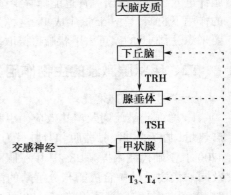

图 11-7　甲状腺激素分泌调节示意图
→ 表示促进　┈→ 表示抑制

地方性甲状腺肿的发病机制是由于水和食物中缺碘，碘的摄入量不足，甲状腺激素合成减少，使血液中 T_3、T_4 长期降低，从而对腺垂体的反馈性抑制作用减弱，引起 TSH 分泌异常增加，导致甲状腺组织的代偿性增生肥大。

（二）自身调节

甲状腺组织自身根据碘的供应，对碘的摄取、利用以及甲状腺激素的合成与释放进行调节，称为甲状腺的自身调节。当外源性碘开始增加（1mmol/L）时，T_3、T_4 合成增加，但碘超过一定限度（10mmol/L）后，T_3、T_4 的合成速度不但不再增加，反而明显下降，这种过量的碘所产生的抗甲状腺效应称为碘阻滞效应（Wolff-Chaikoff effect）。相反，当血碘含量不足时，甲状腺可增强其聚碘作用。临床上可用大剂量碘产生的抗甲状腺效应处理甲状腺危象,以缓解病情。

（三）自主神经的影响

甲状腺接受交感神经和副交感神经的双重支配。交感神经兴奋可促进甲状腺激素合成与释放;副交感神经的作用尚不十分清楚。

（四）免疫调节

B 淋巴细胞可合成 TSH 受体抗体,表现类似于 TSH 阻断或者激活的效应。自身免疫性甲亢,即 Graves 病患者体内存在激活 TSH 受体的抗体。而萎缩性甲状腺炎所致甲状腺功能低下的患者体内存在阻断 TSH 受体的抗体,它与 TSH 受体结合后,产生抑制效应,甲状腺腺泡萎缩,甲状腺激素合成减少。

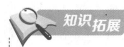

甲状腺结节

甲状腺结节是指在甲状腺内的肿块,可因吞咽动作随甲状腺而上下移动,是临床常见的病症,在中年女性中较多见,可由多种病因引起。临床上有多种甲状腺疾病,如甲状腺退行性变、炎症、自身免疫变化以及新生物等都可以表现为结节。甲状腺结节可以单发,也可以多发,多发结节比单发结节的发病率高,但单发结节甲状腺癌的发生率较高。

第四节 肾上腺内分泌

人体的肾上腺位于两侧肾的内上方,包括髓质和皮质两部分。肾上腺皮质是腺垂体的重要靶腺,肾上腺髓质接受交感神经节前神经纤维的直接支配。

一、肾上腺皮质激素

肾上腺皮质由外向内分为球状带、束状带和网状带。肾上腺皮质球状带主要合成和分泌盐皮质激素,如醛固酮;束状带主要合成和分泌糖皮质激素,如皮质醇（cortisol）;网状带主要合成和分泌性激素,如雌二醇、脱氢表雄酮等（图 11-8）。

图片:肾上腺皮质

（一）肾上腺皮质激素的生物学作用

1. 糖皮质激素的作用 人体血浆中糖皮质激素主要为皮质醇,分泌量大,作用最强。其次为皮质酮。

（1）对物质代谢的影响:糖皮质激素对于糖、蛋白质、脂肪以及水盐代谢均有重要作用（图 11-9）。

1）糖代谢:糖皮质激素是体内调节糖代谢的重要激素之一,既可以促进糖异生,增加肝糖原的储存,又可以降低外周组织对胰岛素的反应性,抑制肝外组织对葡萄糖的摄取和利用,发挥抗胰岛素作用,使血糖升高。因此,糖皮质激素分泌过多,会出现血糖升高,甚至糖尿。相反,肾上腺皮质功能低下病人,可以出现低血糖。

2）蛋白质代谢:糖皮质激素促进肝外组织,特别是肌蛋白分解。抑制蛋白质的合成,可以使分解出来的氨基酸转移至肝脏,加强葡萄糖的异生过程。当糖皮质激素分泌过多时,会出现肌肉萎缩、骨质疏松、皮肤变薄,婴幼儿则表现为生长减慢。

3）脂肪代谢:糖皮质激素促进脂肪分解,增强脂肪酸在肝内的氧化过程,有利于糖异生作用。当肾上腺皮质功能亢进时,由于全身不同部位脂肪组织对糖皮质激素的敏感性不同,体内脂肪重新分布,以致出现"满月脸"、"水牛背"躯干部发胖,而四肢消瘦的"向心性肥胖"的特殊体形。

4）水盐代谢:糖皮质激素有一定保钠排钾的作用。皮质醇还能降低入球小动脉阻力,增加肾血浆流量使肾小球滤过率增加,有利于水的排出。肾上腺皮质功能不全患者,排水能力降低,严重时可出现"水中毒",此时,补充糖皮质激素可以使病情得到缓解。需要指出,盐皮质激素不能替代糖皮质激素对水盐代谢的调节作用。

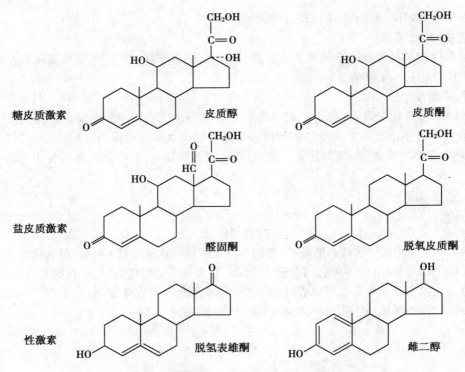

图 11-8 重要肾上腺皮质激素的化学结构

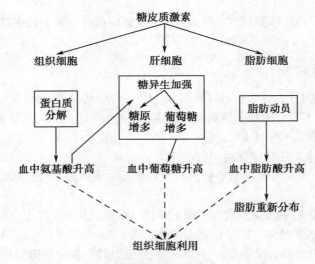

图 11-9 糖皮质激素对物质代谢的作用
——→ 表示促进 ┈┈→ 表示抑制

　　(2) 对血细胞的影响:糖皮质激素能增强骨髓对红细胞和血小板的造血功能,使血液中红细胞、血小板数量增加;同时动员附着在血管边缘的中性粒细胞进入血液循环,使中性粒细胞增加;可抑制胸腺和淋巴组织细胞的有丝分裂,使淋巴组织萎缩,使淋巴细胞和浆细胞减少;促进单核 - 巨噬细胞系统吞噬和分解嗜酸性粒细胞,使后者在血液中的数量减少。长期应用糖皮质激素可导致机体免疫功能下降,容易发生感染。

　　(3) 对循环系统的影响:糖皮质激素对血管没有直接的收缩效应,但它能增强血管平滑肌对儿茶酚胺的敏感性(允许作用),有利于提高血管的张力和维持血压。另外,糖皮质激素可降低毛细血管壁的通透性,有利于维持血容量。

　　(4) 在应激反应中的作用:当机体受到各种伤害性刺激(如中毒、感染、缺氧、饥饿、创伤、手术、疼痛、寒冷及精神紧张等)时,血液中促肾上腺皮质激素和糖皮质激素浓度急剧升高,产生一系列非特异性全身反应,称为应激(stress)。在应激反应中,下丘脑 - 腺垂体 - 肾上腺皮质系统功能增强,提高机体的生存能力和对应激刺激的耐受力,帮助机体渡过"难关"。

应激反应时,血液中儿茶酚胺类的含量相应增加。β- 内啡肽、生长激素、催乳素、胰高血糖素等分泌均增加,说明应激反应是以 ACTH 和糖皮质激素分泌增加为主,多种激素共同参与,使机体抵抗力增强的非特异性全身反应。

(5) 对神经系统的影响:糖皮质激素全面提高中枢神经系统兴奋性。当肾上腺皮质功能亢进时,病人常表现为烦躁不安、失眠、注意力不集中等。

(6) 其他作用:糖皮质激素有促进胎儿肺表面活性物质的合成;抑制骨的形成;提高胃腺细胞对迷走神经及促胃液的反应性、增加胃酸及胃蛋白酶原的分泌等多种作用。长期大量应用糖皮质激素易诱发或加重胃溃疡。

药理剂量(大剂量)糖皮质激素及其类似物有抗炎、抗毒、抗过敏和抗休克等药理学效应。

2. 盐皮质激素的作用　盐皮质激素主要包括醛固酮、11- 去氧皮质酮、11- 去氧皮质醇等,其中以醛固酮的生物学活性最强。醛固酮能促进肾远曲小管及集合管上皮细胞对钠与水的重吸收和排出钾,即保钠、保水和排钾作用。对维持体内钠含量、细胞外液量及循环血量的相对稳定有十分重要的作用。此外,醛固酮也可增强血管平滑肌对儿茶酚胺的敏感性,其作用比糖皮质激素更强。

3. 性激素的作用　肾上腺皮质也分泌少量的性激素,以雄激素为主。这些雄激素对成年男性影响不明显,但男童可因分泌过多而引起性早熟。肾上腺雄激素是女性体内雄激素的主要来源,分泌过多的女性可出现痤疮、多毛和男性化等表现。

(二) 肾上腺皮质激素分泌的调节

1. 糖皮质激素分泌的调节

(1) 下丘脑 - 腺垂体 - 肾上腺皮质轴的调节:下丘脑促垂体区神经元合成释放的促肾上腺皮质激素释放激素(CRH),通过垂体门脉系统被运送到腺垂体,促进腺垂体促肾上腺皮质激素(ACTH)分泌增多,进而引起肾上腺皮质合成、释放糖皮质激素增多。各种应激刺激通过多种途径最后汇集于下丘脑 CRH 神经元,促进 CRH 的分泌,引起下丘脑 - 腺垂体 - 肾上腺皮质轴活动增强,产生应激反应。

肾上腺皮质接受腺垂体 ACTH 的直接调节,ACTH 促进糖皮质激素的合成与分泌,也促进肾上腺皮质束状带和网状带的生长发育。

生理条件下,腺垂体 ACTH 具有一定的基础分泌量,维持糖皮质激素的基础分泌。ACTH 的分泌呈现明显的日节律波动,一般在早晨 6~8 时达高峰,以后逐渐下降,白天维持在较低水平,入睡减少,午夜达最低水平,以后又逐渐增加。这种日节律波动受下丘脑及以上高级中枢的生物钟控制。由于 ACTH 分泌的日节律波动,使糖皮质激素的分泌出现相应的波动。显然,早晨分泌充足对增强机体的反应能力以适应活动增加的需要,具有重要意义。

(2) 反馈调节:当血中糖皮质激素浓度升高时,可反馈性地抑制下丘脑 CRH 神经元和腺垂体 ACTH 神经元,使 CRH 释放减少,ACTH 合成及释放受到抑制,这种反馈称为长反馈。ACTH 还可反馈性地抑制 CRH 神经元的活动,称为短反馈(图 11-10)。

长期大量应用糖皮质激素可通过长反馈抑制 ACTH 的合成与分泌,甚至造成肾上腺皮质萎缩,分泌功能停止。如突然停药,病人可出现肾上腺皮质功能低下,引起肾上腺皮质危象,甚至危及生命。故应采取逐渐减量停药或间断补充 ACTH 的方法,以防止肾上腺皮质萎缩。

2. 盐皮质激素分泌的调节　盐皮质激素的分泌主要受肾素 - 血管紧张素 - 醛固酮系统的调节。血钾、血钠浓度变化也可直接作用于肾上腺皮质球状带细胞,影响醛固酮的合

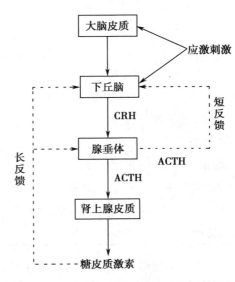

图 11-10　糖皮质激素分泌调节示意图
──▶ 表示促进　┈┈▶ 表示抑制

成与分泌(见第八章)。此外,当机体受到应激刺激时,ACTH对醛固酮的分泌起到一定的支持作用。

肾上腺皮质激素对于机体是性命攸关的激素,切除动物双侧肾上腺皮质后,48小时出现严重代谢紊乱症状,1~2周内动物死亡。正常功能条件下,下丘脑-腺垂体-肾上腺皮质之间协调统一,既维持血液中皮质激素浓度的相对稳定,又保证机体在应激状态下发生适时、适当的全身性反应。

二、肾上腺髓质激素

肾上腺髓质组织中的嗜铬细胞分泌肾上腺素(E)和去甲肾上腺素(NE),它们均属于儿茶酚胺类化合物。血液中的肾上腺素主要来自肾上腺髓质,去甲肾上腺素除来自肾上腺髓质分泌外,还来自肾上腺素能神经纤维末梢的释放。

肾上腺髓质激素的合成与交感神经节后神经元合成去甲肾上腺素的过程基本一致,不同的是嗜铬细胞中存在大量的苯乙醇胺氮位甲基移位酶(PNMT),使去甲肾上腺素甲基化成为肾上腺素(图11-11)。

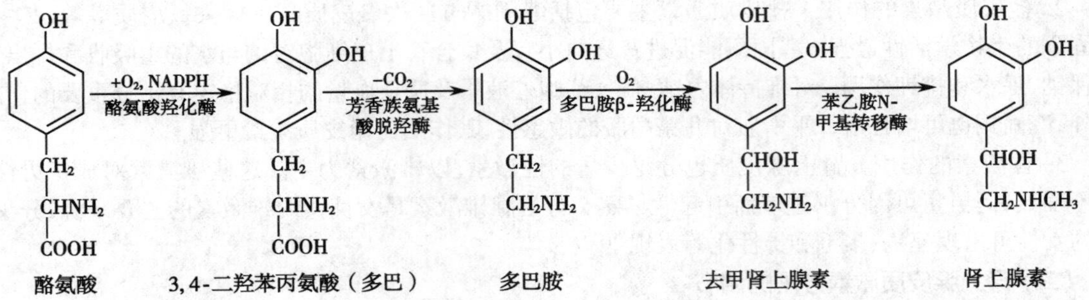

图 11-11　肾上腺髓质激素生物合成示意图

(一) 肾上腺素与去甲肾上腺素的生物学作用

肾上腺素和去甲肾上腺素的生理学作用广泛而多样,已经在本教材各有关章节中详细介绍(表11-2)。肾上腺髓质直接受交感神经节前纤维的支配,当交感神经兴奋时,肾上腺髓质分泌的肾上腺素和去甲肾上腺素增多。肾上腺髓质激素的作用与交感神经兴奋时的效应相似,交感神经与肾上腺髓质这种在结构和功能上的联系,称为交感-肾上腺髓质系统。

表 11-2　肾上腺素与去甲肾上腺素的主要作用

	肾上腺素	去甲肾上腺素
心脏	心率加快,心肌收缩力明显增强,心排出量增加	心率减慢(减压反射的结果)
血管	皮肤、胃肠、肾血管收缩;冠状血管、骨骼肌血管舒张	冠状血管舒张(局部体液因素),其他血管均收缩
血压	升高(以心排出量增加为主)	明显升高(外周阻力增大为主)
支气管平滑肌	舒张	稍舒张
括约肌	收缩	收缩
瞳孔	扩大(作用强)	扩大(作用弱)
内脏平滑肌	舒张(作用弱)	舒张(作用强)
血糖	升高(糖原分解,作用强)	升高(作用弱)
脂肪酸	升高(促进脂肪分解)	升高(作用强大)

当机体遭遇紧急情况,受到伤害性刺激时(如剧烈运动、焦虑、情绪激动、严寒、疼痛、失血、脱水、窒息等),机体交感神经兴奋,肾上腺髓质分泌的肾上腺素与去甲肾上腺素急剧增加,即交感-肾上腺髓质系统作为一个整体被动员起来的一种全身性反应,称为应急反应(emergency reaction)。主要表现

为：中枢神经系统兴奋性提高，机体处于警觉状态，反应灵敏；支气管舒张，气流通畅，呼吸加快加深，肺通气量增加；心率加快，心排出量增加，血压升高；内脏血管收缩，肌肉血管舒张，全身血流重新分配，保证重要器官的血液供应；肝糖原分解，血糖升高，脂肪分解，血中脂肪酸增多，保证能源物质的供应；组织耗氧量增加，产热量增多；汗腺分泌，散热增加等。

需要指出的是，应急反应是以交感-肾上腺髓质系统活动加强为主，使血液中肾上腺髓质激素浓度明显升高，从而充分调动人体的储备能力，克服环境变化对人体造成的"困难"。而应激反应是以下丘脑-腺垂体-肾上腺皮质轴活动加强为主，使血液中 ACTH 和糖皮质激素浓度明显升高，以增加人体对伤害性刺激耐受能力，提高生存能力。因此，机体的"应急"和"应激"既相互区别，又紧密联系。实际上，引起"应急反应"的各种刺激也是引起"应激反应"的刺激，两种反应同时发生，共同提高机体抵御伤害性刺激的能力。

（二）肾上腺髓质激素分泌的调节

1. 自主神经的作用　肾上腺髓质接受交感神经节前纤维支配，它在结构和功能上相当于交感节后神经元。交感神经兴奋时，节前纤维末梢释放乙酰胆碱，作用肾上腺髓质嗜铬细胞上胆碱受体，促进肾上腺素和去甲肾上腺素的分泌。

2. 促肾上腺皮质激素和糖皮质激素的作用　ACTH 可直接或间接（通过引起糖皮质激素分泌）刺激肾上腺髓质嗜铬细胞内催化儿茶酚胺有关合成酶的活性，使髓质激素合成分泌增加。这些酶包括酪氨酸羟化酶、多巴胺 β- 羟化酶及苯乙醇胺氮位甲基移位酶（PNMT）。ACTH 可以增加这三种酶的活性，而糖皮质激素只能增加后两种酶的活性。

3. 反馈调节　去甲肾上腺素合成达一定量时，可反馈抑制酪氨酸羟化酶（限速酶）的含量及活性，使合成减少；肾上腺素过多时反馈抑制限速酶 PNMT 的活性，使肾上腺素合成减少。

第五节　胰　　岛

胰岛为胰腺的内分泌部，由至少 5 种内分泌细胞组成。α（A）细胞约占胰岛细胞的 25%，分泌胰高血糖素（glucagon）；β（B）细胞占胰岛细胞的 60%~70%，分泌胰岛素（insulin）；D 细胞约占 10%，分泌生长抑素（SS）；H 细胞分泌血管活性肠肽（vasoactive intestinal peptide，VIP）；PP 细胞很少，分泌胰多肽（pancreatic polypeptide，PP）。本节主要介绍胰岛素和胰高血糖素。

一、胰岛素

1965 年，我国科技工作者首先成功地合成了具有高度生物活性的牛胰岛素（图 11-12），同时对胰岛素的空间结构和功能进行了一系列研究，取得重大成果。

胰岛的 β 细胞首先合成大分子的前胰岛素原，然后经加工成胰岛素原，后者再分解成为胰岛素和连接肽（C 肽），释放入血。由于 C 肽与胰岛素一同被释放入血，二者的分泌量呈平行关系，故测定 C

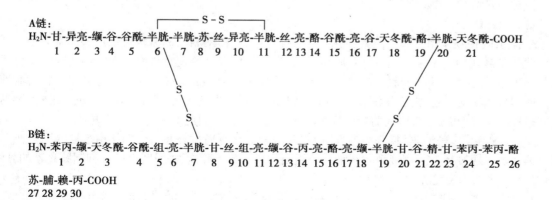

图 11-12　胰岛素结构示意图

肽含量可反映 β 细胞的分泌功能。人胰岛素在血液中的半衰期是 5~6 分钟,主要在肝内灭活,也有少量在肌肉和肾脏被灭活。

(一)胰岛素的生理学作用

胰岛素是调节糖、脂肪、蛋白质代谢的重要激素之一。对机体能源物质的储存和人体生长发育具有重要作用。

1. 糖代谢　胰岛素促进全身各组织对葡萄糖的摄取和利用,尤其是加速肝细胞和肌细胞摄取葡萄糖合成糖原并储存,促进葡萄糖转变为脂肪,抑制糖原的分解和糖异生,从而使血糖的去路增加,来源减少,血糖降低。胰岛素是调节血糖浓度的主要激素。当胰岛素缺乏时,血液中葡萄糖不能被细胞储存和利用,使血糖升高。当血糖超过肾糖阈时,即出现尿糖。

2. 脂肪代谢　胰岛素促进脂肪的合成与储存,抑制脂肪的分解,降低血中脂肪酸的浓度。当胰岛素缺乏时,脂肪代谢紊乱,分解加强,血脂升高,容易引起动脉硬化,造成心脑血管系统的严重疾患。并且大量脂肪酸在肝脏氧化生成过量酮体,可引起酮症酸中毒,甚至昏迷。

3. 蛋白质代谢　胰岛素促进蛋白质合成,促进细胞对氨基酸的摄取和利用。抑制蛋白质的分解,抑制糖异生。有利于机体生长、发育。在促进机体生长的作用方面,胰岛素与生长激素具有协同作用。

4. 电解质代谢　胰岛素能促进钾、镁及磷酸盐进入细胞,参与细胞物质代谢活动。

(二)胰岛素分泌的调节

胰岛素的合成与分泌受体内多种因素的影响和调控(图 11-13)。

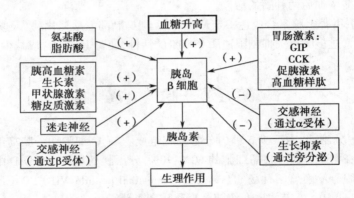

图 11-13　胰岛素分泌调节示意图
GIP:抑胃肽;CCK:缩胆囊素

1. 血糖浓度　血糖浓度是调节胰岛素分泌最重要的因素。血糖升高可直接刺激 β 细胞,使胰岛素分泌增加;血糖浓度降低时,胰岛素分泌减少。通过这一反馈调节,使血糖维持在正常水平。

2. 氨基酸和脂肪酸的作用　血液中多种氨基酸如精氨酸、赖氨酸等都有刺激胰岛素分泌的作用。此外,血液中游离脂肪酸和酮体大量增加时,也刺激胰岛素的分泌。

长时间高血糖、高氨基酸和高血脂可持续刺激胰岛素分泌,导致胰岛 β 细胞功能衰竭,胰岛素分泌不足而引起糖尿病。

3. 激素间相互作用　促胃液素、促胰液素、抑胃肽(GIP)等胃肠激素均可促进胰岛素分泌。其中抑胃肽的刺激作用属于生理调节,而其余胃肠激素的作用都是通过升高血糖而间接实现的。胃肠激素与胰岛素分泌之间的功能联系构成肠 - 胰岛素轴(entero-insular axis),其生理意义在于餐后血糖升高前就刺激胰岛素分泌,为营养物质吸收后的细胞利用做好准备。肠 - 胰岛素轴活动受到支配胰岛的副交感神经调节。因此,口服葡萄糖比静脉注射等量葡萄糖所引起的胰岛素分泌更多。

胰高血糖素、生长激素、糖皮质激素、甲状腺激素等均可通过升高血糖间接引起胰岛素分泌。胰高血糖素还可通过旁分泌直接刺激 β 细胞分泌胰岛素。肾上腺素、去甲肾上腺素抑制胰岛素的分泌。生长抑素则通过旁分泌作用抑制胰岛素的分泌。

4. 神经调节　迷走神经通过 M 受体直接促进胰岛素的分泌,也可以通过刺激胃肠激素释放,间接促进胰岛素的分泌。交感神经通过 α 受体抑制胰岛素的分泌。

二、胰高血糖素

胰高血糖素的血清浓度为 50~100ng/L，半衰期 5~10 分钟，主要在肝灭活，肾也有降解作用。

（一）胰高血糖素的生理学作用

胰高血糖素是一种促进分解代谢的激素。其主要靶器官是肝，具有很强的促进肝糖原分解及糖异生的作用，使血糖明显升高；促进脂肪的分解及脂肪酸的氧化，使血中酮体生成增多；促进蛋白质的分解并抑制其合成，使氨基酸迅速进入肝细胞，经糖异生转变为肝糖原。大剂量的胰高血糖素可使心肌细胞内的 cAMP 含量增加，心肌收缩力增强。胰高血糖素是促进分解代谢、动员体内供能物质的重要激素之一。

（二）胰高血糖素分泌的调节

血糖浓度是影响胰高血糖素分泌的最重要因素。血糖浓度降低时，胰高血糖素分泌增加，反之则减少。血糖升高时，胰岛素和生长抑素可直接作用于邻近的 A 细胞，抑制胰高血糖素的分泌，也可通过降低血糖浓度间接刺激胰高血糖素的分泌，从而防止低血糖的发生。

口服氨基酸比静脉注射等量氨基酸引起的胰高血糖素分泌更多，说明胃肠激素可以调节胰高血糖素分泌。缩胆囊素和促胃液素可促进其分泌，而促胰液素的作用相反。胰岛素可通过降低血糖间接促进胰高血糖素的分泌，同时胰岛素和生长抑素还可以旁分泌方式直接抑制邻近的 A 细胞分泌胰高血糖素。交感神经兴奋时，胰高血糖素分泌增加；迷走神经兴奋时，分泌减少。

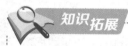

知识拓展

糖 尿 病

糖尿病是一组由于胰岛素分泌缺陷（绝对不足或相对不足）或（和）胰岛素作用缺陷（胰岛素的生物学效应降低），而引起的以持续高血糖为主要特征的代谢综合征。按其病因、发病机制、病变、临床表现及预后不同，可分为 1 型糖尿病和 2 型糖尿病两类。1 型糖尿病是由于自身免疫系统发育不良或免疫应激导致胰岛 β 细胞破坏而引起胰岛素分泌绝对缺乏的一类糖尿病。2 型糖尿病是由于胰岛素分泌不足及机体各组织器官对胰岛素抵抗（即机体细胞、器官、组织对胰岛素的敏感性降低）而引起的糖尿病。糖尿病可引起体内糖、蛋白质及脂肪代谢紊乱，久病导致眼、肾、心血管、脑等器官的慢性并发症或功能减退或衰竭。

第六节 其他内分泌腺体和激素

一、甲状旁腺激素、降钙素和维生素 D_3

甲状旁腺主细胞分泌甲状旁腺激素（parathyroid hormone，PTH）。甲状腺 C 细胞分泌降钙素（calcitonin，CT）。甲状旁腺激素和降钙素的主要靶器官是骨与肾。在体内，甲状旁腺激素、降钙素以及 1,25- 二羟维生素 D_3 共同调节钙磷代谢，维持血浆中钙、磷水平的相对恒定。

（一）甲状旁腺激素

正常人血浆中甲状旁腺激素呈昼夜节律波动，清晨 6 时最高，以后逐渐降低，至下午 4 时达最低，以后又逐渐升高，其血浆浓度波动范围在 1~5ng/dl 之间。半衰期约为 4 分钟，分泌入血后在肝脏内水解灭活，经肾脏排出。

1. 甲状旁腺激素的生理学作用　甲状旁腺激素是调节血钙水平最重要的激素，通过对骨和肾的作用使血钙升高，血磷降低。

（1）对骨的作用：破骨细胞能促进骨盐溶解，骨质吸收，磷酸钙从骨骼中释放入血，这是溶骨过程。成骨细胞则摄取血中的磷酸钙，使骨盐沉积，促进骨的形成，这是成骨过程。在正常情况下，破骨和溶骨过程处于动态平衡。甲状旁腺激素加强溶骨过程，动员骨钙入血，使血钙浓度升高，保持血钙浓度

图片:甲状旁腺素的作用

的相对稳定状态,对维持神经、肌肉等组织的正常兴奋性十分重要。

(2) 对肾的作用:促进肾远曲小管对钙的重吸收,升高血钙,同时抑制近曲小管对磷的重吸收,使尿磷增多,降低血磷。

2. 甲状旁腺激素分泌的调节 甲状旁腺激素的分泌主要受血钙浓度变化的影响。血钙浓度升高,甲状旁腺激素分泌减少;血钙浓度降低,甲状旁腺激素分泌增加。这种负反馈调节是维持甲状旁腺激素分泌和血钙浓度相对稳定的重要机制。如果持续高血钙,会使甲状旁腺发生萎缩;而长时间的低血钙可使甲状旁腺增生。

(二) 降钙素

正常人血清中降钙素浓度为 1~2ng/dl,血浆半衰期不足 15 分钟,主要在肾降解并排出。

1. 降钙素的生理学作用 降钙素的主要作用是降低血钙和血磷。它抑制原始骨细胞转化为破骨细胞,抑制破骨细胞的活动;增强成骨过程,使骨组织钙、磷沉积增加,释放减少,从而使血钙与血磷浓度降低。结果溶骨过程减弱,成骨过程加强。降钙素能抑制肾小管对钙、磷、钠、氯的重吸收,使这些离子从尿中排出增加。此外,降钙素还抑制小肠吸收钙和磷。

2. 降钙素分泌的调节 降钙素主要受血钙浓度的反馈性调节。血钙浓度升高时,降钙素分泌增多,反之则分泌减少。降钙素与甲状旁腺激素对血钙的调节作用相反,两者共同调节血钙的稳态。一般来说,降钙素对血钙水平产生快速而短暂的调节作用,而甲状旁腺激素对血钙浓度发挥长期的调节作用。因此降钙素对高钙饮食引起的暂时血钙升高起主要调节作用。进食也可刺激降钙素的分泌,可能是由于进食引起胃肠激素分泌(如促胃液素)的继发作用的结果。

(三) 维生素 D_3

维生素 D_3 又称胆钙化醇。人体内的胆钙化醇有两个主要来源:①主要由皮肤中 7- 脱氢胆固醇经日光中紫外线照射转化而来;②食物中的胆钙化醇主要来自动物性食品,如肝、蛋、乳等。胆钙化醇无生物活性,必须首先在肝内转化成有活性的 25- 羟胆钙化醇(25- 羟维生素 D_3),这是维生素 D_3 在血液中存在的主要形式。25- 羟胆钙化醇在肾脏进一步转化成 1,25- 二羟胆钙化醇,即 1,25- 二羟维生素 D_3〔1,25-dihydroxy vitamin D_3,1,25$(OH)_2D_3$〕,又称为钙三醇(calcitriol)。1,25- 二羟维生素 D_3 生物学活性比 25- 羟维生素 D_3 高 3 倍以上,但后者在血中的浓度是前者的 1000 倍,因而也表现出一定的生物活性(图 11-14)。

1,25- 二羟维生素 D_3 的主要作用是升高血钙、升高血磷。它促进小肠上皮细胞对钙、磷的吸收;既动员骨钙,也促进骨盐沉着,是参与骨更新重建的重要因素。此外,1,25- 二羟维生素 D_3 促进肾小管对钙和磷的重吸收,尿钙、尿磷排出量减少。儿童时期缺乏维生素 D_3,可引起佝偻病,在成人则导致骨软化症,出现骨痛、甚至骨折。

血钙和血磷浓度降低是促进 1,25- 二羟维生素 D_3 生成的主要因素。1,25- 二羟维生素 D_3 具有自身负反馈调节作用,甲状旁腺激素可促进 1,25- 二羟维生素 D_3 生成。催乳素、生长激素也能促进 1,25- 二羟维生素 D_3 的生成,而糖皮质激素则抑制其生成。

二、松果体及其激素

松果体因形似松果而得名,也称松果腺。松果体位于丘脑后上方,分泌的激素主要有两类,吲哚类的代表是褪黑素(melatonin,MT);多肽类的代表是 8- 精缩宫素(8-arginine vasotocin,AVT)。

褪黑素的分泌呈现明显的日周期变化,白天分泌减少,夜晚分泌增加。这可能与光线刺激以及交感神经活动有关。褪黑素有加强中枢抑制过程,主要表现为催眠、镇静、镇痛、抗抑郁、抗惊厥,参与免疫调节,生物节律调整等作用。

8- 精缩宫素是 9 肽激素,因肽链第 8 位是精氨酸而得名。它可抑制下丘脑促性腺激素释放激素和腺垂体促性腺激素的合成及释放,从而抑制生殖系统的活动,抑制动物排卵活动等。

三、胸腺素

青春期前,人的胸腺较发达,青春期后逐渐退化。胸腺为淋巴器官,兼有内分泌功能,合成、分泌多种肽类物质,如胸腺素、胸腺生长激素等。胸腺素的主要作用是使淋巴干细胞成熟并转变为具有免

笔记

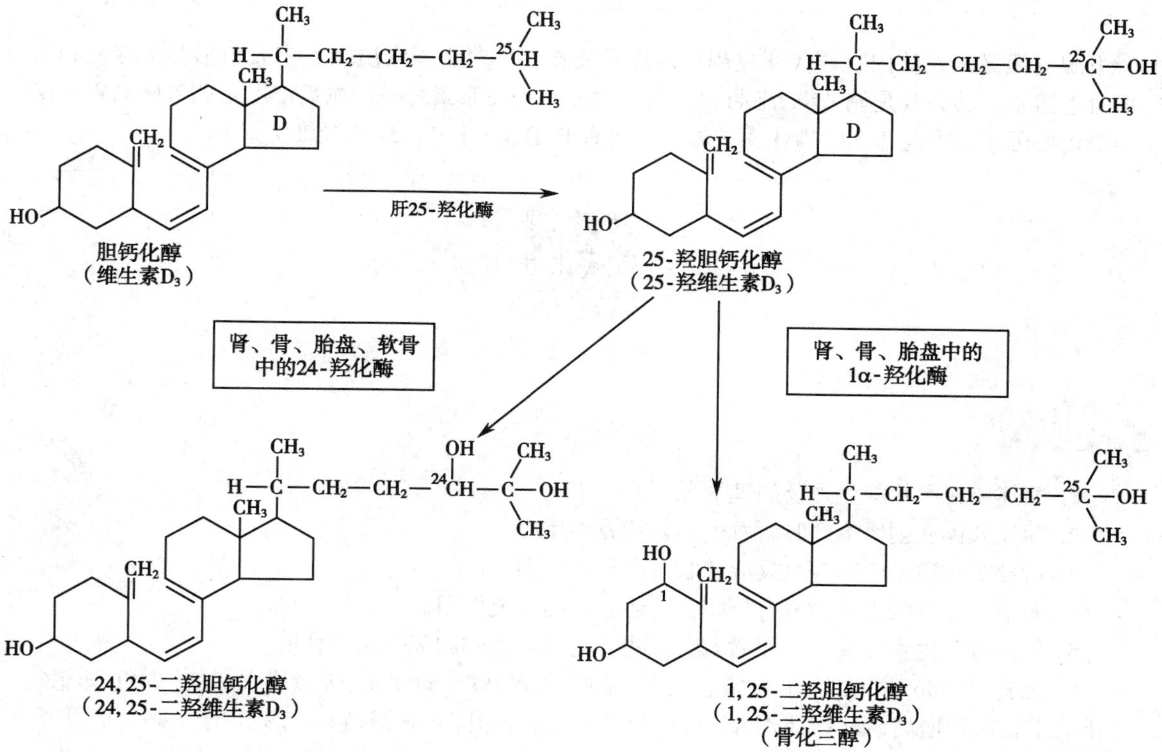

图 11-14 胆钙化醇在肝内酶的催化下 C-25 氧化生成 25 羟 D_3,25 羟 D_3 进一步代谢生成 1,25(OH)$_2$D$_3$ 或 24,25(OH)$_2$D$_3$

疫功能的 T 淋巴细胞,参与细胞免疫,增强机体排斥异体组织的能力。

四、前列腺素

前列腺素(PG)最初在精液中发现,推测由前列腺分泌而得名,实际上广泛存在于人和动物的各种组织中。

PG 是二十碳烷酸化合物,其前体是花生四烯酸或其他二十碳不饱和脂肪酸,全身各部的组织细胞几乎都含有生成前列腺素的前体及酶,都能产生前列腺素。按照分子结构的差异,前列腺素可分为 A、B、C、D、E、F、G、H、I 等多种类型。各组织合成的前列腺素大部分不进入血液循环,因此,血液中前列腺素的浓度很低。前列腺素在局部产生和释放,并在局部发挥作用,属于局部激素。

前列腺素的生物学作用极为广泛而复杂,几乎对人体各个系统的功能均有影响。各类型的前列腺素对不同组织、不同细胞的作用明显不同。例如,PGE 和 PGF 能使血管平滑肌舒张;PGE$_2$ 可使支气管平滑肌舒张,PGF 却使支气管平滑肌收缩;PGE$_2$ 有明显的抑制胃酸分泌的作用;TXA$_2$ 能使血小板聚集,PGI$_2$ 抑制血小板聚集。前列腺素对于心血管活动、体温调节、神经系统、内分泌、及生殖系统活动均有不同程度的调节作用。

（舒安利　白慧君）

本章小结

内分泌腺和内分泌细胞共同组成机体的内分泌系统。下丘脑和垂体在结构和功能上联系密切,共同组成下丘脑 - 垂体功能单位。下丘脑促垂体区能够产生多种调节性多肽。腺垂体分泌的激素主要有:TSH、ACTH、FSH、LH、GH、PRL 等。神经垂体释放的激素主要包括 AVP 和 OT。甲状腺功能主要接受下丘脑 - 腺垂体 - 甲状腺轴的调节,同时自身调节和神经系统也发挥一定作用。

肾上腺皮质激素在体内物质代谢过程中发挥重要作用。肾上腺髓质激素主要包括肾上腺素和去甲肾上腺素。胰岛素是调节糖、脂肪和蛋白质代谢的重要激素之一。血糖浓度是调节胰岛素分泌的最重要因素。参与体内钙磷代谢的激素主要有 PTH、CT 和 1,25- 二羟维生素 D_3。

扫一扫 测一测

思考题

1. 简述碘在甲状腺生理及病理情况下的作用。

2. 简述人体在创伤疼痛时所发生的非特异性反应。

3. 请分析应激反应和应急反应的联系和相互区别。

4. 调节钙稳态的主要激素有哪些？简述它们的主要作用。

5. 体内调节生长发育的主要激素有哪些？它们是怎样调节生长发育的？

6. 患者，男，46 岁，体型消瘦，常感疲乏；尿频，烦渴，饮水量增加，饭量增大，餐后 2~3h 即感觉饥饿。空腹血糖增高，餐后血糖明显增高，血中三酰甘油升高，尿糖（++）。诊断：糖尿病。请思考：①糖尿病的发病机制是什么？②糖尿病患者为什么会出现多尿、多饮、多食及体型消瘦？③机体哪些激素可参与维持血糖的稳定？

病例型思考题：思路解析

第十二章 生殖与衰老

任何生物个体的寿命都是有限的，生长、发育、成熟、衰老、死亡是不可逆转的自然规律。生物体生长发育成熟后，能够产生与自己相似的子代个体的功能，称为生殖（reproduction）。它是维持生物绵延和种系繁衍的各种生理过程的总称。高等动物的生殖过程是通过两性生殖器官的共同活动实现的，包括生殖细胞（精子和卵子）的形成、交配、受精、着床、胚胎发育和胎儿分娩等重要环节。本章只讨论有关两性生殖的基本功能、性生理学及衰老等基本知识。

第一节 男 性 生 殖

男性生殖系统的主性器官是睾丸，附性器官有附睾、输精管、射精管、精囊腺、前列腺、尿道球腺和外生殖器等。睾丸具有生精功能和内分泌功能。睾丸的功能受下丘脑 - 腺垂体 - 睾丸轴活动的调节。

一、睾丸的功能

（一）睾丸的生精功能

睾丸由曲细精管和间质细胞组成。曲细精管是精子生成的部位，其管壁上皮由生精细胞和支持细胞构成。从青春期开始，在下丘脑 - 腺垂体分泌的卵泡刺激素和黄体生成素作用下，紧贴于曲细精管基膜上的原始生精细胞（精原细胞）依次经历初级精母细胞、次级精母细胞、精子细胞，最终发育为精子并脱离支持细胞进入管腔。从精原细胞发育成为精子的整个过程称为一个生精周期（spermatogenic cycle），约需 2 个半月。一个精原细胞经过大约 7 次分裂可产生近百个精子，成人 1g 睾丸组织每天可生成上千万个精子。在精子生成的过程中，各级生精细胞周围的支持细胞构成了特殊的"微环境"，为生精细胞的正常发育与分化成熟，提供多种必要的物质，起到支持、保护和营养作用。相邻的支持细胞间的"紧密连接"是形成"血睾屏障"的主要结构，限制血液中大分子物质进入曲细精管，确保微环境的相对稳定，有利于精子生成。精子的生成还需要适宜的温度，阴囊的舒缩活动，能调节其内部温度较腹腔内低 2℃ 左右，适合精子生成和存活。如果睾丸在胚胎发育期间由于某种原因滞留在腹腔或腹股沟内，未能下降到阴囊内，则称为隐睾症。隐睾症病人因睾丸周围温度较高，会影响精子的生成，是男性不育的原因之一。

精子形如蝌蚪,全长 60μm,分头、尾两部分。进入曲细精管管腔的精子自身不具有运动能力,需借助于曲细精管外周肌样细胞的收缩和管腔液的移动而被运送至附睾,在附睾内精子进一步发育成熟,需停留 18~24 小时后,才获得运动能力。附睾内可储存少量的精子,大量的精子则储存于输精管及其壶腹部。在性高潮时,随着输精管的蠕动,精子被输送至后尿道,与附睾、精囊腺、前列腺和尿道球腺等的分泌物混合形成精液,射出体外。射精过程是一个复杂的反射活动,其初级中枢在脊髓骶段。正常男子每次射出精液 3~6ml,每毫升精液中含有 2000 万 ~4 亿个精子。如果精子数量少于每毫升2000 万个,则不易使卵子受精。某些疾病、吸烟、酗酒、接触放射性物质及有毒化学物质等可导致精子活力降低、畸形率增加,甚至少精或无精。

(二) 睾丸的内分泌功能

睾丸的内分泌功能是由睾丸间质细胞和曲细精管的支持细胞完成的,睾丸间质细胞分泌雄激素(androgen),支持细胞分泌抑制素(inhibin)。

1. **雄激素** 主要包括睾酮(testosterone)、脱氢表雄酮、雄烯二酮和雄酮等,其中睾酮的生物活性最强,但睾酮进入靶组织后可转变为活性更强的双氢睾酮。

正常男性在 20~50 岁,睾丸每日分泌 4~9mg 睾酮,有昼夜周期性波动。早晨醒来时最高,傍晚最低,但波动范围较小。血浆睾酮浓度为 (22.7 ± 4.3)nmol/L,50 岁以后随年龄增长睾酮分泌量逐渐减少。血浆中约 98% 的睾酮与血浆蛋白结合,仅约 2% 处于游离状态,结合状态的睾酮可以转变为游离状态,只有游离的睾酮才有生物活性。睾酮主要在肝内降解、灭活,大部分以 17- 酮类固酮由尿液排出,小部分随粪便排出。睾酮的主要生理作用:

(1) 影响胚胎分化:雄激素可诱导含 Y 染色体的胚胎向男性分化,促进内生殖器的发育。

(2) 刺激男性附性器官的生长发育:睾酮能刺激前列腺、阴茎、阴囊、尿道球腺等附性器官的生长发育,并维持其处于成熟状态。

(3) 促进男性副性征的出现并维持其正常状态:在青春期后,男性的外表开始出现一系列区别于女性的特征,称为男性副性征或第二性征。主要表现为胡须生长、嗓音低沉、喉结突出、汗腺和皮脂腺分泌增多、毛发呈男性型分布、骨骼粗壮、肌肉发达等,这些都是在睾酮刺激下产生并依靠它维持的。睾酮尚有维持正常性欲的功能。

(4) 维持生精作用:睾酮自间质细胞分泌后,可经支持细胞进入曲细精管与生精细胞相应的受体结合,促进精子的生成过程。

(5) 对代谢的影响:睾酮对代谢过程的影响,总的趋势是促进合成代谢。①促进蛋白质的合成,特别是肌肉及生殖器官的蛋白质合成。②促进骨骼生长与钙、磷沉积。③参与水、电解质代谢的调节,有利于水、钠等电解质在体内的适度潴留。④直接刺激骨髓,促进红细胞的生成,使体内红细胞增多。男性在青春期,由于睾酮与腺垂体分泌的生长激素协同作用,身体出现一次显著的生长过程。

2. **抑制素** 抑制素是由睾丸支持细胞分泌的糖蛋白激素,由 α 和 β 两个亚单位组成。抑制素可选择性作用于腺垂体,对 FSH 的合成和分泌有很强的抑制作用,而生理剂量的抑制素对 LH 的分泌却无明显影响。

二、睾丸功能的调节

睾丸的生精功能和内分泌功能均受下丘脑 - 腺垂体的调节。下丘脑、腺垂体、睾丸在功能上密切联系,构成下丘脑 - 腺垂体 - 睾丸轴。睾丸分泌的激素又对下丘脑 - 腺垂体进行反馈调节,从而维持生精过程和各种激素水平的稳态。此外,睾丸还存在复杂的局部调节机制。

(一) 下丘脑 - 腺垂体对睾丸活动的调节

下丘脑分泌的促性腺激素释放激素经垂体门脉系统直接作用于腺垂体,促进腺垂体细胞合成和分泌 FSH 和 LH,进而对睾丸的生精功能和内分泌功能进行调节;而睾丸分泌的激素对下丘脑 - 腺垂体也有反馈作用。

1. **腺垂体对睾丸生精功能的调节** 腺垂体分泌的 FSH 与 LH 对生精过程均有调节作用。研究表明,FSH 对生精过程有始动作用,睾酮则有维持生精的作用,二者相互配合,共同调节生精过程。进一步研究表明,LH 对生精过程的调节是通过刺激睾丸间质细胞分泌睾酮而间接实现的。

2. 腺垂体对睾丸内分泌功能的调节　睾丸的内分泌功能直接受 LH 的调节,腺垂体分泌的 LH 可促进间质细胞合成与分泌睾酮,因此,LH 又称间质细胞刺激素。

（二）睾丸激素对下丘脑 - 腺垂体的反馈调节

睾丸分泌的雄激素和抑制素在血液中的浓度变化,也可对下丘脑和腺垂体的 GnRH、FSH 和 LH 分泌进行负反馈调节(图 12-1)。

1. 雄激素　当血液中睾酮的浓度达到一定水平后,可作用于下丘脑和腺垂体,通过负反馈作用抑制 GnRH 和 LH 的分泌。从而使血液中睾酮的浓度保持在一个相对稳定的水平(图 12-1)。

2. 抑制素　实验证明,FSH 可促进睾丸的支持细胞分泌抑制素,而抑制素又可对腺垂体 FSH 的合成和分泌发挥选择性抑制作用。机体通过这一负反馈环路调节腺垂体 FSH 的分泌。

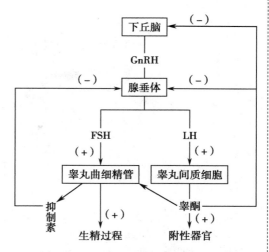

图 12-1　下丘脑 - 腺垂体 - 睾丸激素系统的功能及睾酮负反馈作用示意图

（+）表示促进;（−）表示抑制

（三）睾丸内的局部调节

在睾丸局部,尤其在支持细胞与生精细胞、间质细胞与支持细胞之间存在着错综复杂的局部调节机制。如 FSH 可激活支持细胞内的芳香化酶,促进睾酮转变为雌二醇,它可降低腺垂体对 GnRH 的反应性,并能直接抑制间质细胞睾酮的合成。此外,在睾丸间质细胞发现多种肽类、生长因子或细胞因子等,这些物质可能通过旁分泌或自分泌的方式参与睾丸功能的局部调节。

第二节　女性生殖

女性生殖系统的主性器官是卵巢。附性器官包括输卵管、子宫、阴道及外阴等。女性生殖功能主要包括卵巢的生卵功能、内分泌功能、妊娠与分娩等。卵巢的功能接受下丘脑 - 腺垂体的调节,三者在功能上密切配合,相互影响,构成下丘脑 - 腺垂体 - 卵巢轴。

一、卵巢的功能

（一）卵巢的生卵功能

卵巢的生卵功能是成熟女性最基本的生殖功能。青春期开始后,在下丘脑 - 腺垂体 - 性腺轴的调控下,卵巢形态和功能活动发生月周期性的变化,称为卵巢周期(ovarian cycle)。一般分为卵泡期(follicular phase)、排卵(ovulation)和黄体期(luteal phase)三个阶段。

1. 卵泡期　卵泡期是指原始卵泡经初级卵泡和次级卵泡的发育阶段,最终发育为成熟卵泡的时期。新生女婴两侧卵巢中约有 200 万个未发育的原始卵泡,青春期减少到 30 万 ~40 万个,正常女性一生中平均有 400~500 个卵泡可在生育期成熟排卵,绝大部分的卵泡在发育的各个阶段自行退化萎缩,形成闭锁卵泡。卵泡在青春期以前处于静止状态,从青春期开始,在腺垂体促性腺激素的直接调控下,部分静止的原始卵泡开始发育。原始卵泡的发育要经历初级卵泡、次级卵泡的发育阶段,最终成为成熟卵泡。生育期的女性,在每个月经周期中,起初有 15~20 个原始卵泡同时开始发育,但是通常只有 1 个卵泡发育为优势卵泡,最后发育成熟并排卵。

原始卵泡是由 1 个初级卵母细胞和包围它的单层卵泡细胞构成。随着卵泡的发育,卵母细胞逐渐增大,卵泡细胞不断增殖,由单层变为多层的颗粒细胞,出现卵泡细胞腔和卵泡液,卵泡液将卵细胞推向一侧形成卵丘,发育成为成熟卵泡(图 12-2)。

2. 排卵　卵泡在成熟过程中逐渐移向卵巢表面。成熟卵泡破裂,卵细胞与透明带、放射冠及卵泡液脱离卵巢进入腹腔的过程,称为排卵。排出的卵随即被输卵管伞捕捉,并送入输卵管中。

217

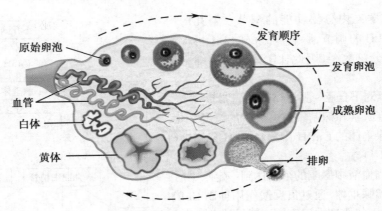

图 12-2　卵泡发育示意图

3. 黄体期　排卵后,残余的卵泡壁塌陷,卵泡破裂时流出的血液填充卵泡腔,凝固形成血体。随着血液被吸收,大量新生血管长入,血体转变为一个血管丰富的内分泌细胞团,外观呈黄色,称为黄体(corpus luteum)。在 FSH 和 LH 的作用下,黄体细胞分泌大量孕激素,同时也分泌雌激素。排卵后的7~8 天,黄体体积发育达最高峰。若排出的卵未受精,在排卵后第 9~10 天黄体开始变形,这种黄体称为月经黄体。黄体退化后,逐渐被结缔组织所取代,组织纤维化呈白色,称为白体(图 12-2)而萎缩、溶解。若排出的卵受精,在胎盘分泌的人绒毛膜促性腺激素(human chorionic gonadotropin,hCG)的作用下,黄体继续发育并维持 6 个月左右,以适应妊娠的需要,称为妊娠黄体。

(二) 卵巢的内分泌功能

卵巢是一个重要的内分泌腺,可分泌多种激素,主要有雌激素(estrogen,E)、孕激素(progestogen,P)和少量雄激素,此外还分泌抑制素及多种肽类激素。

1. 雌激素　主要由卵巢(包括卵泡颗粒细胞和黄体细胞)分泌,在妊娠期,胎盘也分泌雌激素。卵巢分泌的雌激素有 3 种:雌二醇(estradiol,E_2)、雌酮(estrone,E_1)和雌三醇(estriol,E_3),均属于类固醇激素。其中雌二醇的分泌量最大,活性最强。雌酮的生物活性仅为雌二醇的 10%,雌三醇的活性最低,是雌二醇和雌酮的代谢产物。雌激素在肝内降解后以葡萄糖醛酸盐或硫酸盐的形式随尿排出体外。雌激素的主要生理作用如下:

(1) 促进女性生殖器官生长发育:①雌激素可协同 FSH 促进卵泡发育,诱导排卵前 LH 峰的出现,从而促进排卵,是卵泡发育、成熟、排卵不可缺少的调节因素。②促进子宫发育,使子宫内膜呈现增殖期的变化,促进子宫平滑肌的增生,提高子宫平滑肌的兴奋性及对催产素的敏感性,参与分娩过程,刺激子宫颈分泌大量清亮和稀薄的黏液,有利于精子的穿透及存活。③促进输卵管发育和节律性收缩,有利于精子和卵子的运行。④刺激阴道黏膜上皮细胞增生、角化,并使细胞内糖原含量增加,糖原分解使阴道呈酸性,增强阴道抗菌能力。

(2) 对乳腺和副性征的作用:雌激素可促进乳房发育,刺激乳腺导管和结缔组织增生,乳房丰满而隆起,产生乳晕;使脂肪、毛发分布及骨骼呈女性特征,也可促使脂肪沉积于乳房、臀部等部位,骨盆横径发育大于前后径,臀部肥厚,音调变高等,表现出一系列女性副性征,并使之维持于成熟状态。

(3) 对代谢的作用:①促进蛋白质合成,特别是生殖器官的细胞增殖与分化,加速蛋白质合成,促进生长发育。②影响钙、磷代谢,刺激成骨细胞活动,加速骨骼生长,促进骨骺愈合,因此青春早期女孩身高的增长一般较男孩快。③促进肾对水和钠的重吸收,增加细胞外液量,进而导致水、钠潴留,有些妇女的经前期水肿可能与此作用有关。④降低血浆低密度脂蛋白而增加高密度脂蛋白含量,有一定的抗动脉硬化作用。

2. 孕激素　卵巢黄体细胞分泌的孕激素以孕酮(progesterone)的作用最强。孕激素通常要在雌激素作用的基础上发挥效应,主要作用于子宫内膜和子宫平滑肌为受精卵的着床做准备,并维持妊娠。

(1) 对子宫的作用:①孕激素使子宫内膜在增殖期的基础上呈现分泌期改变,即子宫内膜进一步增生变厚,并有腺体分泌,为受精卵的着床提供适宜环境。②降低子宫平滑肌的兴奋性,活动能力减弱,抑制母体对胎儿的排斥反应,降低妊娠子宫平滑肌对催产素的敏感性,保证胚胎有较"安静"的生长发育环境,故有安胎作用。③孕激素还可使子宫颈口闭合,宫颈黏液的分泌量减少,变稠,阻止精子穿透。孕激素对子宫的综合作用是保证妊娠过程能安全顺利地进行。如果孕激素缺乏,有可能发生早期流产,临床上常用黄体酮治疗先兆流产。

（2）对乳腺的作用:在雌激素作用的基础上,孕激素可促进乳腺腺泡和导管的发育和成熟,并与催产素等相关激素一起,为分娩后泌乳创造条件。

（3）对平滑肌的作用:孕激素能使消化管和血管平滑肌紧张性降低。在妊娠期,孕激素浓度较高,是孕妇较易发生便秘和痔疮的原因之一。

（4）产热作用:女性的基础体温在月经期、排卵前期较低,排卵日最低,排卵后体温可升高 0.5℃左右,直至下次月经来临。基础体温的升高与孕激素作用于下丘脑体温调节中枢有关。临床上常利用测定基础体温作为监测排卵和指导避孕的方法之一。

3. 雄激素　女性体内有少量雄激素,主要由卵泡内膜细胞和肾上腺皮质网状带细胞产生,适量的雄激素可刺激女性阴毛与腋毛的生长,维持性欲。女性雄激素分泌过多时,可出现阴蒂肥大、多毛症等男性化特征。

二、卵巢功能的调节

（一）下丘脑 - 腺垂体对卵巢活动的调节

卵巢功能受下丘脑 - 腺垂体的调节,卵巢分泌激素同时又对下丘脑 - 腺垂体活动进行反馈调节,三者在功能上具有密切联系,形成了下丘脑 - 腺垂体 - 卵巢轴(图 12-3)。

实验表明,下丘脑正中隆起释放的 GnRH 呈脉冲式分泌,随垂体门脉系统血液到达腺垂体后,对垂体的作用是通过产生 IP_3 和二酰甘油（DG）发挥的,在 GnRH 脉冲式作用下,LH 和 FSH 也呈脉冲式分泌。FSH 是卵泡生长发育的始动激素,颗粒细胞和内膜细胞均有 FSH 受体。FSH 可促进这些细胞的有丝分裂,使细胞数目增加,卵泡发育和成熟;同时也能增加颗粒细胞芳香化酶活性,促进雌激素的生成和分泌。FSH 还能使颗粒细胞上出现 LH 受体,LH 能使颗粒细胞的形态及激素分泌能力向黄体细胞转化,形成黄体。排卵前 LH 分泌达到一个高峰,能诱发成熟卵泡排卵,排卵后 LH 又能维持黄体细胞持续分泌孕酮。

（二）卵巢激素对下丘脑 - 腺垂体的反馈作用

雌激素和孕激素都可反馈性地调节下丘脑和腺垂体的分泌,因下丘脑和腺垂体均存在雌激素和孕激素的受体。雌激素对下丘脑和垂体激素分泌既有负反馈作用又有正反馈作用,其作用性质与血浆中雌激素的浓度有关。

在卵泡期开始时,血中雌激素水平较低,对腺垂体 FSH 和 LH 分泌的反馈性抑制作用较弱,在下丘脑 GnRH 的作用下,FSH 分泌呈现逐渐增高的趋势。在排卵前,由于卵泡产生大量雌激素,血中雌激素水平增高,此时雌激素通过正反馈促进 GnRH 的释放,引起排卵前 LH 和 FSH 分泌峰和排卵。雌激素这种促进 LH 大量分泌的作用,称为雌激素的正反馈效应。孕激素则抑制雌激素的上述正反馈作用。在黄体期,虽然血浆雌激素水平也较高,但由于黄体酮的抑制作用,雌激素不能产生正反馈作用,此时 FSH 和 LH 分泌受到抑制。

三、月经周期

（一）月经周期的概念

在下丘脑 - 腺垂体 - 卵巢轴的调控下,女性从青春期开始,在整个生育期内(除妊娠和哺乳期外),生殖系统的活动均呈规律的周期性变化,称为生殖周期(性周期)。正常女性生育期,在卵巢激素的作用下,子宫内膜发生周期性剥落出血,从阴道流出的现象,称为月经(menstruation)。月经具有明显的周期性,约一个月出现一次,称月经周期(menstrual-cycle)。

月经周期的长短因人而异,平均为 28 天,在 20~40 天范围内也属正常。但每个女性自身的月经周期是相对稳定的。一般情况下,我国女性成长到 11~13 岁出现第一次月经,称为初潮。月经初潮是青春期到来的标志之一。初潮后的一段时间内,月经周期可能不规律,一般 1~2 年后才趋向规律,逐渐进入性成熟期。到 50 岁左右,卵巢功能开始衰退,月经周期又变得不规律,而后月经周期停止,称为绝经。

妇女在绝经期前后出现性激素减少或波动，造成一系列的神经系统功能紊乱，并伴有神经、心理症状的一组综合征，称为围绝经期综合征或更年期综合征。

（二）月经周期中卵巢和子宫内膜的变化

在月经周期中，子宫内膜会出现一系列形态和功能的变化。根据子宫内膜的变化将月经周期分为三期：①子宫内膜剥落流血的月经期；②子宫内膜修复增生的增殖期；③子宫内膜血管充血、腺体分泌的分泌期。为叙述方便，一般将阴道开始流血的第一天作为月经周期的第一天。

1. 增殖期　从上次月经停止之日起到卵巢排卵之日止，相当于月经周期的第 5~14 天，历时约 10 天，这段时间称为增殖期，亦称卵泡期或排卵前期。本期的主要特点是子宫内膜显著地增殖。此期，卵巢中的卵泡处于发育和成熟阶段，并不断分泌雌激素。雌激素促使子宫内膜修复增殖，其中的血管、腺体增生，子宫腺增多，并不断增长和弯曲，但腺体尚不分泌。螺旋动脉也增长并弯曲。因此，增殖期是雌激素作用于子宫内膜的结果，卵泡要到此期末才发育成熟并排卵（图 12-3）。

2. 分泌期　从排卵日起到月经来到日止，相当于月经周期的第 15~28 天，历时 13~14 天，这段时间称为分泌期，亦称黄体期或排卵后期。本期的主要特点是子宫内膜的腺体出现分泌现象。此期，排卵后的残留卵泡细胞增殖形成黄体，分泌雌激素和大量孕激素。这两种激素，特别是孕激素促使子宫

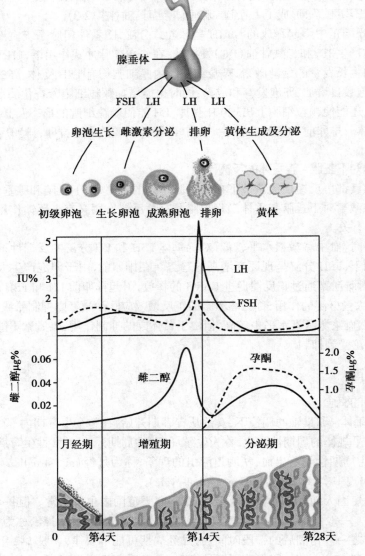

图 12-3　月经周期形成示意图

内膜进一步增生变厚,其中的血管生长,腺体继续增长而变弯曲,并分泌含糖原的黏液。子宫内膜变得松软、血供充足并富含营养物质,子宫平滑肌相对静止,为胚泡着床和发育做好准备。

3. 月经期 从月经开始到流血停止,相当于月经周期的第1~4天,历时4~5天,称为月经期。本期的主要特点是子宫内膜脱落、阴道流血。此期由于排出的卵未受精,黄体开始退化、萎缩,孕激素、雌激素分泌迅速减少。子宫内膜由于失去了雌激素、孕激素的支持,引起内膜功能层的螺旋小动脉收缩、痉挛、断裂,子宫内膜的功能层缺血、坏死、剥落、出血,经阴道流出。

月经期出血量为50~100ml,月经血呈暗红色,除血液外,还有子宫内膜的碎片、宫颈黏液及脱落的阴道上皮细胞。因子宫内膜组织中含有丰富的纤溶酶原激活物,将月经血中的纤溶酶原激活为纤溶酶,纤溶酶降解纤维蛋白,故月经血不凝固。月经期内,子宫内膜脱落形成的创面容易感染,应注意保持外阴清洁,并避免剧烈运动。

如果排出的卵子受精,黄体则不退化而生长发育形成妊娠黄体,继续分泌孕激素和雌激素,子宫内膜继续增厚形成蜕膜,直至分娩以后,月经周期逐渐恢复。

(三)月经周期的形成机制

月经周期的形成主要是下丘脑-腺垂体-卵巢轴周期性功能活动的结果(图12-3)。

1. 增殖期的形成 青春期前,下丘脑、腺垂体发育尚未成熟,GnRH分泌很少,腺垂体FSH、LH分泌极少,不足以引起卵巢和子宫内膜的周期性变化。随着青春期的到来,下丘脑发育逐渐成熟,下丘脑分泌的GnRH增多,使腺垂体分泌FSH和LH也增多,FSH促使卵泡生长发育成熟,并与LH配合,使卵泡分泌雌激素。在雌激素作用下子宫内膜发生增殖期的变化。在增殖期末,约相当于排卵前一天左右,雌激素在血中的浓度达到高峰,通过正反馈作用使GnRH分泌进一步增加,进而使FSH和LH分泌增加,尤其以LH分泌增加更为明显,形成LH高峰。在高浓度LH的作用下,引起已发育成熟的卵泡排卵。

2. 分泌期和月经期的形成 卵泡排卵后,在LH作用下,其残余部分形成黄体,继续分泌雌激素和大量孕激素。这两种激素,特别是孕激素,使子宫内膜发生分泌期变化。随着黄体的不断增长,雌激素和孕激素的分泌也不断增加。到排卵后的第8~10天,它们在血中的浓度达到高峰,通过负反馈作用抑制下丘脑和腺垂体的功能,导致GnRH、FSH和LH分泌减少。由于LH的减少,黄体开始退化、萎缩,导致雌激素和孕激素的分泌减少,血中浓度迅速下降到最低水平。子宫内膜由于突然失去了性激素的支持,而发生脱落流血,形成月经。

随着血中雌激素、孕激素浓度的降低,对下丘脑、腺垂体的抑制作用解除,卵泡又在FSH和LH的共同作用下生长发育,新的月经周期便又开始。到50岁左右,卵巢功能退化,卵泡停止发育,雌激素、孕激素分泌减少,子宫内膜不再呈现周期性变化,月经停止,进入绝经期。

在月经周期的形成过程中,子宫内膜的周期性变化是卵巢分泌的激素引起的。其中,增殖期的变化是雌激素的作用所致,分泌期的变化是雌激素和孕激素共同作用的结果,月经期的出现是由于子宫内膜失去雌激素和孕激素支持所致。卵巢的周期性变化,则是在大脑皮质控制下由下丘脑、腺垂体调节的结果。因此,月经周期易受社会和心理因素影响。强烈的精神刺激、急剧的环境变化以及体内其他系统的严重疾病,往往可引起月经失调。

拓展阅读:
闭经

四、妊娠与分娩

妊娠(pregnancy)是指子代新个体的产生和孕育的过程,包括受精、着床、妊娠的维持、胎儿的生长发育。分娩(parturition)是指成熟胎儿及其附属物从母体子宫娩出体外的过程。

(一)妊娠

1. 受精 精子穿入卵子并相互融合的过程称为受精(fertilization)。精子与卵子相融合后称为受精卵。正常情况下,受精的部位一般在输卵管的壶腹部。因此,只有精子和卵子都适时地到达该部位,受精过程才有可能顺利实现。

(1)精子的运行:射入阴道的精子在女性生殖道内运行的过程较为复杂,需要穿过子宫颈管和子宫腔,并沿输卵管运行一段距离,才能到达受精部位。精子运行的动力一方面依靠其自身尾部鞭毛的摆动,另一方面需借助于女性生殖道平滑肌的运动和输卵管纤毛的摆动。男性一次射出的精液中一般含有数亿个精子,但能到达受精部位的只有 15~50 个。这是因为精子在向受精部位运行的过程中,要受多种因素的影响。如宫颈黏液的黏度、阴道内的酸性液体等都对精子的运动有一定影响。精子从阴道运行到受精部位需要 30~90 分钟,精子在女性生殖道内的受精能力大约能保持 48 小时。

(2) 精子获能:精子在女性生殖道内停留一段时间后,才能获得使卵子受精的能力,称为精子获能(capacitation of spermatozoa)。获能的主要部位是子宫和输卵管。精子在附睾内虽已发育成熟,但尚不能使卵子受精。因为附睾和精液中存在某种物质,对精子的受精能力有抑制作用,而女性生殖道内,尤其是子宫和输卵管中,含有解除这种抑制作用的物质。因此,在正常情况下,精子只有进入女性生殖道后,才能获得受精能力。

(3) 受精过程:卵子由卵泡排出后,很快被输卵管伞摄取,依靠输卵管平滑肌的蠕动和上皮细胞纤毛的摆动将卵子运送到受精部位。精子与卵子在女性生殖道中保持受精能力的时间很短,精子为 1~2 天,卵子仅为 6~24 小时。故射入女性生殖道内的精子,只在排卵前后 2~3 天,才有受精机会。

受精过程是一种复杂的生物学变化过程。当精子与卵子相遇时,精子的顶体外膜与头部细胞膜融合、破裂,释放出多种蛋白水解酶,以溶解卵子外围的放射冠及透明带,这一过程称为顶体反应(acrosomal reaction)。顶体反应中释放出的酶,可协助精子进入卵细胞。当精子进入卵细胞后,激发卵母细胞中的颗粒释放,释放物与透明带反应,封锁透明带,使其他的精子难以再进入。因此,到达受精部位的精子虽然有数十个,但一般只有一个精子能与卵子结合(图 12-4)。

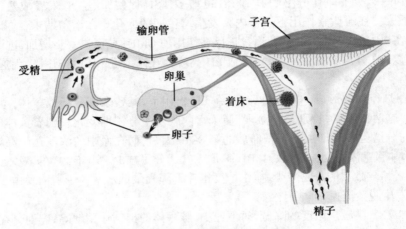

图 12-4 排卵、受精与着床示意图

2. 着床 胚泡植入子宫内膜的过程称为着床(implantation),也称为植入。包括定位、黏着和穿透三个阶段。受精卵在移动至子宫腔的途中,继续进行细胞分裂。大约在排卵后第 4 天抵达子宫腔,此时,受精卵已经形成胚泡。进入宫腔后的胚泡,开始时处于游离状态,大约在排卵后第 8 天,胚泡吸附在子宫内膜上,通过与子宫内膜的相互作用而逐渐进入子宫内膜,于排卵后 10~13 天,胚泡完全被植入子宫内膜中(图 12-4)。成功着床的关键在于胚泡与子宫内膜的同步发育。如果影响子宫内膜和胚泡的同步,即可达到避孕目的。如宫腔内放置避孕环就是干扰胚泡植入的一种常用避孕方法。

3. 妊娠的维持与激素的调节 胚泡着床后,其最外层的一部分细胞发育为滋养层,其他大部分细胞发育成为胎儿。滋养层细胞发育很快,不久就形成绒毛膜,其绒毛突起可吸收母体血液中的营养成分以供给胎儿。与此同时子宫内膜也增殖成为蜕膜。这样,属于母体的蜕膜和属于胎儿的绒毛膜相结合而形成胎盘。通过胎盘既可以实现母体与胎儿之间的物质交换,又可以起到屏障作用。同时,胎盘还可分泌维持妊娠所必需的一些激素。若在妊娠 3 个月后切除卵巢或垂体,由于胎盘分泌的激素可以完全代替卵巢和腺垂体分泌的激素发挥作用,妊娠不会受影响。虽然正常妊娠的维持是由多种因素共同作用完成的,但胎盘在其中发挥重要作用。下面仅阐述胎盘的内分泌功能。

人类胎盘可以产生多种激素。主要有 hCG、雌激素、孕激素、人绒毛膜生长素(human chorionic somatomammotropin,hCS)等。因此,胎盘是妊娠期间一个重要的内分泌器官,它所分泌的激素对于调节母体与胎儿的代谢活动及维持正常妊娠起重要作用。

(1) 人绒毛膜促性腺激素:hCG 是由胎盘绒毛组织的合体滋养层细胞分泌的一种糖蛋白激素。hCG 的生理作用主要有:①与 LH 的作用相似,在妊娠早期刺激母体的月经黄体转变为妊娠黄体,并使其继续分泌大量雌激素和孕激素,以维持妊娠过程的顺利进行;②可抑制淋巴细胞的活力,防止母体对胎儿产生排斥反应,具有"安胎"的效应。

hCG 在受精后第 8~10 天就出现在母体血中,随后其浓度迅速升高,至妊娠 8~10 周左右血清浓度达到高峰,持续 1~2 周后开始下降,到妊娠 20 周左右降至较低水平,并一直维持到妊娠末期。分娩后,如无胎盘残留,在产后 4 天血中 hCG 就消失(图 12-5)。由于 hCG 在妊娠早期即可出现在母体血中,并由尿中排出,因此,测定血或尿中的 hCG 浓度,可作为诊断早期妊娠的最敏感方法之一。

(2) 雌激素和孕激素:胎盘与卵巢的黄体一样,能够分泌雌激素和孕激素。在妊娠两个月左右,hCG 的分泌达到高峰,以后开始减少,妊娠黄体逐渐萎缩,由妊娠黄体分泌的雌激素和孕激素也减少。此时胎盘所分泌的雌激素和孕激素逐渐增加,接替妊娠黄体的功能以维持妊娠,直至分娩(图 12-5)。

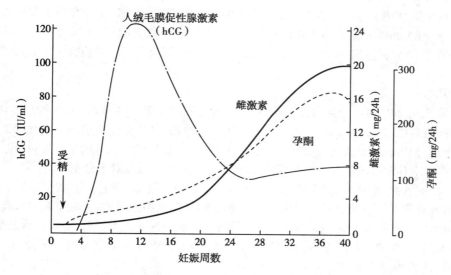

图 12-5 妊娠期人绒毛膜促性腺激素、雌激素和孕激素分泌的变化

IU 为国际单位,雌激素的量指相当于雌二醇活性的量

在整个妊娠期内,孕妇血液中雌激素和孕激素都保持在高水平,对下丘脑-腺垂体系统起着负反馈作用。因此,卵巢内没有卵泡发育、成熟和排卵,故妊娠期不来月经。

胎盘所分泌的雌激素中,主要成分为雌三醇,其前体大部分来自胎儿。所以雌三醇是胎儿和胎盘共同参与合成的。如果在妊娠期间胎儿死于子宫内,孕妇的血液或尿液中雌三醇会突然减少,因此,检测孕妇血液或尿液中雌三醇的含量,有助于了解胎儿的存活状态。

妊娠期间雌激素的主要生理学作用是:①促进母体子宫、乳腺的生长;②调节母体与胎儿的代谢;③松弛骨盆的韧带。孕酮的主要作用是:①维持子宫内膜蜕膜化,为早期胚胎提供营养物质;②减弱子宫收缩,保持妊娠子宫的安静;③促进乳腺腺泡发育,为授乳做好准备。

(3) 人绒毛膜生长素:hCS 是由胎盘合体滋养层细胞分泌的一种单链多肽,含 191 个氨基酸残基,其中 96% 氨基酸与人生长激素相同,因此具有生长激素样的作用。hCS 的主要作用是调节母体与胎儿的物质代谢过程,包括糖、脂肪和蛋白质的代谢;降低母体对胰岛素的敏感性,抑制葡萄糖的利用,为胎儿提供大量葡萄糖,促进胎儿的生长。妊娠第 6 周母体血中可测出 hCS,以后稳步增多,到第 3 个月开始维持在高水平,直至分娩。它的分泌量与胎盘的重量成正比,可作为监测胎盘功能的指标。

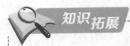知识拓展

避　孕

　　避孕是指采用一定的方法使妇女暂不受孕。理想的避孕方法应该安全可靠、简便易行。可通过控制以下环节来达到避孕的目的：①抑制精子或卵子的生成和排放；②阻止精子与卵子相遇；③扰乱女性生殖道内的环境不利于精子生存和活动；④影响胚泡的着床与生长等。常用的避孕方法有：使用安全套、避孕膜、安全期避孕法、体外排精避孕法、压缩尿道避孕法、避孕药、宫内放置节育器、绝育手术等。各种避孕方法有不同的优、缺点，要根据男女双方的年龄、健康状况、生活习惯等，因人因地选择不同的方法。

（二）分娩

　　人类的孕期约为 280 天（从末次月经第一天算起）。子宫肌节律性收缩是将胎儿及其附属物从子宫娩出的主要力量。分娩时，由于子宫肌自底部向子宫颈的收缩波，推动胎儿头部紧抵子宫颈，子宫颈受刺激后可反射性地引起催产素释放，催产素可加强子宫肌的收缩，使子宫颈受到更强的刺激，这种正反馈过程，直至胎儿完全娩出为止。在分娩过程中，膈肌、腹肌收缩，腹压增加，也有助于胎儿娩出。胎儿娩出后 10 分钟左右，胎盘与子宫分离并排出母体，同时子宫肌强烈收缩，压迫血管以防止过量失血。

（三）泌乳

　　在婴儿娩出后 24 小时，母体乳腺可分泌富含蛋白质的初乳（colostrum）。分娩后 1 周乳汁量为 500ml/d 左右，最高可达 2000ml/d。母乳含有 160 种营养物质，其中免疫球蛋白可增强婴儿的免疫力，而各种蛋白激素和生长因子既可直接作用于婴儿的胃肠道，促进消化系统的生长发育，也可被吸收进入血液循环作用于其他组织器官。因此，母乳喂养对于婴儿的正常发育十分重要。

　　妊娠后，在催乳素、雌激素、孕激素及胎盘分泌激素的作用下，乳腺进一步发育成熟，并具备泌乳能力，但此时催乳素并不刺激乳腺分泌乳汁。因为此时母体血中雌激素、孕激素浓度较高，抑制催乳素的泌乳作用。分娩后，由于胎盘的娩出，雌激素和孕激素的浓度大大降低，对催乳素的抑制作用解除，乳腺开始泌乳。在哺乳过程中，婴儿吸吮乳头，刺激下丘脑产生催乳素释放因子，进而促进腺垂体分泌大量的催乳素，促进乳汁排出。

　　由哺乳引起的高浓度催乳素，对促性腺激素的分泌具有抑制作用。因此，在哺乳期间可出现月经暂停和停止排卵，一般为 4~6 个月，它能起到自然调节生育间隔的作用。也有部分妇女，在激素作用下，卵泡又开始发育并排卵，此时可能不出现月经，仍有受孕的可能。

（四）社会心理因素对生殖的影响

　　社会、心理因素与生殖过程有着密切的关系，对生殖的影响也是多方面的，包括对男性精子生成的质量，女性妊娠的发生、发展、母体的健康和胎儿的发育等。这里主要阐述社会、心理因素对女性生殖功能的影响。

　　1. 对妊娠发生的影响　长期紧张、忧虑、抑郁或恐惧，扰乱了与生殖功能有关的各种激素及卵巢的正常周期规律，造成不孕，这种情况的不孕一般是可逆的，当不利的精神因素解除后，受孕能力可恢复。

　　2. 对妊娠过程的影响　良好的心态，融洽的生活和工作环境，可使妊娠过程顺利进行；动荡的社会环境和自然灾害以及环境污染、紧张、恐惧的心理状态等，可影响胚胎的发育，甚至导致流产。

　　3. 对胎儿发育的影响　社会和心理因素不但影响孕妇本人，而且还影响胎儿的生长发育。调查发现，在妊娠期间，情绪良好的妇女所生的子女，无论在精神上还是在躯体上都优于情绪不佳的妇女所生的子女。

　　良好的社会及家庭环境，健康的心理状态，有利于妊娠过程的顺利发展，有利于胎儿的发育；不良的社会和心理因素则会引起相反的结果。因此，女性在妊娠期间保持良好的情绪，处以平和的心境，积极地适应社会，乐观地调适自我，认真听取医生指导，适时进行产前检查，从而达到优生优育的目的。

拓展阅读：
人类辅助生殖技术 - 试管婴儿破繁衍难题

笔记

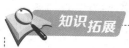

人工授精与试管婴儿

人工授精是指将取得的男性精子注入女性阴道或子宫颈管内,以达到受孕的目的。属于体内受精。包括丈夫精液人工授精和供者精液人工授精等方法。

体外受精技术和胚胎移植是指从女性体内取出卵子,放入器皿中培养后,加入经过处理的精子,待卵子受精后,继续培养。当受精卵分裂成 2~8 个卵裂球时,再将它转移到妇女子宫内着床,发育成胎儿直至分娩。由于这个过程的最早阶段是在体外试管内进行,俗称试管婴儿。1978 年诞生了世界上第一个试管婴儿。

英国著名生理学家爱德华兹(Sir Robert Geoffrey Edwards)是生殖医学的先驱,由于他对"体外受精技术"的巨大贡献,获得 2010 年度诺贝尔生理学或医学奖。

拓展阅读:
人类辅助生殖技术

第三节　性成熟与性行为

一、性成熟

性成熟(sexual mature)是指生殖器官的形态、功能已发育成熟以及第二性征的发育成熟,且基本具备正常的生育能力。青春期是从少年到成年的过渡阶段,也是从性不成熟到发育成熟的时期。进入青春期后,在下丘脑-腺垂体-性腺轴的活动及其他内分泌腺激素的作用下,性器官迅速发育成熟,并开始具备生育能力。性成熟主要表现为个体的体格形态、性器官及第二性征等方面都会发生很大的改变。

(一)青春期体格形态的变化

进入青春期后,个体的身高上升速度明显加快,称为青春期突长。女性的青春期突长开始于青春期早期,多数到月经初潮时结束。男性的青春期突长发生于接近青春期的末期,故开始突长的平均年龄比女性大 2 岁左右。此外,男性的净体重、骨量和肌肉约为女性的 1.5 倍,而女性的脂肪则为男性的 2 倍左右。

(二)性器官发育

男性进入青春期最早出现性器官的变化是睾丸体积增大,其发育过程可分为三个时期:第一期在 9~12 岁,为青春期的开始,此期生精细胞仅有精原细胞和精母细胞,睾丸间质细胞可分泌少量睾酮,附性器官仍处于幼稚状态。第二期在 12~15 岁,此期睾丸体积迅速增大,曲细精管明显发育,出现精子细胞和精子,但精子数量尚少。间质细胞分泌睾酮增加,使阴囊、阴茎、前列腺等附性器官快速生长。第三期大约在 15 岁以后,睾丸和附性器官已接近成人大小,精子数量及睾酮的分泌也与成人相似。

女性进入青春期后,在性激素的作用下卵巢开始迅速发育,月经初潮时,卵巢的重量仅为成年人的 30%,之后继续增大,到 17~18 岁时卵巢发育基本成熟。成熟卵巢具有周期性的排卵功能,同时不断分泌雌激素、孕激素和少量的雄激素,使生殖器官得以迅速发育。子宫内膜在卵巢激素的作用下呈周期性变化,并形成月经。

(三)第二性征出现

进入性成熟期后第二性征逐步显现。

二、性兴奋与性行为

当人在精神或肉体上受到有关性的刺激时,性器官和其他一些部位会出现一系列生理变化,称为性兴奋(sexual excitation)。性行为(sexual behavior)广义的概念泛指和性活动有关的行为;狭义的性行为专指性交。性行为的功能是繁殖后代、维护健康和获得愉悦。

Masters 等把性兴奋的全过程划分为性兴奋期、性平台期、性高潮期和性消退期四个阶段。性兴奋期指性欲被唤起,身体开始呈现紧张,精神特别亢奋,心理处于激动状态的短促阶段;性平台期是在性兴奋期之后,性紧张性持续稳定在较高水平的阶段;性高潮期是在性平台期基础上产生极度快感的阶段,大约只持续几秒钟;而性消退期则为性高潮过后,到身体和情绪均恢复平静的过程。

(一) 男性的性兴奋与性行为

男性性兴奋反应除心理性活动外,主要表现为阴茎勃起(erection)和射精(ejaculation)。

1. 阴茎勃起　指受到性刺激时阴茎迅速胀大、变硬并挺伸,阴茎头颜色加深,阴茎体血管怒张的现象。勃起时阴茎的血流动力学发生改变,阴茎内动脉扩张、动脉血流量明显增加是勃起的主要因素;阴茎的静脉回流受阻可起到维持勃起的作用,勃起的阴茎血容量可达 80~200ml,阴茎海绵体内的压力可达 75mmHg;此时,阴茎血管内的特殊结构,即动脉内膜嵴和静脉瓣,对勃起时的血流分布起决定性的作用。

2. 射精　是男性性高潮时精液经尿道射出体外的过程。射精的过程分为移精和射精两个阶段。首先是腹下神经兴奋,引起附睾、输精管平滑肌节律性收缩,将精子由附睾运至后尿道,与精囊腺及前列腺中的分泌液混合,即精浆混合,组成精液,此过程称为移精;然后,阴部神经兴奋,使环绕阴茎基底部的尿道海绵体肌发生节律性收缩,压迫尿道,使精液射出,射精的同时伴有强烈快感,即性兴奋达到性高潮(orgasm)。在男性射精后一段时间内,一般不能再次发生阴茎勃起和射精,称为不应期。不应期的长短因人而异,从几分钟直至数小时,随年龄的增加而延长,不应期是性器官和性中枢的保护性抑制作用所致。

(二) 女性的性兴奋与性行为

女性的性兴奋主要包括阴道润滑、阴蒂勃起及性高潮。

1. 阴道润滑作用　女性在受到性刺激后,阴道壁的血管充血,由血管滤出一种稀薄的黏性液体,该液体可由阴道流至外阴部,润滑阴道和外阴,有利于性交的进行。由于阴道下 1/3 部分充血,使阴道口缩窄,同时,阴道上 2/3 部分扩张,子宫颈和子宫体抬高,使上阴道宽松,阴道可伸长 1/4,有利于性交和容纳精液。

2. 阴蒂勃起　阴蒂头部有丰富的感觉神经末梢,是女性性器官中最敏感的部位。性兴奋时,阴蒂充血、膨胀,敏感性升高,使女性获得性快感并达到性高潮。

3. 性高潮　快感由阴蒂开始,向整个耻区放射,子宫、阴道、会阴及骨盆部的肌肉会突然出现自主的节律性收缩,并伴有一些全身性反应。在女性的性反应周期中并不存在不应期,可反复接受刺激而达到性高潮。

拓展阅读:
性功能障碍

第四节　衰老与延缓衰老

一、人体的衰老

衰老(aging)也称老化,生物体生长发育达到成熟期以后,随着年龄的增长而发生的一系列组织结构退行性改变、生理功能和适应能力逐渐减退的过程。

(一) 整体性衰老

人体从出生到成熟,并逐步走向衰老的自然过程中,机体的结构和功能出现一系列整体性的退化性变化。

1. 形体的变化　形体呈现老年人的外貌特征。如毛发稀少并变白,头顶有的出现半秃或全秃,额纹增多、变深、变厚。牙龈萎缩、牙齿松动或脱落;眼睑下垂或眼球凹陷。肌肉萎缩,皮肤干燥松弛、失去光泽、粗糙、色素沉着、老年斑增多。脊柱弯曲,驼背;神经系统功能低下,反应迟钝,表情呆板,动作迟缓,步履缓慢等。

2. 组织器官的改变　组织器官的改变包括结构和功能的改变。

(1) 结构的改变:①细胞数量的减少:人体的老化可使组织器官细胞数量减少,细胞萎缩,细胞间质中胶原纤维增加,弹性纤维变性,可见钙盐和脂质沉着,器官重量减轻。②水分减少:成年人含水量约为体重的60%,随着年龄的增长,水分占人体构成比逐渐减少。③脂肪组织增加:随着年龄的老龄化,人体内脂肪组织增加,但增加的量存在个体差异。

(2) 功能的改变:①储备能力减少:老年人表现为生理功能衰退趋势,储备能力减少,全身组织器官出现退化。②适应能力降低:老年人机体多种生理功能的减退,往往导致机体内环境的稳定性失调而出现各种功能障碍。③抵抗力降低:随着生理功能(特别是免疫功能)的衰退与紊乱,老年人抵抗力也明显降低,很容易患上某些传染性疾病、代谢紊乱性疾病、恶性肿瘤等。

(二) 各系统和器官的衰老

1. 神经系统的变化　中枢神经系统老化的主要表现为脑组织重量减轻和脑细胞总数减少。自20岁以后开始人脑的神经细胞数逐渐减少,每年丧失约0.8%;60岁时大脑皮质细胞减少20%~25%,小脑皮质细胞减少25%,蓝斑核细胞减少40%~45%,脑组织逐渐萎缩。脑萎缩主要表现为大脑皮质变薄,脑回缩小变窄,脑沟增宽加深,脑室壁凸凹不平明显,侧脑室扩大,脑脊液增多。脑灰质和小脑变硬萎缩,脑的水分减少。因脑内小动脉硬化,血液循环阻力增大,脑供血减少,供氧量降低。脑细胞内营养物质的含量和代谢水平均降低,病理反射逐渐增多。

自主神经的变性和功能紊乱,导致体液循环、气体交换、物质吸收与排泄、生殖等内脏器官的功能活动失调。同时,老年人的视觉、听觉、触觉、本体觉等感觉功能均下降。老年人还常形成一些独特的心理特征,如记忆(尤其是近期记忆)明显减退,对新鲜事物不敏感,想象力下降;情绪易波动,易抑郁,易产生自卑、无用和老朽感;留恋往事,固守旧的习惯,自我封闭,甚至性格改变,判若两人;由于大脑皮层的衰变,受皮层控制的皮层下部的本能活动占优势,部分老人往往出现一些如儿童般的行为。

2. 循环系统的变化　心房增大、心室容积减小、瓣环扩大和瓣尖增厚是老年人心脏改变的特点。心、血管功能以及功能的调节均减弱。心肌纤维数量减少,心肌间胶原纤维量逐渐增多和弹性纤维变性,心瓣膜出现退行性变和钙化。传导系统中窦房结P细胞减少、房室结和房室束等都有不同程度的纤维化,易引起心脏传导障碍。冠状动脉硬化,使管壁狭窄,影响心肌血液供应。

动脉管壁纤维化、钙化、管壁增厚,弹性降低,因此收缩压升高;若伴有小动脉硬化,舒张压也升高。老年人静脉血流缓慢,静脉管壁弹性减弱,易发生静脉淤血。老年人颈动脉窦、主动脉弓压力感受器的敏感性降低,血压容易受体位改变和环境温度的影响而波动。

3. 呼吸系统的变化　鼻软骨弹性降低,鼻黏膜及腺体萎缩,鼻腔对气流的加温、加湿和过滤功能减退甚至丧失,气道的整体防御功能下降。咽黏膜和淋巴细胞萎缩,易引起上呼吸道感染。支气管黏膜萎缩,弹性组织减少,纤维组织增生,黏膜下腺体和平滑肌萎缩。支气管软骨钙化、变硬,管腔扩张,小气道分泌亢进,黏液潴留,气道阻力增加,易发生呼气性呼吸困难。胸廓因脊柱、肋软骨钙化而变硬。胸腔扩大,尤其是前后径变大,易使胸廓呈桶状,胸壁顺应性降低。肺组织弹性纤维减少,肺泡张力减低而肺泡扩大,肺泡融合。呼吸肌萎缩,肺弹性回缩力降低,导致肺活量减少,残气量增多。老年人咳嗽反射功能降低、纤毛运动功能退化,使滞留在肺的分泌物和异物增多,易感染。

4. 消化系统的变化　口腔内牙龈萎缩,齿根外露,牙齿松动,牙釉质丧失,牙易磨损、过敏。舌和咀嚼肌萎缩,咀嚼困难,唾液腺分泌减少。食管肌肉萎缩,收缩力减弱,食物通过的时间明显延长。胃黏膜及腺细胞萎缩、退化,胃液分泌减少,黏液-碳酸氢盐屏障形成障碍,胃黏膜易被胃酸和胃蛋白酶破坏,易发生溃疡、糜烂和出血。小肠绒毛变短,收缩蠕动无力,吸收功能差,各种消化酶分泌减少,引起小肠消化功能明显下降。结肠黏膜萎缩,肌层增厚,易产生憩室,蠕动缓慢,功能下降。大肠充盈不足,不能引起足够的扩张感觉,易引起便秘。

肝细胞数减少、结缔组织增加,合成蛋白质能力下降,解毒功能减退,容易引起药物性肝损害。加之老年人消化和吸收功能差,容易引起蛋白质等营养物质的缺乏。胆囊变小而增厚、弹性降低,胆囊胆汁浓缩,胆固醇沉积,可形成胆结石和胆囊炎。胰腺萎缩,胰岛细胞变性,胰液分泌减少,胰岛素分泌量下降。

5. 泌尿系统的变化　肾体积缩小,重量减轻,间质纤维化增加,肾小球数量减少,出现玻璃样变和硬化,基底膜增厚,肾小管细胞脂肪变性。肾单位减少,70岁以后可减少1/3~1/2。肾脏功能减退,出现少尿。尿素、肌酐清除率下降,肾血流量减少,肾浓缩稀释功能降低,调节酸碱平衡的能力下降。输尿管肌收缩力降低,尿液流入膀胱的速度变慢,容易反流。膀胱肌肉萎缩,体积缩小,容量减少,残尿

227

量增多。支配膀胱的自主神经系统功能减退,排尿反射减弱,随意控制能力降低,易出现尿频、排尿延迟,甚至尿失禁。女性尿道球腺分泌减少,抗菌能力下降,易发生尿道感染。

6. 内分泌系统的变化　下丘脑神经内分泌功能衰退,各种促激素释放激素分泌减少或作用降低,导致垂体及靶腺的功能也随之发生减退。随着年龄的增加,下丘脑的受体数减少,对糖皮质激素和血糖的反应均减弱,使负反馈抑制的阈值升高。垂体的纤维组织增多,铁沉积增加,受体敏感性降低。甲状腺滤泡变小,活化碘的能力减弱,合成和分泌甲状腺激素的能力降低。甲状旁腺细胞减少,结缔组织增厚,脂肪细胞增加,合成和分泌功能下降。老年人肾上腺皮质功能减退,对外伤、感染、手术等有害刺激的应激能力降低。胰岛功能减退,胰岛素分泌减少,肝细胞膜上的胰岛素受体对胰岛素的敏感性和胰岛 β 细胞对葡萄糖的敏感性均降低。故空腹血糖升高,易患糖尿病。

7. 免疫系统的变化　免疫功能随着机体的衰老而降低。胸腺明显萎缩,血中胸腺素浓度下降,使 T 细胞分化、成熟和功能表达均降低。在抗原刺激下,T 细胞转化为致敏淋巴细胞的能力明显减弱,对外来抗原的反应减弱。B 细胞对抗原刺激的应答能力下降,抗原和抗体间的亲和力下降;需要 T 细胞协助的体外免疫应答也随着增龄而下降。但与此同时,老年人自身免疫功能大大增加,免疫细胞的识别能力却减弱,除攻击外来病原体外,还攻击自身组织,常引起自身免疫性疾病。

8. 生殖系统的变化　男性 40 岁以后血浆睾酮含量逐渐降低,从 50 岁左右开始,精子生成逐渐减少,精子活力降低,性功能减退,性欲反应迟钝,不应期延长,肌肉张力减弱,性器官组织弹性低,力度不足。女性卵巢排卵不规则,以致停止。卵巢萎缩,重量逐渐减轻,内分泌功能减退,性功能下降。子宫变小,内膜萎缩,子宫韧带松弛。盆腔支持组织松弛,易出现子宫脱垂。外阴皮下脂肪减少、弹性纤维消失,大阴唇变薄,皮肤皱缩,阴毛稀疏灰白。阴道变短、变窄,阴道黏膜变薄失去弹性,分泌物减少,易患老年性阴道炎。

9. 运动系统的变化　骨骼老化的特征是骨质吸收超过骨质形成。骨内水分增多,钙减少,骨密度降低,骨质疏松,脆性增加,易发生骨折和畸形。肋软骨钙化、易骨折。关节老化表现为关节软骨发生纤维化、骨化并磨损,滑膜变硬,关节的灵活性降低。

(三) 衰老的机制

随着全球性人口老龄化趋势的日益突出,衰老的机制已成为人们关注的重要课题。目前人们提出了各种各样的学说,试图揭开人类衰老之谜。

1. 遗传程序学说　也称为程序衰老学说、生物钟学说或基因决定学说。此学说认为生命期限的差异,主要是由遗传基因所决定的。衰老是机体固有的、随时间推进的退化过程,即机体的生长、发育、成熟、衰老和死亡都是按遗传程序进行的必然结果。衰老的遗传基础是大量基因甲基化使其表达失活,端粒酶变短,三联体扩增渐变,复制或转录错误及突变等衰退过程积累的结果。

2. 自由基学说　1956 年 Harman 首先提出的自由基学说已引起人们的广泛关注,成为多种衰老学说的中心。该学说认为自由基是机体代谢过程中产生的化学基团,带有电荷,反应活跃,是一种强氧化剂。它可使细胞器膜中的不饱和脂肪酸发生过氧化作用,并引起一系列连锁反应,从而使细胞膜结构发生变化。随着年龄的增长,人体内自由基水平随之增高,由其诱导产生的有害物质不断积累。导致细胞生物膜和细胞器受损,最终导致细胞衰老死亡。

3. 交联学说　交联反应是体内普遍存在的生化反应,主要发生在核酸、蛋白质、胶原等大分子中。如果生物体内的核酸、蛋白质等大分子与金属离子、醛类等通过异常交联形成巨大分子,极小量的反应就可造成严重的细胞损伤,导致其功能异常。过多的交联干扰就可以造成生物体的衰老和死亡。

4. 免疫功能改变学说　机体的免疫系统具有免疫监视、免疫自稳和免疫防御等多种功能,是体内重要的调节系统之一。该学说认为:①随着年龄的增长,免疫器官逐渐退化,机体的免疫功能下降,胸腺组织大部分被结缔组织和脂肪代替,腺细胞的活性也随年龄的增长而衰退。传染病、自体免疫性疾病增多。②衰老个体的细胞免疫监视功能降低,巨噬细胞对抗原的识别和处理能力下降。由于机体免疫系统功能减退,细胞功能失调、代谢障碍,引起机体的衰老和死亡。

5. 神经内分泌学说　机体的发生、生长、发育、成熟和衰老等一系列过程均受神经内分泌系统控制。下丘脑是调节全身自主神经功能的中枢。随着年龄的增长,下丘脑 - 垂体 - 内分泌腺系统的功能衰退,导致或调控全身功能的退行性变化,引起内环境的破坏,平衡功能紊乱,代谢失调,引起衰老和死亡。

6. 其他学说 如有害物质蓄积学说(脂褐素蓄积学说)、钙调蛋白学说、染色体端粒学说、预期寿命和功能健康学说、微量元素学说和微循环理论等等。

目前认为衰老的发生是一个多因素综合作用的过程,与先天和后天的因素均有密切关系。

二、延缓衰老

衰老是一种不可抗拒的客观规律和生理现象,随着延缓衰老医学的不断发展和医疗保健手段的不断提高和完善,人类的平均寿命也在不断延长。世界卫生组织的一项调查显示:一个人的健康和生命 60% 取决于自己的生活方式和行为习惯,15% 取决于遗传,10% 取决于社会因素,8% 取决于医疗条件,7% 取决于环境(气候)的影响。提示对于健康的维持和生命的延长,自我养生保健具有重要作用。

(一)平和的心理状态

良好的情绪和心理状态(心理平衡)是健康的重要标志,也是延缓衰老的重要方法。异常的心理状态往往是导致衰老的重要因素。多疑、恐惧、焦虑和易怒等都不利于身心健康。老年人应力求做到:①避免情绪剧烈起伏,做到遇喜不狂,遇悲节哀。②充满自信,相信自身的抵抗力和生命潜力。要充满朝气,积极创造生活的乐趣。③心胸开阔、坦荡,保持乐观、舒畅的心情。④要有追求,有精神寄托和生活目标,做到"活到老、学到老、做到老",使生活充实而有意义。

(二)多样化的膳食规律

膳食营养平衡(合理膳食)是延缓衰老的重要措施。平衡的膳食营养能为老年人的健康提供可靠的保证。老年人各种器官的生理功能减退,消化吸收能力减弱,特别需要富有营养并易于消化的平衡膳食。膳食以全麦、杂粮为主,一日三餐中,都要有米、面、杂粮等主食。提倡粗细搭配,粗粮细做,也可将粗细粮混合一起做;餐餐有蔬菜,天天有水果。经常食用奶类、豆制品和少量坚果;适量摄入肉、禽、鱼、虾及蛋类;限量摄入盐、糖、动物脂肪等。合理补充微量营养素。在医生指导下,适当补充钙、维生素 A、维生素 D、铁等微量营养素。

(三)良好的生活习惯

科学安排生活方式对于延缓衰老是至关重要的。要养成良好的生活作息习惯,睡眠起居要有规律(良好睡眠),每天睡眠不少于 6 小时,主动饮水,且少量多次为宜,坚持每天晒太阳,养成定时排便习惯。不过劳、不吸烟和少饮酒(戒烟限酒)等。

(四)坚持体育锻炼

坚持合理、适当、适量的体育锻炼(适量运动)和体力劳动可以促进身体健康,延缓衰老。运动可改善新陈代谢过程,增强各器官、系统的生理过程,运动能使肌肉延缓萎缩,减慢骨质疏松和关节的退行性变。中老年人体育运动时应选择安全、适量、有效的运动项目,例如,步行、游泳、慢跑、太极拳、经络拍打操、门球等。体育运动要循序渐进,控制强度,坚持不懈。同时要重视脑力劳动,每天坚持一定时间的听、说、读、写等多样认知能力的锻炼,有助于预防老年痴呆等认知障碍性疾病。

(五)良好的生活环境

社会环境对人的健康和寿命有重要影响。应积极创造良好的社会环境,大力提倡尊老爱幼的社会风尚,使全社会都关心老年人。要建立健全老年福利、医药、卫生、保健和文化娱乐等机构,如养老院、老年活动中心。使老年人老有所养、老有所为、老有所学、老有所乐。

(黄黎月)

本章小结

睾丸主要由曲细精管和间质细胞组成。前者是精子生成的部位,后者具有内分泌功能。下丘脑 - 腺垂体 - 睾丸轴体系统在男性生殖调节过程中发挥重要作用。卵巢的主要功能是生卵功能和内分泌功能。月经周期的形成主要是下丘脑 - 腺垂体 - 卵巢轴体系统活动的结果。妊娠是指子代新个体的产生和孕育的过程,包括受精、着床、妊娠维持和胎儿的生长发育。性兴奋除了心理性活动之外,男性主要表现为阴茎勃起和射精,女性主要表现为阴道润滑、阴蒂勃起及性高潮。衰老是一个多因素、多途径、多层次的复杂过程。必须采取适量运动、心理平衡、合理膳食、良好睡眠、戒烟限酒等综合措施,才能达到延年益寿的目的。

扫一扫 测一测

思考题

1. 试述隐睾症患者不育的原因。

2. 试述下丘脑-腺垂体-卵巢轴对子宫内膜周期性变化的调节。

3. 为什么妊娠期间不来月经也不再受孕?母体受孕后主要有哪些因素可促进妊娠的继续?为什么?

4. 试述目前常用的雌激素和孕激素复合避孕药的避孕机制。

5. 人体各系统、器官衰老的主要改变及延缓衰老的途径有哪些?

6. 陈女士,28岁,已婚,12岁月经初潮,平素月经规律,周期28~30天,持续4~5天,本月经期推迟7天未来潮。请思考:如果要确诊妊娠,血或尿中哪种激素可以作为诊断早期妊娠的重要指标?为什么?

病例型思考题:思路解析

中英文名词对照索引

Z

参 考 文 献

1. 白波,王福青.生理学.7版.北京:人民卫生出版社,2014.

2. 朱大年,王庭槐.生理学.8版.北京:人民卫生出版社,2013.

3. 白波,杨志寅.行为医学.2版.北京:高等教育出版社,2018.

4. 白波.正常人体功能.3版.北京:人民卫生出版社,2014.

5. 白波.神经生物学.南京:江苏科学技术出版社,2013.

6. 刘文彦,李祖成.生理学.2版.南京:江苏凤凰科学技术出版社,2017.

7. 扬桂染.生理学.北京:人民卫生出版社,2016.

8. 孙庆伟.人体生理学.6版.北京:高等教育出版社,2016.

9. 王庭槐.生理学.3版.北京:高等教育出版社,2015.

10. 姚泰.生理学.2版.北京:人民卫生出版社,2012.

11. 朱启文,高东明.生理学(案例版).2版.北京:科学出版社,2012.

12. 朱文玉.医学生理学.2版.北京:北京大学医学出版社,2010.

13. 范少光,汤浩.人体生理学.3版.北京:北京大学医学出版社,2006.

14. Barrett KE,Susan MB,Boitano S,et al. Ganong,s Review of Medical Physiology. 24th ed. Stamford:McGraw Hill,2012.

15. Hall JE. Textbook of Medical Physiology. 12th ed. Philadelphia:WB Saunders,2012.

16. Nicholls JG,Martin AR,Fuchs PA,et al. From Neuron to Brain.5th ed. Sinauer Associates Inc,2011.

17. Guyton AC,Hall JE. Textbook of Medical Physiology. 12th ed. Philadelphia:Saunders,2011.